Kann man einem Psychiater trauen?

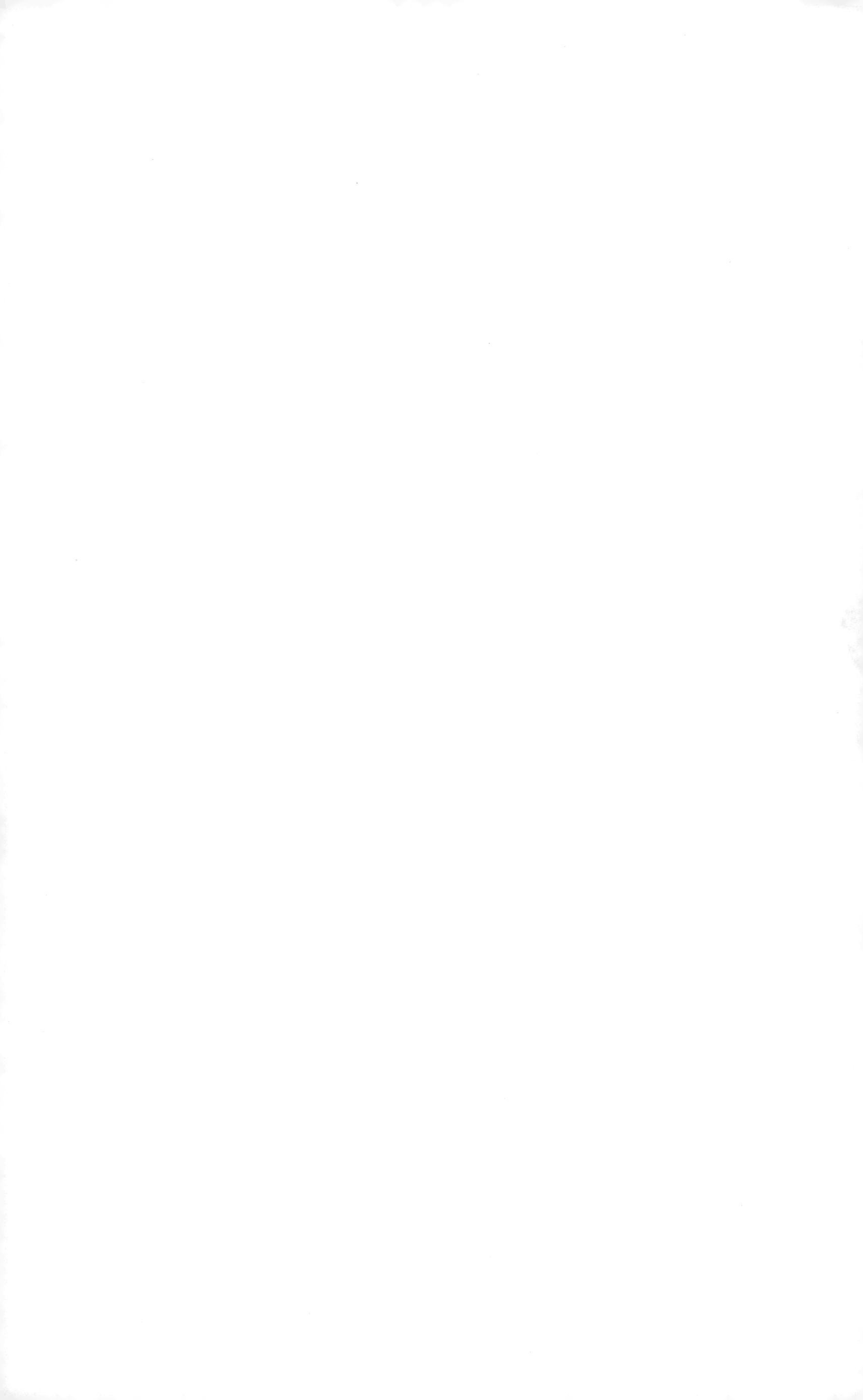

Carsten Petermann

Kann man einem Psychiater trauen?

Über Psychiater und andere psychische Störungen

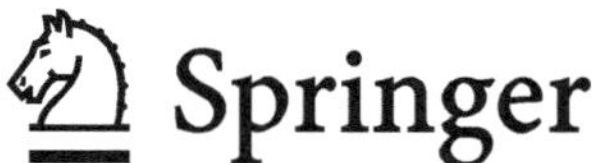 Springer

Carsten Petermann
Bülstedt, Deutschland

Mit einem Geleitwort von Dr. med. J. Michael Hufnagl

Die Online-Version des Buches enthält digitales Zusatzmaterial, das durch ein Play-Symbol gekennzeichnet ist. Die Dateien können von Lesern des gedruckten Buches mittels der kostenlosen Springer Nature „More Media" App angesehen werden. Die App ist in den relevanten App-Stores erhältlich und ermöglicht es, das entsprechend gekennzeichnete Zusatzmaterial mit einem mobilen Endgerät zu öffnen.

ISBN 978-3-662-59073-7   ISBN 978-3-662-59074-4   (eBook)
https://doi.org/10.1007/978-3-662-59074-4

Die Deutsche Nationalbibliothek verzeichnet diese Publikation in der Deutschen Nationalbibliografie; detaillierte bibliografische Daten sind im Internet über http://dnb.d-nb.de abrufbar.

Springer
© Springer-Verlag GmbH Deutschland, ein Teil von Springer Nature 2020

Fotonachweis Umschlag: © Carsten Petermann
Umschlaggestaltung: deblik Berlin

Springer ist ein Imprint der eingetragenen Gesellschaft Springer-Verlag GmbH, DE und ist ein Teil von Springer Nature.
Die Anschrift der Gesellschaft ist: Heidelberger Platz 3, 14197 Berlin, Germany

*Im Spiegel meiner Patienten erkenne ich immer wieder mich selbst.
Ihnen widme ich dieses Buch.*

Geleitwort

Ein ungewöhnliches Buch von einem ungewöhnlichen Menschen! Die einfache Frage des Titels „Kann man einem Psychiater trauen?" hat eine kürzest mögliche Antwort: „Nein!" Sollte man es deshalb sofort beiseitelegen? Das wäre – frei nach Napoleon – schlimmer als eine Sünde. Das wäre ein Fehler! Innenansichten eines Psychiaters aus dem klinischen Alltag ungeschminkt aus erster Hand gibt es sonst nur für enge persönliche Vertraute. Vom Standpunkt des praktizierenden Experten richtet sich der Blickwinkel einerseits auf den eigenen, meist von Unkenntnis und mythischem Argwohn umgebenen Berufsstand und andererseits auf die hilfebedürftigen, oft unverstandenen Patienten. Dabei reflektiert der Autor sachlich und kritisch über humorvoll bis satirisch, was ihm auf dem Hintergrund von Schicksalen der ihm Anvertrauten an menschlichen Irrungen und Wirrungen und selbst bei der eigenen Spezies entgegentritt. Beispielhaft vermittelt er (an)packend, was anderenorts in Lehrbüchern nur trocken abgehandelt wird. Die Essenz des Lebens ist aber feucht.

Als Multitalent würzt Carsten Petermann seine Beispiele mit zeitgemäßer Dichtkunst wie er sie selbst am besten vorträgt. Über die im Buch integrierten Audioclips (Internet basiert abrufbar) hinaus gibt es ein von ihm selbst besprochenes Hörbuch mit zusätzlichen Proben seines früheren musikalischen Schaffens. Als Konzertgitarrist mit Hochschuldiplom. Eine derartige Kombination von fundiertem psychiatrischem Sachbuch als Ratgeberliteratur verbunden mit scharfsinnigen Analysen des Alltagslebens, humorvollen Darstellungen bis hin zu satirischen Betrachtungen auch über die sonderliche Spezies der Psychiater ist mir bislang nirgendwo begegnet.

Wer könnte sonst so ein Buch schreiben? Ein Professor der Psychiatrie, der es vielleicht könnte, würde es aber auf diese Art und Weise niemals tun. Er müsste zurecht fürchten, fürderhin nicht mehr für „voll" genommen zu werden. Selbst wenn kein falsches Wort, keine falsche Zeile, nichts Falsches am Text zu beanstanden wäre, würde allein die streckenweise überaus humorige bis satirische Umgangsform bei (und mit) einem so ernsten Thema seine wissenschaftliche Seriosität in Frage stellen.

Bereits der Untertitel des Buches ist Provokation pur. Anzukündigen *Über Psychiater und andere psychische Störungen* sich ein- oder auszulassen ist nicht nur in formal linguistischer Aneinanderreihung problematisch, ja unzulässig. Nun aber wagt es ein „Hinterbänkler" aus der wissenschaftlich-psychiatrischen Gilde. In der Psychotherapie ist Humor und Provokation dagegen durchaus erlaubt, wenn nicht wünschenswert oder bisweilen sogar erforderlich. Lachen wirkt durch die in Anspruch genommenen Neurotransmitter unmittelbar auf unser Belohnungssystem und unsere psychische Gesundheit. Wer lacht, hat noch Reserven. Die günstigen Effekte auf unser Immunsystem stärken unsere Widerstandskraft sogar gegen Krankheits- und sonstige Erreger von Ärgernissen, von echten Viren bis zu Virenträgern. Schon lange weiß der Volksmund *Lachen macht gesund.* Im medizinischen Alltag hat Humor seine stets helfende, bisweilen heilende Wirkung längst bewiesen. Dennoch wird er systematisch nur zu selten eingesetzt. Die Psychiatrie ist weithin eine humorfreie Zone geblieben. Frank Farrelly mit Betonung auf dem „a", worauf er humorlos als Ire größten Wert legt_e (Gott habe den Iren selig!) hat schonungslos gegen sich und den Rest der Welt Humor und Lachen als wichtigstes tragendes Element in der vielfältigen Form seiner Provokativen Therapie zur Höchstform entwickelt. Unverzichtbare Grundlage ist wie bei Carsten Petermanns Herangehensweise an das Sujet die unvoreingenommen emotional positive Haltung gegenüber den Patienten oder Klienten.

Über sich selbst lachen zu können, ist zweifelsfrei für jeden gesund, doch Selbstironie ist eine noch höhere Erkenntnisstufe, eine Metakognition, bei der die zwangsläufig subjektive selbstreferenzielle Bewertung mit der objektiven, also von uns nicht zu gewährleistenden Außenansicht übereinstimmt, die zu erlangen nicht jedem gegeben ist.

„Inhalt versteht jeder, Gehalt die wenigsten, und die Form bleibt ein Geheimnis den meisten!" So lehrte uns einst der Geheimrat Goethe. Einen Vergleich zu sich selbst zieht jeder Leser bei narrativen wie wissenschaftlichen Texten. Dazu muss man nicht schizophren sein. Ehrlich gesagt kann man sich nicht einmal ernsthaft wehren, selbstbezügliche Vergleiche im Hinterkopf anzustellen.

Der Inhalt dieses Buches reicht vom Burn-out über die Depression zur Manie bei der bipolaren Störung, weiter zur Borderline-Persönlichkeit, um schließlich mit der paranoiden Schizophrenie die Beispiele abzurunden. Dabei lässt Carsten Petermann die Leser an seinen differenzialdiagnostischen Überlegungen teilhaben, bei denen sonstige infrage kommende Diagnosen mit bedacht, überprüft und ausgeschlossen werden.

Eine große Spannbreite von Sonderbarem im Leben psychiatrischer Patienten wird beleuchtet. Auf das berufsmäßige Leben von Psychiatern werden manche erhellenden Schlaglichter geworfen, ohne Anspruch auf Vollständigkeit. Wer – aus welchen Gründen auch immer – mit diesem Buch nicht einverstanden ist, darf bedauern, dass einiger Bäume Leben für das Papier geopfert wurden. Andere hingegen werden an etlichen Stellen erfreut sein, etwas Überraschendes zu lesen, was doch eigentlich schon längst einmal hätte gesagt werden müssen. In erster Linie betrifft dies die Einflechtungen aus dem Leben eines Psychiaters, der nicht von „oben" auf die Kollegenschaft herunterblickt, der nicht wie einer ex cathedra dozieren muss, sondern aus dem praktischen Alltagsleben quasi von unten aus der Mitte des Lebens mit seinen Höhen und Tiefen, Verwicklungen und Betroffenheiten berichtet. Das Prinzip heißt hier: Nichts ist so entwaffnend wie die Wahrheit.

Dann auch noch die Gedichte! Ist ein solches Gedicht ein Rap? Rap bedeutet nicht nur einfach „schwatzen", sondern als Akronym steht RAP für „Rhythm and Poetry". Gedichte als Kunstform widerspiegeln künstlerisch den/die inhaltlich ver- „dicht"eten Gedanken, also die Summe des Denkens. Hier wird gedanklich und prosodisch etwas auf den Punkt gebracht, wo es anderswo im Leben sich in Weitschweifigkeit verliert oder an unausgesprochener Stille leidet.

Vielleicht ist es seinem besonderen Lebenslauf als Wanderer zwischen den beruflichen Welten der Musik und der Medizin geschuldet, dass er einen erfrischend eigenständigen Standpunkt einnimmt mit einem Blickwinkel, der nicht von Standesdünkel eingeengt oder getrübt wird.

Wir dürfen Carsten Petermann deshalb dankbar sein, dass er dieses Buch geschrieben hat!

München, 02. März 2019

Dr. med. J. Michael Hufnagl, Medizinischer Gutachter (DGNB[1]), zertifiziert in Neurologie, Psychiatrie und Psychotherapie, München

„Eine Pflichtlektüre für alle Chefärzte und solche, die es gerne wären…"

Prof. Dr. Carsten Konrad, Chefarzt Zentrum für Psychosoziale Medizin, Agaplesion Diakonieklinikum Rotenburg.

„Das Buch ist eine Fundgrube für Betroffene, Angehörige und alle, die sich für psychische Störungen interessieren. Es ist fachlich fundiert, unterhaltsam und leicht verständlich"

Professor Per Odin, Abt. Neurologie, Universität-Lund, Schweden

„Endlich bringt es ein Arzt auf den Punkt."

Andreas M., Lüneburg, an paranoider Schizophrenie erkrankt.

„Humor ist nicht nur ein „Regenschirm für die Weisen", sondern gerade auch für alle Menschen, die direkt oder indirekt mit der Psychiatrie bzw. psychischen Störungen zu tun haben, enorm wichtig. Geistreich, bisweilen natürlich auch überspitzt, und mit fachlichem Tiefgang können das Buch und das Hörbuch von Carsten Petermann dazu einen Beitrag leisten. Diese Art der Psychoedukation hat bisher gefehlt."

Professor Dr. med. Dieter F. Braus, wissenschaftlicher Leiter des Psychiatrie-Update, Wiesbaden

---

[1] Deutsche Gesellschaft für Neurowissenschaftliche Begutachtung.

Vorwort

Kann man einem Psychiater trauen? – Einführung ins Thema
Natürlich sind wir alle irgendwie gestört. Psychisch gestört. Wir Psychiater ganz
besonders. Wir sind eitel, leicht kränkbar und glauben, immer alles besser zu
wissen. Ich auch. Ich bilde da keine Ausnahme. Allesamt sind wir selbstverliebte
Narzissten. Und manchmal kommen noch Überheblichkeit, Arroganz und
Machtversessenheit hinzu. In dieser Hinsicht sind wir nicht besser als andere
Ärzte. Leider. Natürlich gestehen wir dies niemandem gegenüber ein. Viele von
uns halten sich sogar allen Ernstes für besonders mitfühlend, langmütig, ungewöhnlich kompetent und teamfähig. Das sind die Allerschlimmsten.

So könnte diese kleine Einführung ins Thema weitergehen, nicht wahr? Tut
sie aber nicht! Denn eines sind wir ganz sicher nicht: Exhibitionisten.[1] Niemals
werden Sie einen Psychiater erleben, der vor aller Augen seine letzten Hüllen
fallen lässt. Und humorlos sind viele von uns eigentlich auch nicht, wenngleich einem das Lachen manchmal auch vergehen kann. Bierernst braucht
dennoch niemand zu sein – nicht rund um die Uhr. Auch nicht angesichts des
psychischen Leids, mit dem wir tagaus tagein konfrontiert sind. Denn nur mit
einer guten Portion Humor lässt sich der Klinikalltag überhaupt ertragen. Am
schönsten ist es immer, wenn die Patienten mitlachen. Für mich ist es jedenfalls so. Ich finde es befreiend, selbst dann, wenn über mich gelacht wird. Ich
weiß, dass ich manchmal einen Hang zum Komischen habe. Das machen
schon meine Körperlänge von fast zwei Metern und meine riesigen Füße. Sie
steckten meist in Schuhen, zu denen meine Klassenkameraden immer
„Kindersärge" sagten. Eigentlich nicht sehr lustig, ich weiß. Ich soll wohl nur
etwas verwundert geguckt haben und fand, dass sie recht hatten. Mitgelacht

---

[1] Lustvolles Zurschaustellen von Genitalien in der Öffentlichkeit.

habe ich nie. Es mag ja ein Körnchen Wahrheit an manchem sein, vielleicht auch ein Steinchen oder sogar ein Felsblöckchen. Dann wird sich die Frage stellen: Wo hört der Spaß eigentlich auf und wann wird es bitterer Ernst? Spätestens bei den „Nackten Fakten", welche jedes der ersten vier Kapitel, die die „Big Four" der psychischen Störungen behandeln, abschließen. Sie erzählen erschütternd nüchtern in Form von zwölf Thesen von dem großen seelischen Leid der Betroffenen und deren hoher gesellschaftlicher Relevanz. Wie nebenbei erfährt der Leser bei der Lektüre des Buchs Wissenswertes über die Depression, die bipolare Störung, die Borderline-Persönlichkeit und die paranoide Schizophrenie – und dazu noch so einiges Absonderliches und Skurriles aus dem Nähkästchen eines Psychiater-Alltags in einer Akutklinik.

Doch lassen Sie sich überraschen. Fast alles ist erlaubt. Nichts erscheint unmöglich. Eine Gratwanderung bleibt es allemal. Sich amüsieren auf Kosten anderer? Weit gefehlt! Beileibe nicht! Niemandem soll hier „ans Bein gepinkelt" werden, wie man so schön sagt. Jeder möge aus den Reimen und Texten das herauslesen, wonach ihm der Sinn steht. Nobody is perfect. In diesem Sinne bitte ich darum, mir meine gelegentlich schalkhafte Lust an Übertreibungen nachzusehen und die ein oder andere Formulierung „cum grano salis"[2] zu verstehen. Genießen Sie die Texte oder ärgern Sie sich darüber. Beides kann genussvoll sein. Hauptsache Ihnen geht es gut. Das ist mein einziges Anliegen – als Ihr Psychiater.

Und mir können Sie vertrauen!

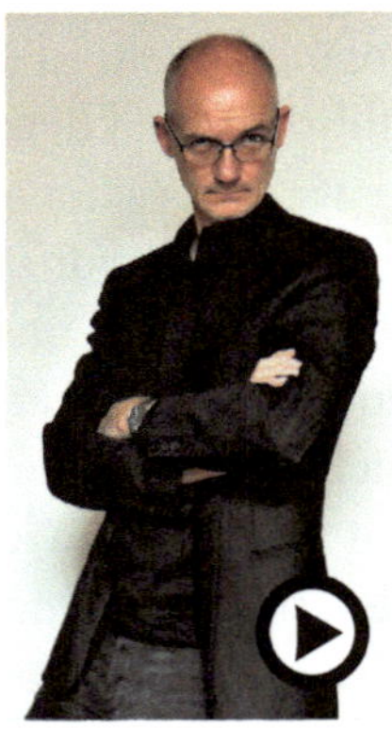

Ein bisschen Fachsimpeln gefällig?

Bülstedt, Deutschland   Carsten Petermann

21. Februar 2019

---

[2] „Mit einem Körnchen Salz", nicht alles Gesagte ist wortwörtlich zu verstehen.

Danksagung

Erster Teil: Das Personal

Zunächst muss ich auf das Personal zu sprechen kommen, das ärztliche, versteht sich. Diesem gilt an dieser Stelle mein ausdrücklicher Dank! Denn gäbe es dieses Personal nicht genauso, wie hier dargestellt: Dieses Buch wäre nie geschrieben worden. Zu nennen wäre hier zu allererst der über seine Krankenhausflure gleichermaßen anmutig wie erhaben dahinschreitende – Prototyp – eines Chefarztes. Und dahinter der Rest des Personals. Das Bodenpersonal, das in den allwöchentlich zelebrierten Visiten als Pulk um diesen herumscharwenzelt und in Anbetracht der ersehnten und am Ende dann doch kaum zu verkraftenden Nähe zum Göttlichen unfähig ist, auch nur einen einzigen klaren Gedanken zu fassen – geschweige denn etwas Geistreiches zu formulieren, das dem von Anbeginn an ins Stocken geratene Gespräch am Krankenbett neuen Schwung zu verleihen vermocht hätte. Sollten doch einmal Laute ihrer vor Ehrfurcht und Angst ausgetrockneten Kehlen entweichen, so muten diese eher wie Klagelaute eines erschreckten Tieres, wie das heisere, um Streicheleinheiten bettelnde Winseln eines geprügelten Hundes an, denn als die glockenklare sonore Stimme einer zukünftigen Chefärztin oder eines zukünftigen Chefarztes. Eine Stimme, die Befehle zu erteilen und dem gesamten Bodenpersonal die nötige Orientierung zu geben gewohnt ist. Und Chefärzte und Professorinnen wollen sie alle werden: Das gesamte Bodenpersonal einschließlich der Raumpflegerinnen und Raumpfleger, die tagaus tagein davon träumen endlich einmal zu verstehen, was sich da unentwegt an ihr Ohr drängt, und zu begreifen, worum es sich bei diesen vielen fremdländischen Wörtern eigentlich handelt, auf denen so genussvoll und selbstverständlich herumgelutscht wird, als handelte es sich um Sahnebonbons. Sogar diejenigen, von denen hier eigentlich die Rede sein sollte, die Patienten, warten angesichts der ungezählten weiß-wallenden Gewänder an ihrer Krankenstatt und der auf Latein zelebrierten heiligen Messe verängstigt auf ein Zeichen des Zeremonienmeisters, um am Ende der Liturgie demütig zu allem Ja und Amen zu sagen – dann aber letztendlich erstaunt feststellen müssen, – dass ihnen das falsche Bein amputiert wurde. (Allerdings kommt dergleichen in der Psychiatrie alles in allem doch recht selten vor.) Das gesamte Bodenpersonal träumt also davon, selber eines Tages – über alle irdischen Dinge erhaben – die langen Flure entlang zu schweben und mit Herr oder Frau Professor Dr. med. Dr. h.c. als *die* Chefärztin bzw. als *der* Chefarzt angesprochen zu werden, wobei selbige dann mit herablassend-gönnerhafter Geste wie folgt korrigierend einzugreifen geneigt wären: „Aber ich bitte Sie, Verehrteste, ich lege doch überhaupt keinen Wert auf Titel: Einmal Doktor reicht doch vollkommen aus! Sprechen Sie mich einfach ganz schlicht mit Herr Professor Doktor an. – Vielen Dank!" Dabei beschleicht die Damen und Herren Professorinnen und Professoren in realitate und in spe nicht der geringste Anflug eines Zweifels daran, dass es in deren Team – dem argwöhnischen Betrachter lediglich aus aufwendig gestalteten grellbunten Klinikflyern entgegenstrahlend und anscheinend nur aus jungen, ausgeschlafenen, lachenden und mit ihrer Arbeit rundum glücklichen Gesichtern bestehend – dass also in diesem Team nur eine Meinung zu dem existiert, was von Generation zu Generation vererbt und in der gleichermaßen allgegenwärtigen wie unsichtbaren Haus- und Geschäftsordnung niedergeschrieben zu sein scheint. Wie eherne Axiome[1], wie gigantische Monolithe[2] ragen die ersten beiden in Regeln gegossene Grundsätze daraus hervor. Es handelt sich sozusagen um die heilige Präambel,[3] so unumstößlich in Granit gemeißelt, dass sie alles, was folgt, überstrahlt und das Weiterlesen nicht lohnt: Da wäre zunächst einmal Regel Nummer eins: Der im Idealfall *männliche* Chefarzt (wir sind schließlich ein traditionsbewusstes Haus, und darauf sind wir stolz!) hat immer Recht. Regel Nummer zwei: Sollte der Chefarzt einmal nicht Recht haben (was nie vorkommen wird!), tritt automatisch Regel Nummer eins in Kraft. Ist das nicht irre? In Zeiten allgemeiner Orientierungslosigkeit wissen wir doch hier wenigstens, woran wir sind und mit wem wir es zu tun haben. Und darauf kommt es doch an, oder?

---

[1] Eine gültige Wahrheit, die keines Beweises bedarf.

[2] (gr.) „Gesteinsblock".

[3] Prämbulare (lat.): „vorausschreiten", „vorangehen"; Präambel: Eine meist feierliche Erklärung am Anfang einer Urkunde.

Zweiter Teil: Konkret

Zu allererst möchte ich mich bei Gerhard und Charly Wöhrle sowie bei Beate Wöhrle-Volbehr für ihr „Standing" bedanken, das sie mir als meine „Privat"-Lektoren entgegenbrachten, nachdem ich ihnen „gefühlt zum x-ten Mal" Änderungen am Manuskript zum Korrigieren habe zukommen lassen. Ebenso gilt mein Dank Herrn Dr. Michael Hufnagl aus München, der trotz laufender eigener Projekte, die er hintenanstellte , selbst Autor eines Sachbuchs ist und – als psychiatrischer Gutachter bis ins Kleinste mit der Materie vertraut – das Buch auf inhaltlicher Ebene detailgenau durchsah. Dabei musste ich mir Kommentare anhören, wie: „Der Anfang ist schlecht und geht gar nicht, der Mittelteil verbesserungswürdig, der Schluss ist okay." Nach kurzem Wehklagen waren mir dergleichen „Denkanstöße" Ansporn, weitere Versuche zu wagen und die betreffenden Textstellen neu zu konzipieren.

Nicht zuletzt gilt mein Dank meinen beiden Chefs, Herrn Prof. Dr. A. Thiel und Herrn Prof. Dr. C. Konrad, die mir und meinem „Projekt" mit viel Verständnis und einer guten Portion Humor begegnen und mir die nötigen Freiräume für meine öffentlichen Auftritte und Lesungen gewähren. Und die – und das möchte ich an dieser Stelle betonen – in keiner Weise den chefärztlichen Klischees entsprechen, die ich in diesem Buch hinlänglich bediene. Und last but not least danke ich stellvertretend für viele andere Wegbegleiter auf dem Weg zur Buchveröffentlichung Otfried Riedel sowie Susanne Wolff – und schlussendlich meiner Mutter, die sich oft noch zu später Stunde, „todmüde" am Telefon hängend, meine neuesten textlichen Ergüsse anhörte und mir so wertvolle Rückmeldungen, wie „Du solltest jetzt schlafen gehen!", gab.

Außerdem möchte ich an dieser Stelle Frau Katrin Lenhart vom Springer-Verlag danken, die sich von Beginn an für die dem Projekt innewohnende Idee begeistern ließ und sich für dessen erfolgreiche Realisierung unermüdlich einsetzte.

Inhaltsverzeichnis

Über den Autor

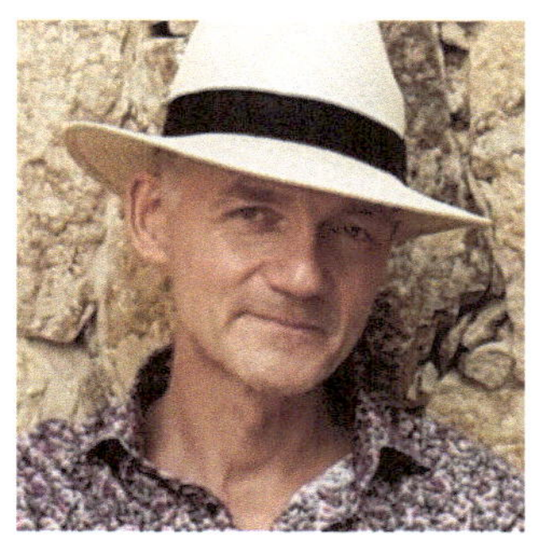

Carsten Petermann, Jahrgang 1961, studierte zwischen 1983 und 1990 zunächst Medizin. 1994 legte er darüber hinaus am Konservatorium in Luzern (CH) das Konzertexamen im Fach „Klassische Gitarre" ab. Er veröffentlichte mehrere CDs und gab zwischen 1979 und 2007 als Solist und Kammermusiker im In- und Ausland Konzerte. Eine fokale Dystonie, bei der ein Finger anfing zu verkrampfen und seinen Dienst zu versagen, zwang ihn zur Aufgabe der Musikerlaufbahn.

2007 trat er – siebzehn Jahre nach dem medizinischen Staatsexamen – seine erste Stelle als Assistenzarzt an und ist heute als Facharzt für Psychiatrie und Psychotherapie in der Institutsambulanz einer Klinik tätig.

Mittlerweile ist Carsten Petermann, der 2018 nebenberuflich in Berlin eine Schauspielausbildung (nach der Methode von Michael Chekhov) begonnen hat, erneut auf Spurensuche, indem er in seinen Darbietungen Altes mit Neuem zu verbinden versucht: Der frühere Musiker begegnet dem heutigen Arzt, der sich so gar nicht wie ein „typischer" Psychiater ausnimmt, sondern sich als Wanderer zwischen den Welten versteht und künstlerisch seinen ganz persönlichen Ausdruck gefunden hat.

Meine Bühnenprogramme und die Reim-Texte

In Anlehnung an dieses Buch führe ich Bühnenprogramme auf, die ich meist mitunter mit klassischer Gitarrenmusik umrahme. Diese sind je nach Art der Veranstaltung unterschiedlich konzipiert: Als ungewöhnliche Fortbildungsveranstaltung mit hohem Unterhaltungswert, als Lesung oder als kurzweilige satirisch-humoristische „Einlage" bei Fachkongressen, Fachtagungen und Feierlichkeiten mit Bezug zu psychiatrischen Themen. Die Reim-Texte nehmen hierbei insofern einen zentralen Stellenwert ein, als dass ich sie meist schauspielernd darstelle, wobei diejenigen, die sich auf die psychischen Störungen beziehen, in künstlerisch verdichteter Form aus der Perspektive der Betroffenen heraus agieren. Dieses Stilmittel mag zunächst in Zusammenhang mit psychischen Erkrankungen irritieren. Ihre Sinnhaftigkeit wird sich der geneigten Leserschaft jedoch aus dem Gesamtzusammenhang heraus erschließen. Die Idee, sie als Audio-Clips ins Buch zu integrieren – denn die gereimten Texte erlangen genau genommen erst durch den lebendigen Vortrag ihre volle Gültigkeit – wurde vom Springer-Verlag sofort aufgegriffen, obgleich Vergleichbares zuvor nie realisiert worden ist und daher in verschiedener Hinsicht Neuland betreten werden musste.

1

Wie alles begann

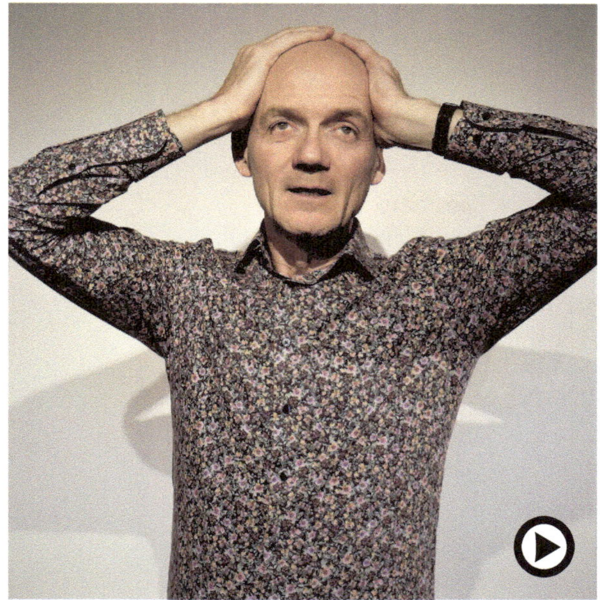

Das Manuskript

Elektronisches Zusatzmaterial Die elektronische Version dieses Kapitels enthält Zusatzmaterial, das berechtigten Benutzern zur Verfügung steht https://doi.org/10.1007/978-3-662-59074-4_1. Die Videos lassen sich mit Hilfe der SN More Media App abspielen, wenn Sie die gekennzeichneten Abbildungen mit der App scannen.

© Springer-Verlag GmbH Deutschland, ein Teil von Springer Nature 2020
C. Petermann, *Kann man einem Psychiater trauen?*,
https://doi.org/10.1007/978-3-662-59074-4_1

Das Manuskript oder Ein Floh im Ohr

Ich hab's gefühlt zum x-ten Mal ergänzt,
verbessert und verworfen,
zerknüllt, zerrissen, fortgespült,
zuvor noch drauf geschissen –
und inmitten meines ganz zerwühlten und
schmutzigen Büros noch einmal jedes Blatt befühlt –
und klein geschnitten.

Dieses Durcheinander – gottlob, sieht's kein anderer –
nichts liegt hier mehr beieinander,
so wie es eigentlich sein sollte,
wie bei meiner Nachbarin Frau Nolte,
die immer mit den Ohren wackeln wollte,
so wie ein Dackel, und dann nicht wusste,
was sie sagen sollte –
und dann den ganzen Abend schmollte:

„Soso, Herr Sowieso. Und? Wo ist der Floh?"–
„Na, wo er immer sitzt: In Ihrem Ohr, Frau Nolte."
„Ach so?" – „Ja ja, bestimmt! So ist's!
Sie ham nen Floh, Frau Nolte, in Ihrem Ohr".
Sie grollte: „Also hören Sie mal, Herr Sowieso. –
Ist's denn auch wirklich so?" – „Ja klar, gewiss!"–
„Na gut, ja dann, dann ist's halt so,
Herr … Herr Sowieso".
(Sie kann sich einfach meinen Namen nicht merken …)

Und dann bin ich auf Bitten
von den ganzen Anderen
doch noch zur Tat geschritten
und habe alles wieder zusammengeklebt –
es neu belebt, erneut gelitten,
es dann beguckt, beinahe bespuckt,
dann aufgemuckt – und dann gestaunt,
als mir mein Alter Ego zugeraunt,
dass doch das meiste gar nicht schlecht war –
nur am Anfang, da war's halb gar.

Nun ist's rund – rund und bunt –
und ich lachte, ja, ich lachte
bis mein Alter Ego jäh erwachte

und grell aufgelacht,
mich scheel zu fragen dann gedachte,
ob dieser ganze Zirkus
überhaupt noch Sinn macht? –

Doch darauf wusste ich auch keine Antwort.

Der Anfang von allem

Einmal hatte ich eine Patientin, die seit vielen Monaten an einer Depression erkrankt war, zwei Kinder im Alter von einem und vier Jahren hatte und sehr darunter litt, dass sie nicht mehr, wie früher, so fröhlich und unternehmenslustig war. Ich dachte zunächst nur: „Na ja, wie das halt so ist mit so kleinen Stöpseln. Die takten jetzt dein Leben durch, ob du das willst oder nicht." Du fühlst Dich fremdbestimmt und ausgebremst in deinem Bestreben, immer zu funktionieren und alles richtig zu machen. Du hast plötzlich das Gefühl, Fehler zu machen und verhältst dich ganz anders, als du es dir ursprünglich vorgenommen hattest in Zeiten, in denen du die Welt noch durch die rosarote Brille betrachtetest. Bis du bemerkst, dass es auch bei dir Grenzen der Belastbarkeit gibt, wenn du jede Nacht schlecht schläfst. Wenn ständig ein Kind krank ist und dir bewusst wird, dass du keine zwanzig mehr bist – und dir außer Kinderbrei und Alltagsallerlei keine Gesprächsthemen mehr einfallen. Doch wehe, du erwähnst einmal beiläufig, dass du deine Kinder nicht immer nur süß und es auch nicht besonders goldig findest, wenn sie sich mit Nutella das halbe Gesicht beschmiert haben und es anschließend an deinem neuen Sofa wieder abwischen. Du darfst dann nicht einmal denken, dass du sie am liebsten ab und zu zum Mond schießen würdest, um endlich einmal Ruhe zu haben. Und mal für zwei Stunden wenigstens nichts anderes tun möchtest, als die Wand anzustarren. Wie schön das wäre. Und weil du dich matt und ausgepowert fühlst und deine Freundinnen, die natürlich alle kinderlos sind, es nicht normal finden, wenn du so drauf bist, gibst du irgendwann deren Rat nach und erwägst ernsthaft, einen Arzt aufzusuchen. „Ich soll jetzt zum Irrenarzt", sagst du dir. Und irgendwann, irgendwann greifst du zum Telefonhörer und holst dir einen Termin in unserer Klinik. Und ich sehe dich in meiner Sprechstunde und finde es gar nicht besonders irre, dass du dich so fühlst, wie du dich fühlst, sondern denke nur: „Meine Kinder sind groß, Gott sei Lob und Dank." Doch sofort meldet sich das obligatorische schlechte Gewissen, das ich geübt niederknüppele, froh darüber, dass man meine Gedanken nicht hören kann. Natürlich fand ich meine Kinder, als sie klein waren, auch süß – aber nicht die ganze Zeit von morgens bis abends. Und neben Beruf, Haus und Hof ist es eben einfach alles manchmal sehr viel, zu viel. Da darf man sich auch mal ausgepowert und matt fühlen, finde ich. Doch ich irrte mich, wie sich bald herausstellen sollte: Diese Frau war wirklich depressiv, und nachdem ich sie eingehend zu ihren Beschwerden befragt hatte, entschied ich mich sogar, ihr die Einnahme eines Medikamentes zu empfehlen, der sie dann auch zustimmte. Und obwohl sie zunächst lediglich bereit zu sein schien, ein Schlafmittel einzunehmen, von Zopiclon hatte sie von einer Freundin gehört, konnte ich sie davon abbringen. Aus Angst, davon abhängig zu werden, lehnte sie ein Antidepressivum zunächst ab, bis sie verstand, dass es sich genau umgekehrt verhielt: Nicht das Medikament gegen die Depression, sondern das Schlafmittel kann zu einer Abhängigkeit führen. Jedenfalls entwickelte es sich dann im Weiteren so, dass es ihr nach wenigen Wochen deutlich besser ging. Die Lebensfreude kehrte zurück, der Schlaf normalisierte sich weitgehend, sie hatte insgesamt wieder mehr Elan. Doch dann schienen die Beschwerden zurückzukehren, und ich fragte mich, warum. Nicht nur, dass sie jetzt immer häufiger vergaß, das Stimmungsprotokoll mitzubringen, das ihre Stimmung der letzten sechs Wochen protokollierte, nein, sie versäumte es auch immer wieder, das Medikament einzunehmen, denn: Es ging ihr ja schon besser. Es war nicht einmal Absicht. Sie vergaß es einfach – und erlitt nach kurzer Zeit einen Rückfall. Bis ich dessen gewahr wurde, vergingen jedoch mehrere Sitzungen, als sie schließlich beschämt ihr Versäumnis einräumte. Endlich kannte ich die Ursache.

Es gehört zum täglichen Brot eines Psychiaters, seine Patienten immer wieder über die Chancen einer medikamentösen Behandlung aufzuklären und sie zu einer zuverlässigen Medikamenteneinnahme zu motivieren. Genauso wichtig ist es, die Betroffenen zum Äußern ihrer Bedenken gegen eine Medikation zu ermuntern, mit ihnen die Vor- und Nachteile zu diskutieren, um ihnen am Ende die letzte Entscheidung für oder gegen die Einnahme eines Medikamentes zu überlassen und diese dann als behandelnder Arzt auch zu respektieren. Bei meiner Patientin fiel mir das jedoch zugegebenermaßen schwer. Ich hatte mich über die Besserung der Beschwerden gefreut. Und ich musste aufpassen, nicht persönlich gekränkt zu sein, als sie trotz wiederholten Aufklärens das Antidepressivum dann doch absetzte beziehungsweise die Einnahme einfach vergaß. Mein vermeintlich persönlicher Erfolg wurde in Frage gestellt: „War ich gut genug? Habe ich einen wesentlichen Aspekt übersehen oder überhört? Habe ich wieder einmal zu viel doziert, anstatt zuzuhören?" Jedenfalls war ich diesmal unterschwellig etwas genervt, als ich die Wahrheit erfuhr, und dachte kurz: „Es ist immer das Gleiche. Zunächst scheint es, die Einnahme der verordneten Medikamente habe höchste Priorität, dann geht es den Betroffenen besser, und vergessen sind alle guten Vorsätze." Fast aus einer Art Hilflosigkeit und nicht gerade therapeutischen Standards entsprechend, sagte ich in einem leicht gereizten Unterton zu ihr: „Es muss doch irgendwie machbar sein, dass Sie an die Medikamente und das Stimmungsprotokoll denken. Sie vergessen doch sicher auch nicht das morgendliche Zähneputzen. Schreiben Sie sich das doch in Ihr Smartphone und stellen Sie sich den Wecker. Oder machen Sie sich einen Reim drauf." Sich einen Reim draufmachen. Das war das Stichwort. Flugs reimte ich ein paar krude Verse über die Notwendigkeit einer regelmäßigen Medikamenteneinnahme und das Führen eines Stimmungsprotokolls. Das Ergebnis war: Meine depressive Patientin, der sonst überhaupt nicht zum Lachen zumute war, lachte. Überrascht und ermuntert durch diesen kurzfristigen Erfolg, schrieb ich die Zeilen auf, nahm einige kleine Verbesserungen vor und überreichte sie ihr, als sie vor der Anmeldung auf das Ausdrucken des Rezeptes wartete. Sie lachte erneut. Mit solch einem verrückten Psychiater hatte sie wahrscheinlich nicht gerechnet. Doch mir gingen die Verse fortan nicht mehr aus dem Kopf: „Der Depressive" entstand.

Alles Weitere ergab sich dann wie von selbst.

2

Kann man einem Psychiater trauen? – Der Depressive

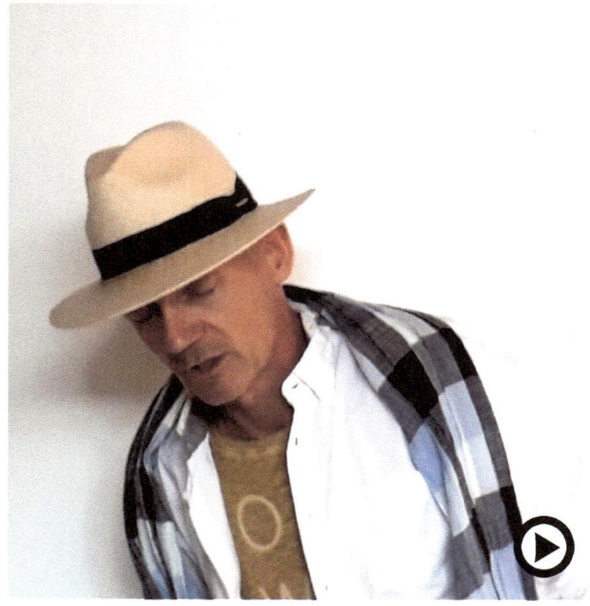

Der Depressive

Elektronisches Zusatzmaterial Die elektronische Version dieses Kapitels enthält Zusatzmaterial, das berechtigten Benutzern zur Verfügung steht https://doi.org/10.1007/978-3-662-59074-4_2. Die Videos lassen sich mit Hilfe der SN More Media App abspielen, wenn Sie die gekennzeichneten Abbildungen mit der App scannen.

Der Depressive

Ich hab ne Depression
Ja, wussten Sie das schon,
doch ich beweg mich schon,
aber immer insgeheim
denk ich, Mensch, ist das gemein,
alle andern können's besser,
sind viel schneller, klüger, kesser

Diese Depression,
Ja, wussten Sie das schon,
sie ist ne Rebellion
gegen Schneller, Weiter, Besser

und mein Psychotherapeut,
der ist blond und blitzgescheit,
der weiß immer alles besser,
trägt nen Look, oh welch ein Kesser

und dann sagt er mir:
Mit dem Schneller, Weiter, Besser,
daraus wird nix, lieber Mann
ja, nun komm Sie mal heran
und er sagt, was ich schon ahn:

Sie ham ne Depression
Ja, wussten Sie das schon,
und die dauert ja nun schon
daher hab ich was für Sie
das ist das Zopiclon
ja, kennen Sie das schon?
Damit schlafen Sie zehn Stunden,
kommen tags über die Runden
Ihre Depression
ja, wussten Sie das schon,
ist pure Regression!

Doch ich vergess das immer wieder
Mensch, wann ist denn das vorüber
immer diese schweren Glieder!

Doch mein Psychotherapeut,
Mensch, was sag ich ihm denn heut –
hui, wie der sich freut

Dass ich jetzt nichts sagen kann,
so dass nun er dozieren kann:

Sie ham ne Depression,
Ja, wussten Sie das schon?
und Ihre Depression
ist pure Regression!

Doch ich vergess das alles wieder
fühl mich wieder als Verlierer.
Doch ein Stimmungsprotokoll
Das ist für ihn sicher ganz toll!
Das sei der größte Hit
für mich ein großer Schritt
doch ich find das nicht so toll
mit dem Stimmungsprotokoll
Das ich wieder hab vergessen
doch das findet er vermessen

Ich hab ne Depression
Ja, wussten Sie das schon
sie ist ne Rebellion
gegen Schneller, Weiter, Besser,
hab die Nase voll
dieses Stimmungsprotokoll
das ist für ihn ganz toll …
doch in der Depression
ja, wussten Sie das schon?
ist das ne Repression!
Ja, mein Psychotherapeut
der ist blond und blitzgescheit
der weiß immer alles besser
höher, weiter, schneller, kesser –

nun nimmt er Zopiclon
ja, wussten Sie das schon,
ist in der Regression
und hat ne Depression …
und das Stimmungsprotokoll?
Ja, das finde ich so toll:

Das vergisst er immer wieder
und er sagt, er hat es über –
ja, mein Psychotherapeut,
war doch sonst so blitzgescheit,
und das betont er immer wieder:

seine Depression
sei keine Regression
und das Stimmungsprotokoll
sei pure Repression.

Kann man einem Psychiater trauen?

Diese Frage ist schnell beantwortet:

Nein!

Zumindest dann nicht, wenn Ihr Psychiater innerhalb von zehn Minuten weiß, was Ihnen fehlt und Ihnen womöglich auch noch ein Medikament verschreibt.

Oder wenn, wie in unserem Text, er sich am liebsten selbst reden hört, Sie nicht aussprechen lässt, Ihnen nicht in die Augen schaut oder Sie nicht über Risiken und Nebenwirkungen zu den Medikamenten aufklärt, die Sie schlucken sollen. Denn dafür sind weder Internet noch Beipackzettel geeignet. Und auch Ihr Apotheker ist dafür nicht zuständig, sondern ausschließlich Ihr behandelnder Arzt. Und wenn er dafür keine Zeit hat, es nicht für nötig hält oder ihm möglicherweise dazu nichts einfällt, rate ich Ihnen: Beenden Sie das Gespräch freundlich und bestimmt, verabschieden Sie sich und suchen Sie sich jemand anderen!

Mit diesem praxisorientierten Screeningverfahren können Sie eine recht zuverlässige Vorauswahl treffen.

Bei einem Screening handelt es sich um ein einfaches Verfahren, mit dem Sie in kürzester Zeit so wichtige Entscheidungen treffen können, wie: Passt oder passt nicht.

Das funktioniert folgendermaßen: Stellen Sie sich im Kopf einfach diese vier Fragen: 1. Schaut mein Psychiater mir in die Augen, wenn er mit mir spricht, oder redet er zu seiner Akte? 2. Geht es ihm um mich oder um seine Diagnose? 3.: Bemerkt er überhaupt, wenn ich etwas zu ihm sage, oder wartet er ungeduldig auf seinen Einsatz, um mir etwas vorzudozieren? Und schließlich: Wenn ich ein Medikament einnehmen soll: Klärt er mich über die Wirkungen und Nebenwirkungen auf oder sagt er schlicht: „Nehmen Sie die mal, die vertragen Sie schon?"

Falls nun in Ihrem speziellen Fall der seltene Glücksfall vorliegen sollte, dass Sie den jeweils ersten Teil dieser Fragen mit „Ja" beantworten können, dann – ja dann strahlen Sie Ihren Psychiater an und zeigen Sie ihm Ihre aufrichtige Freude. Das braucht er jetzt. Auch Psychiater benötigen hin und wieder ein wenig Bestätigung.

Doch Vorsicht: Als Depressive(r) sollten Sie nur leicht lächeln. Sonst machen Sie sich unglaubwürdig.

Zehn bis fünfzehn Minuten reichen aus, um abzuchecken, ob Ihr Psychiater diese Basics beherrscht oder nicht. Der Vorteil liegt klar auf der Hand: Sie sparen nicht nur Zeit und Nerven, sondern ersparen sich auch die Einnahme von Medikamenten – inklusive deren Nebenwirkungen: „Da hätten wir im Angebot: Schwindel, Schwitzen und Erbrechen oder Unruhe, Müdigkeit und Übelkeit – … oder lieber Haarausfall, Durchfall und Blutdruckabfall?

Doch gäb's da noch manch andere Gebrechen in unserem Nebenwirkungssortiment. Die werden wir jetzt nicht besprechen Und wenn, dann erst beim übernächsten Mal. – So will's das Klinikmanagment.

Sie sind doch jetzt nicht etwa beunruhigt?" -

Ihr erster Versuch, einen Psychiater zu finden, ist jedenfalls – vermutlich – kläglich gescheitert.

Doch Depressive benötigen mitunter auch eine Psychotherapie. Und nun heißt es für Sie: Neues Spiel, neues Glück! Liste her mit den Psychotherapeuten, zum Telefonhörer gegriffen und dann geht es voller Elan auf in den Krampf, pardon, Kampf, meinte ich. Aber: Sie werden es eh nicht schaffen! Denn Sie sind depressiv! Eine Psychotherapie ist nämlich nur etwas für Menschen, die nicht oder sagen wir, nicht mehr psychisch krank oder besser gesagt, ziemlich gesund sind: Denn wie sollte ein schwer Depressiver, der sich zu nichts aufraffen kann, sich von allem, sogar von seiner Familie, zurückzieht, der am liebsten im Bett liegen bleibt, dazu noch unter massiven Konzentrationsstörungen leidet und alles, was er sich vorgenommen hat, sogleich wieder vergisst, der ohnehin jegliches Unterfangen für vollkommen zweck- und aussichtslos hält – denn er malt sich seine Zukunft in den schwärzesten Farben aus – wie sollte er es, bitteschön, schaffen, zum Telefonhörer zu greifen, einen x-beliebigen Psychotherapeuten, den er nicht einmal kennt, anzurufen, um ihm dann am Ende auf dessen Anrufbeantworter zu sprechen? Und das bitte immer mittwochs genau zehn Minuten vor jeder vollen Stunde, zwischen 12 Uhr und 15 Uhr? Stellen Sie sich das doch einmal vor! Und wenn Sie dann wider Erwarten doch diese Hürde genommen haben sollten, daran zu denken, ist der Anschluss dauerbesetzt. Und wenn er nicht mehr dauerbesetzt ist, ist die Zeit um, und es kommt wieder diese freundliche Ansage – immerhin hören Sie dann schon einmal die Stimme Ihres Therapeuten in spe – , dass Sie bitte mittwochs immer genau zehn Minuten vor jeder vollen Stunde zwischen 12 Uhr und 15 Uhr anrufen mögen.

Im Gegensatz zu Ihnen behält Ihr Psychotherapeut jetzt wenigstens die Nerven. Sie dürfen ihn anschreien, anspucken, ohrfeigen oder ins Klo werfen: Er bleibt professionell gelassen und wiederholt immer und immer wieder, dass man bitte mittwochs immer genau zehn Minuten vor jeder vollen Stunde zwischen 12 Uhr und 15 Uhr anrufen möge – bis es auch der letzte Depressive kapiert hat. Selbst, gesetzt den unwahrscheinlichsten aller Fälle, Sie wären bis hierher vorgedrungen und sprächen mit Ihrem Therapeuten persönlich und erhielten nicht augenblicklich eine Absage, weil er leider, leider „gerade total ausgebucht" sei, kommen Sie als glückliche Gewinnerin eines möglichen Psychotherapieplatzes ans Ende einer ominösen Warteliste. Und nun dürfen Sie hoffen, hoffen, hoffen – doch es bleibt alles offen. Die erste Kennenlernsitzung wäre dann wohl – aller Voraussicht nach! – bereits in einem halben bis dreiviertel Jahr. –

Was ist? Freuen Sie sich gar nicht?

Ach, pardon, Sie sind ja depressiv! Sorry, ganz vergessen!

Zusichern kann man Ihnen auf jeden Fall, ca. vier Wochen vor dem Termin erneut angerufen zu werden, um abzuklären, ob es bei diesem angedachten Termin bleiben kann oder er sich nochmals nach hinten verschiebt. Es gebe schließlich Notfälle, die man einschieben müsse – und Sie gehören ausgerechnet nicht dazu! Alles klar! Doch bis dahin sind Sie vermutlich wieder gesund oder bereits – tot!

Das Problem wurde dann in jedem Fall, mehr oder weniger erfolgreich, ausgesessen.

Auch wenn solch ein Szenario zugespitzt erscheint und es regionale Unterschiede gibt: Es zeigt doch einen eklatanten Missstand auf: Es gibt viel zu wenig Psychotherapieplätze. Die Wartezeiten sind oft unzumutbar lang und führen mitunter – zu einem tödlichen Ende.

Stellen Sie sich einmal folgendes Szenario vor: Nehmen wir die Unfallchirurgie: Angenommen, Sie brechen sich ein Bein, und da es leider, leider gerade keine verfügbaren Chirurgen gibt – wie dumm –, warten Sie erst einmal drei Monate, bis Sie einen OP-Termin bekommen. Dann können Sie sich allerdings die OP höchstwahrscheinlich sparen und gleich im Rollstuhl sitzen bleiben!

Das wäre undenkbar? Warum? Sind psychisch Kranke etwa Menschen zweiter Klasse? Verrückte, die in die „Klapse" gehören, wo sie wahrscheinlich Dauergäste sind und nie wieder herauskommen? Denken Sie so? Nein? Da bin ich ja direkt erleichtert. Wissen Sie, warum? Weil Sie, genau Sie, mit einer Wahrscheinlichkeit von fast 43 % im Laufe Ihres Lebens an einer psychischen Störung erkranken werden.

Das hätten Sie nicht gedacht?!

Ein Viertel aller Patienten einer Hausarztpraxis gilt als psychisch krank. 80 % davon sehen nie einen Facharzt, was viele Hausärzte, die darauf nicht vorbereitet sind, permanent überfordert. Warum nur müssen psychisch Kranke oft über ein halbes Jahr lang warten, bis sie einen Psychotherapieplatz oder einen Termin beim Facharzt ergattern, egal wie dringlich es ist? Warum?? – Schweigen?

Sehen Sie? Dieses Schweigen umgibt auch die Betroffenen selbst, die bis heute mit Stigmatisierungen und Vorurteilen zu kämpfen haben und über die man eben am besten – schweigt. Oder aber: Herr oder Frau XY waren dann eben wegen einer Nierenkolik im Spital. Und wenn man doch einmal darüber redet, dann hinter vorgehaltener Hand: „Frau XY, wussten Sie das schon? Die sitzt jetzt im Irrenhaus. Habe ich mir doch gleich gedacht. Irgendetwas stimmte doch mit der nicht".

Ich weiß nicht, wie Sie dazu stehen, aber ich finde solch ein beredtes Schweigen äußerst respektlos.

Doch zurück zu „unserem" Depressiven, dem der Psychotherapeut in belehrendem Tonfall immer wieder vordoziert, er habe eine Depression, so dass sein Patient irgendwann beginnt, es ihm brav nachzubeten: „Sie ham ne Depression, ja wussten Sie das schon?" – Und er: „Ich hab ne Depression." Man möchte ihn am liebsten schütteln und in den Mund legen: „Ich kenn doch Deine Ansicht, Mann, das wissen wir doch schon!" – Amen. Nur: Ist er überhaupt depressiv? Und falls ja, woran erkennen Sie das? Oder haben Sie darüber noch gar nicht nachgedacht? Nach dem Motto: Es ist doch ein Arzt oder ein Psychologe – ist das nicht überhaupt das gleiche? – jedenfalls wird schon in der Verpackung drin sein, was draufsteht! Doch Vorsicht: Es empfiehlt sich immer, als Patient mitzudenken und nicht einfach alles abzunicken, was Ihr Arzt – in diesem Fall ich – Ihnen serviert, sonst werden Sie möglicherweise eines Tages abserviert. Ihr Arzt wird Ihr Mitdenken hoffentlich zu schätzen wissen – trotz des immer und überall herrschenden Zeitdrucks – und Sie, falls nötig, ein zweites und drittes Mal einbestellen, bis all Ihre Fragen hinreichend beantwortet sind und Sie verstanden haben, warum Sie ein bestimmtes Medikament, das Sie favorisiert hätten, gerade nicht einnehmen sollten. Die letzte Entscheidung liegt in jedem Fall bei Ihnen. Und dies gilt sowohl für die Einleitung therapeutischer Maßnahmen als auch diagnostischer: Ohne Ihre Einwilligung sind diese unzulässig und stellen u.U. eine Körperverletzung dar. Es sei denn, Sie befänden sich in einem Zustand, der eine freie Willensbildung ausschließt, wenn Sie z.B. bewusstlos, volltrunken, schwer wahnhaft oder bis zum Abwinken bekifft sind. Nur bei Vorliegen eines akuten Notstands wären eine Untersuchung oder Behandlung auch ohne Ihre Zustimmung geboten und mitunter sogar lebensrettend.

Im Reimtext singen beide, Patient und Therapeut, abwechselnd immer wieder denselben Refrain. Das wirkt überzeugend! Doch stimmt etwas bereits aus dem Grunde, weil es zum x-ten Mal wiederholt wird? Immer wieder erleben wir es, dass Diagnosen über Jahre hinweg durch Akten und Arztbriefe geistern, bei denen letztlich unklar bleibt, aufgrund welcher Kriterien sie einmal gestellt worden sind. Im schlimmsten Fall wurden diese Patienten falsch behandelt, litten unter unerwünschten Nebenwirkungen von Medikamenten, die sie wahrscheinlich gar nicht hätten einnehmen müssen oder fühlten sich stigmatisiert.[1]

Liegt jedoch tatsächlich eine schwere Depression vor, geht diese mit einem erheblichen Leidensdruck einher, und nicht selten sind ausgeprägte **Versagensgefühle** mit im Spiel. Manchmal fehlen – begleitet von erheblichen **Schuldgefühlen** – sogar jegliche Empfindungen für die eigenen Kinder. Die Betroffenen erleben sich wie abgeschnitten von ihrer Mitwelt, als befänden sie sich unter einer Glocke. Sie kommen sich auf eine quälende Art am Geschehen unbeteiligt vor, fühlen sich weder mit sich selbst noch mit ihren Mitmenschen emotional verbunden. Oder sie erleben ihre eigenen Bewegungen oder ihre Stimme als fremdartig, als seien sie Akteure in einem Film, ein Phänomen, das als **Depersonalisationserleben** zu den Ich-Störungen gehört (siehe Kap. 7, S. 144). Zusammen mit dem als äußerst unangenehm erlebten **Gefühl der Gefühllosigkeit** liegt in der Überzeugung, sich schuldig gemacht und versagt zu haben, eine der Wurzeln für die tiefe Verzweiflung dieser Patienten, die nicht selten von **Suizid- und Erlösungsgedanken** begleitet ist: Die Angehörigen sollen erlöst werden, weil man sich selbst als unzumutbar erlebt. Insbesondere wenn sich das Denken ins Wahnhafte steigert und die Betroffenen der Überzeugung sind, ein Nichts zu sein oder gar nicht mehr zu existieren, fühlen sie sich in einem Strudel quälender Gefühle von Schuld und Wertlosigkeit gefangen und es besteht ein hohes Suizidrisiko.

Einmal Psychiater, immer Psychiater

Auf der anderen Seite höre ich – zumeist in lockeren Gesprächsrunden – Freunde oder Bekannte immer wieder von sich behaupten, sie hätten auch gerade ihren „Depri". Das scheint in manchen Kreisen direkt im Trend zu sein „Wie bitte, das kann nicht sein, sag an, Ilse, du warst noch nie „depri"? Na, dann empfehle ich dir einen Besuch bei meinem Psychiater. „Danach bist du es erst mal anhaltend – hundertprozentig." Mir stellt sich dann regelmäßig die Frage, was sie wohl damit sagen wollen? Worin die eigentliche Botschaft besteht, die dahinterliegende? *(Der typische Argwohn eines Psychiaters!)*. Ein unbewusstes Kindheitstrauma, das ans Licht gezerrt werden will? *(Das läge auch voll im Trend!)*. Vielleicht eine bislang noch unbekannte sexuelle Orientierung?

---

[1] Über eine Eigenschaft oder ein Merkmal zu verfügen, das die Gesellschaft negativ bewertet.

(Das wäre mal etwas anderes!) Oder schlicht, dass sie manchmal schlecht drauf sind, zu nichts Lust haben und kaum schlafen? *(Wie langweilig!)*. Meist steckt nicht viel dahinter, jedenfalls keine psychische Erkrankung – soweit ich das per Blitzdiagnose, sozusagen aus dem Bauch heraus, einschätzen kann. Oder wollen sie damit lediglich zum Ausdruck bringen, dass ihnen alles über den Kopf wächst: Der Haushalt, die ständigen Streitereien mit den Partnerinnen, den Partnern und dem Hund, die fast alle gleichzeitig eingezogen sind mit ihren acht ständig nörgelnden Patchwork-Gören, davon fünf in der Pubertät. Alle anderen bekommen gerade einen Zahn und sind auch nicht gut drauf. Und nebenbei ist man ja auch noch berufstätig. Das Büro wird bald zum letzten verbliebenen Fluchtpunkt, in dem man seine Ruhe hat – abgesehen vom Gästeklo. Und ganz nebenbei haben wir da noch, wie könnte man sie vergessen, die durch die Räume irrende demente und pflegebedürftige, nichtsdestoweniger ungebrochen streitlustige Stiefschwiegermutter aus der dritten Ehe des angeheirateten Stiefschwiegervaters aus zweiter Ehe. 98! Ein Drache! Sie gilt als die ausgemachte Urheberin dieser aus alles Ecken des Hauses schallenden „Hallo-Rufe". Aus Ecken, von denen niemand ahnte, dass sie überhaupt existierten und denen meist noch ein: „Warum kümmert sich niemand um mich?" nachfolgt. 98. Ein Drache. Ihr gelang das Kunststück, dass sämtliche Bewohner des Hauses innerhalb kürzester Zeit ein schlechtes Gewissen bekamen, einschließlich des Hundes, der winselnd den Schwanz einzieht, wenn er sie nur sieht, sich in die hintersten Winkel verkriecht und dann für den Rest des Tages verschollen bleibt. Ein dementer Drache, der nicht sterben will. Nachhelfen will man da auch nicht ungefragt. Und die, falls sie nicht endlich jemand ruhiggestellt, wohl noch von der Bahre aus jeden, dessen sie habhaft wird, herumkommandieren wird. Die aber auf keinen Fall ins Heim soll. Das ginge auch nicht.

Es bedeutete das Aus für das innovative generationenübergreifende Wohnprojekt mit dem Slogan „Sorglos altern für Jung und Alt" – Ein Pilotprojekt. Ursprünglich sollte es heißen: „Aktiv ins Alter von der Wiege bis zur Bahre". Als Slogan eindeutig zu lang. Zudem blieb unklar, inwieweit für Säuglinge die Sorge ums Alter an erster Stelle stünde. So ließ man die Wiege fallen. Auch über die Sinnhaftigkeit, sich auf der Bahre noch darum zu sorgen, wurde in Gremien, Ausschüssen und Unterausschüssen über die gesamte Legislaturperiode hinweg hitzig debattiert und gerungen. Am Ende fiel auch die Bahre dem Rotstift zum Opfer. Wenn ich als Psychiater „out of work" Geschichten dieser Art mitbekomme, begreife ich trotz des Stand-by-Modus, in dem sich mein Hirn in der Freizeit üblicherweise befindet, meist blitzschnell: Jedem von uns wären solche Belastungen auf Dauer auch zu viel. Wir alle kennen diese Momente, in denen wir am liebsten wie der Vogel Strauß den Kopf in den Sand stecken würden nach dem Motto: Gott sei Dank. Jetzt sieht mich keiner. Ich sehe jedenfalls niemanden, bin abgemeldet – eben mal weg. Und dann tickt doch wieder irgendjemand an unsere Schulter oder ruft an: „Hallo! Kannst Du mal eben kurz …?" Hilfe! Nein! Ich kann gerade *überhaupt* nicht und mal eben kurz schon gar nicht! – Der übliche Alltagswahnsinn.

Vorsichtshalber frage ich dann aber doch – betont wortkarg – nach, was wohl passiert sei und bemühe mich, ein möglichst angewidertes Gesicht zu machen, was mir jedoch nicht überzeugend zu gelingen scheint, in jedem Fall nicht weiter verfängt- „Mensch, du bist doch Psychologe *(schon verdrehe ich die Augen!):* Du kannst mir doch bestimmt erklären, was mit mir los ist (*distanzlos* , würde ich sagen): Also meine Mutter, die hat mich damals, weißt du, als ich klein war, da war doch diese Sache mit meinem Vater, du erinnerst dich sicher …" – „Pardon", sage ich und mache Anstalten zu gehen. Doch zu spät. Mein Gegenüber hält mich, ohne den Redefluss zu verlangsamen oder gar unterbrechen, am Ärmel fest. Und ich bleibe und stelle fest, dass ich beginne zuzuhören. Ein Berufsreflex sozusagen. Eine Behinderung. Auf jeden Fall ein Handicap. Selbst Ärzte sind davor nicht gefeit. Psychiater eher. Die scheinen in dieser Hinsicht vollkommen resistent zu sein. Arzt sein. Das ist nicht irgendein ein Beruf. Das ist wie Pastor sein. Arzt oder Pastor ist man vierundzwanzig Stunden täglich sieben Tage die Woche. Gefühlt. Jedenfalls hat man sich so zu fühlen. Das ist kollektiv erwarteter Berufsethos, sozusagen. Tja, Pech gehabt oder selbst schuld? Man hätte ja auch einen Bürojob erlernen können. Den Numerus Clausus hätten wir locker erfüllt dafür. Doch wo kämen wir denn dahin. So ganz ohne Numerus clausus. Bei einem Schnitt von 1,1 im Abi! Mit dem Finger hätte man auf uns gezeigt. Man war doch quasi gezwungen, Medizin zu studieren. Bei 1,1. Also bittesehr.. „Bei dem Abi wirst du doch sicherlich Medizin studieren wollen!" „Klar doch! Wollte ich immer schon mal! So Arzt sein oder so…" Der Arztberuf beginnt also nicht selten mit einer Lüge! Dann soll man sich nicht wundern, wie es weitergeht! Dies alles bedenkend gebt ich mir einen Ruck und frage interessiert nach. Zumindest tue ich interessiert. Immerhin sind es Freunde. Oder doch Bekannte, ganz entfernt Bekannte, möchte ich meinen. Woher kennen wir uns noch gleich? Verdammt. Mein Kurzzeitgedächtnis benötigt dringend eine Auszeit. – Sind wir überhaupt per Du? Wie absurd. Ich muss es ihm irgendwann angeboten haben. „Ach, Sie finden es gar nicht schlimm, dass ich mich nicht an Sie erinnere?" (*Schwein gehabt!*). „Doch Sie kennen mich irgendwoher? (*Wie spannend!*) Und woher kennen wir uns, wenn ich fragen darf? Ach, ich war Ihr Psychiater?" (*Auch das noch!*) Na, dann schießen Sie mal los! Wo drückt der Schuh? – Abschalten kann ich immer noch, denke ich. Nachts. Vorausgesetzt ich träume nicht vom letzten Nachtdienst: Vierundzwanzig Stunden nonstop im Einsatz – drei bis vier mehr oder weniger dramatische Notfälle sind eher die Regel als die Ausnahme – und vorausgesetzt, ich schrecke nicht hoch, weil ich wieder albträume – z. B. von diesem blinkenden schwarzen Etwas auf meinem Nachttisch, diesem

4 × 5 cm großen, in schwarzes Hartplastik gegossene Dingsda, ein schwelender Klinikalarm, das jederzeit explosionsartig schrill zu piepen anfangen kann, sich dann wie ein widerliches Insekt vibrierend an die Tischkante robbt und uns Ärzte in regelmäßigen Abständen aus dem Tiefschlaf reißt und augenblicklich senkrecht im Bett stehen lässt. Dann heißt es in Sekundenschnelle den Arztkittel übergeworfen – Klamotten hat man mehr oder weniger sowieso noch an – Pieper nicht vergessen, die Schuhe nach Möglichkeit auch nicht und losgerannt. Mist. Falsches Stockwerk. Dann keuchend zurück – endlich in der richtigen Etage angelangt die Nachricht: „War'n Fehlalarm. Sorry". Gott sei Dank. Alle leben noch. Zurück ins Bereitschaftsdienstzimmer. Schuhe aus. Arztkittel abgelegt. Das Bett ist inzwischen kalt. An schlafen ist nicht zu denken. Also Glotze an. Eingenickt. Hochgeschreckt. Doch das schwarze Tier liegt unbeweglich. Also wieder Fehlalarm, diesmal ein geträumter.

Ohne Zweifel kann Dauerstress, insbesondere wenn er mit einem Gefühl ständiger Überforderung einhergeht, in eine Depression münden. Stress ist jedoch nicht per se ungesund. Hin und wieder (ich betone: HIN UND WIEDER!!!) benötigen wir ihn geradezu für unser psychisches Wohlbefinden. Wir brauchen Herausforderungen, die uns über uns selbst hinauswachsen lassen. Dann geht es uns gut.

Dennoch entwickeln sich manchmal Beschwerden, die einer depressiven Erkrankung sehr ähneln. Auslöser hierfür können neben Dauerstress jegliche Arten einschneidender Lebensereignisse sein, wie Trennungen oder Tod eines nahestehenden Menschen oder der Verlust des Arbeitsplatzes. Es stellt eine hohe psychische Anpassungsleistung dar, sich auf diese neuen Lebensbedingungen, auf diese meist nicht selbst gewählte Lebenssituation einzustellen. Das gelingt nicht immer reibungslos. Man spricht von einer **Anpassungsstörung,** eine wichtige und nicht immer leicht abzugrenzende Differenzialdiagnose zur Depression. Ihr geht eine mit den Beschwerden in Zusammenhang stehende Belastung als Auslöser voraus. Antidepressiva sind hier wenig hilfreich. Denn sie holen weder den geliebten Menschen noch einen verlorenen Arbeitsplatz zurück.

Das sog. Burnout-Syndrom

Apropos Arbeitsplatz: Manchmal ist es vielleicht gar nicht so schlecht, seinen Arbeitsplatz zu verlieren. Gesünder wäre es natürlich, wenn Sie selbst die Idee haben würden, zu kündigen. Es fühlte sich in jedem Fall besser an. Selbstbestimmter. Wissen Sie, warum? Warum es gar nicht so schlecht wäre?

Mit den Chefs verhält es sich meist so, wie mit Ärzten: Nicht wenige sind arrogant, überheblich und glauben alles besser zu wissen. Sie werden jetzt vielleicht denken: Mein Chef ist zwar ein – na, da fällt Ihnen bestimmt gleich etwas Passendes ein … aber in meiner Situation, in meiner speziellen Situation ist ein Spatz in der Hand immer noch besser als – besser als was?

Hoffen Sie nicht auf die Taube auf dem Dach! Denken Sie an einen – Pfau: Erhaben, stolz und sich seiner Wirkung bewusst durchschreitet er Ihren Garten! Zumindest die Männchen. Warum es bei uns Menschen andersherum ist? Keine Ahnung! Ein Burnout trifft daher gefühlt auch eher die Männchen, pardon, ich meinte, die Männer. Jedenfalls fliegt der Pfau nicht weg. Er könnte Ihnen gehören. Doch geben Sie sich mit einem Spatz in der Hand zufrieden! Sie verzehren sich vor grimmiger Leidenschaft für eine Arbeit, zu der Ihnen schon lange nichts anderes mehr einfällt als: Wann ist endlich Feierabend?

Doch egal, ob von Kollegen gemobbt oder dem Chef gefoppt: Sie sagen sich: „Da muss man(n) eben durch." Und wenn dann gar nichts mehr geht – denn es wird natürlich anstatt besser mit der Zeit alles noch viel schlimmer! Wenn gar nichts mehr geht, sagen Sie sich: „Dann muss ich mich eben mehr anstrengen. Sicher liegt es an mir, dass mein Chef immer so unglücklich dreinschaut und ständig etwas auszusetzen hat."

Bis Sie erkannt haben, dass Ihr Chef ein notorischer Nörgler ist und sein Genörgel nichts, aber auch gar nichts mit der Qualität Ihrer Arbeit zu tun hat – er scheint es wohl irgendwie zu brauchen – sind Sie möglicherweise bereits – depressiv. Und nennen es Burnout. Das klingt besser als depressiv.

Doch dazu später.

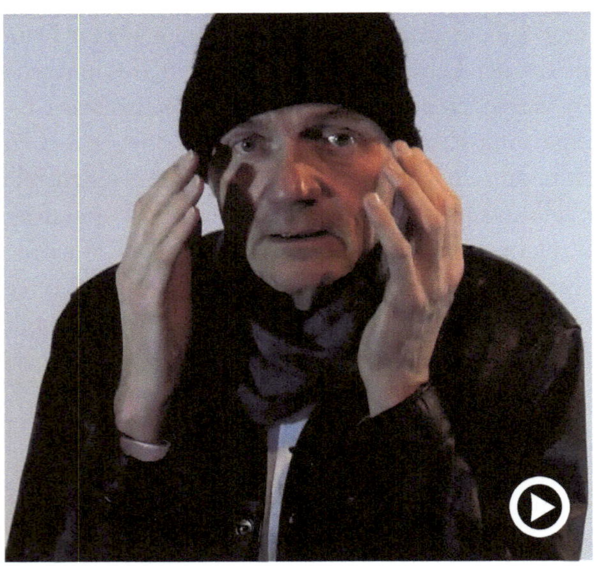

Burnout

Burnout

Ich hab ein Burnout –
es ist ein Burnout
Ich hab mich abgehetzt
bin hin und her gewetzt
ich hab mich überschätzt
das Herz hat ausgesetzt

Ich hab den Ernst verkannt
und fühl mich ausgebrannt
mein Chef ist ignorant
der meint nur unverwandt:

schaffe laufe und erbringe
schwarze Zahlen nicht zu knapp
und erkenne jeden Fehler
und benenne was nicht klappt
und ich beug mich diesem Wahnsinn
nehm es hin und plag mich ab
und ich renne und verbrenne
schaffe laufe hetz mich ab
höher weiter schneller besser
größer toller reicher kesser –
diese Reime sind echt schlecht
och Mann, das ging doch schon mal besser
Doch in diesem Sonderfalle
Mensch, ja wussten Sie das schon?
Denn bei dieser einen Sache
na, da hilft kein Zopiclon

Ich hab ein Burnout –
es ist ein Burnout

ich fühl mich unersetzlich –
will stets der Beste sein –
mach ich was falsch ja dann –
dann ist das ganz entsetzlich –
Ich fühl mich matt und schlapp
und hab die Arbeit satt
mein Chef der dreht am Rad
nanu, da kommt er grad

er fühlt sich unersetzlich –
es ist der blanke Hohn –
das ist doch ungesetzlich –
er zahlt nen Hungerlohn

doch ich renne und verbrenne
schaffe laufe hetz mich ab
ich erkenne jeden Fehler
und benenne was nicht klappt

höher weiter schneller kesser
doch das hatten wir ja schon
immer weiß ich alles besser
und was ist dafür der Lohn?
Ich hab ein Burnout –
es ist ein Burnout

Ich verbrenne denn ich renne
schaffe laufe und benenne
ich verkenne meine Grenzen
bin frustriert und fühl mich matt
Ich verbrenne denn ich renne
plag mich ab, wenn was nicht klappt
bis ich flenne und erkenne –
Mensch mein Selbstwert der macht schlapp

Ich hab ein Burnout –
es ist ein Burnout
Das ich kenne und benenne
doch ich laufe hetz mich ab –
und erkenne viel zu spät –
dass ich mich aufgegeben hab

Dieser Reim-Text, der auch einen guten RAP abgäbe, ist meinen beiden Chefs gewidmet. Ich habe ihnen den Text sogar dargeboten und ihn anschließend überreicht – im Mitarbeitergespräch. Sie werden sich jetzt sicher fragen, warum mir nicht sofort gekündigt wurde. Ganz einfach: In den Kliniken herrscht Ärztemangel. Um gefeuert zu werden, gehört mehr dazu, als lediglich einen kritischen Text als RAP aufzuführen, der die Chefs aufs Korn nimmt. Bei Morddrohungen, okay, bei Brandstiftung sicherlich auch – jedoch ein harmloser Rap? Diese Zeiten sind vorbei. Zumindest wenn man schon drin ist im Laden. Anders sähe es vielleicht bei einem Bewerbungsgespräch aus. Da muss man aufpassen. Doch bin ich auf der anderen Seite der Meinung, dass man als gefragter Arbeitnehmer gerade dazu übergehen sollte, vor Antritt einer neuen Stelle eine Art Chef-Belastungstest durchzuführen.: Präsentieren Sie doch einmal bei Ihrem nächsten Bewerbungsgespräch diesen Burnout-Text als Rap – Sie können ihn singen, instrumental begleiten oder dazu tanzen, je nach Begabung. Es reicht zur Not auch, ihn lediglich zu sprechen. Anschließend beobachten Sie genauestens die Reaktion Ihres zukünftigen Chefs: Zuckt er mit der Wimper? Verzieht er keine Miene, so ist dies ein untrügliches Zeichen dafür, dass er sich getroffen fühlt. Dann können Sie sich ausrechnen, wo Sie in einigen Jahren gelandet sein werden: Vermutlich beim Psychiater. Schmeißt er Sie kurzerhand raus, können Sie erleichtert aufatmen. Glück gehabt! Denn Ihnen ist es gelungen, Schlimmeres zu verhüten. Sollte Ihr Chef jedoch Ihren Humor bewundern, Sie für einen ungewöhnlichen, eigensinnigen Kopf halten und der Auffassung sein, dass sich seine Firma Ihre unkonventionelle Art und Ihren Witz zunutze machen sollte, wenn er lacht und begeistert zu sein scheint: Dann können Sie davon ausgehen, dass Sie im Begriff sind, genau den Arbeitsplatz zu ergattern, an dem Sie und Ihre Fähigkeiten, Ihr Mitdenken und Ihre Kreativität gefragt sein werden und an dem Sie sich vermutlich auch noch in fünf Jahren gut aufgehoben fühlen werden.

Warum „sogenanntes" Burnout-Syndrom und warum „Syndrom"?

Der Begriff Burnout geht zurück auf den Psychoanalytiker J. Freudenberger (1927 – 1999), der ihn aus dem Erleben des eigenen beruflichen „Ausgebrannt Seins" das erste Mal 1974 in einer Publikation verwendete.

Ein Syndrom ist eine Bezeichnung für eine Gruppe unterschiedlicher Symptome, die für eine bestimmte Erkrankung typisch sind. Das Burnout ist trotz der Statements zahlreicher selbst ernannter und vor allem selbstbewusst auftretender Experten keine medizinisch anerkannte Diagnose. Folglich entbehren auch die verschiedenen, sich im Umlauf befindlichen Phasenmodelle, die die Entwicklung eines Burnouts in zwei bis zehn Stufen beschreiben, wissenschaftlicher Grundlagen. Und auch Online-Tests, die anderes suggerieren, ändern nichts an dieser Tatsache. Daher das vorangestellte „sogenannte". Vielmehr verbergen sich dahinter – wenn überhaupt – meist andere psychische Störungen, wie Angsterkrankungen, Schlafstörungen und am häufigsten: Depressionen. Aber auch ein Eisenmangel, eine Schilddrüsenunterfunktion oder eine kräfteaufzehrende bösartige Erkrankung können sich hinter diesem emotionalen Erschöpfungszustand verbergen und bedürfen einer sorgfältigen diagnostischen Abklärung durch den Hausarzt oder entsprechende Fachärzte.

Unter der Bezeichnung Burnout versammeln sich vor dem Hintergrund eines chronischen Stresserlebens am Arbeitsplatz verschiedene psychische und körperliche Beschwerden, die letztlich über ein Gefühl des Ausgelaugt Sein, Energiemangels und der Frustration sowie der Unfähigkeit, zu entspannen, zu einer verringerten Arbeitsleistung mit meist zunehmenden Arbeitsunfähigkeitszeiten führen. Die Identifikation mit dem beruflichen Tun sinkt: Nicht selten entwickeln sich Feindseligkeit gegenüber den Chefs oder Kollegen. Mitunter kommt es zu Schuldzuweisungen: Die schlechten Arbeitsplatzbedingungen, die schlechte Honorierung, mangelnde Anerkennung durch die Vorgesetzten, die sich ständig verändernden Arbeitsbedingungen sind schuld. Die Eigenverantwortlichkeit hinsichtlich einer Veränderung der Situation, z. B. durch das Erlernen von Stressbewältigungstechniken, Entspannungsverfahren, Sport oder das Abstellen der ständigen Erreichbarkeit nach Feierabend für berufliche Anliegen gerät aus dem Blickfeld und führt zu dem Gefühl, die Kontrolle über das eigene Befinden zu verlieren.

Auch die Einschaltung des Betriebsrats zwecks Klärung einer verfahrenen Situation bei Konflikten mit Kollegen oder Vorgesetzten, die Hinzuziehung des Betriebsarztes bei gesundheitlichen Beschwerden oder – in ausweglos erscheinenden Konstellationen – der Arbeitsplatzwechsel werden häufig gar nicht erwogen oder zu Ende gedacht. Stattdessen wird weiter malocht, im Hamsterrad – immer schneller weiter kesser – bis nichts mehr geht: Ausgebrannt. Immerhin setzt dies voraus, dass man irgendwann einmal für etwas „gebrannt" hat. Man war stark, leistungsorientiert, hat sich aufgezehrt, sogar aufgeopfert für – ja, für was eigentlich? Für das Unternehmen? Das Gemeinwohl? Jedenfalls hat man sich selbst bis zur Selbstaufgabe aus dem Blick verloren, hat über einen längeren Zeitraum seine Grenzen negiert, dies aber nicht rechtzeitig gemerkt. Manche verbittern dann geradezu oder entwickeln einen Zynismus, der jedes positive Signal aus der Gegenrichtung im Keim erstickt.

Dennoch: Burnout – das klingt für viele immer noch besser als Depression. Ein Burnout trifft nach allgemeiner Auffassung eher Leistungsträger, Frauen und Männer, die bereit und imstande waren, einen hohen Grad an beruflicher Verantwortung zu übernehmen, die multitaskingfähig sind und jetzt einfach nicht mehr können. Ihnen gebührt Anerkennung und Respekt. Dagegen ein Depressiver, womöglich noch arbeitslos oder jemand, bei dem es von außen betrachtet, an nichts mangelt? Das erscheint dem Umfeld häufig als nicht nachvollziehbar, suspekt. Eine „schwache" Persönlichkeit eben. Ein Stigma. Daher redet man auch nicht gern darüber, igelt sich ein und leidet.

Der Begriff „Burnout" birgt jedoch durchaus auch positive Aspekte: Zum einen hat er durch seine Allgegenwart in der öffentlichen Diskussion einen nicht unwesentlichen Beitrag zur Entstigmatisierung psychischer Erkrankungen im Allgemeinen geleistet. Die Akzeptanz, einen Fachmann aufzusuchen oder psychotherapeutische Hilfe in Anspruch zu nehmen, überhaupt darüber zu reden, dass man ein psychisches Problem hat, ist gestiegen. Zum anderen werden auf Behandlerseite berufliche Belastungen als Auslöser psychischer Störungen ernster genommen als früher und bei psychotherapeutischen Interventionen zunehmend mehr berücksichtigt.

Falls Sie jetzt das Gefühl haben sollten, unter einem Burnout zu leiden oder meinen, kurz davor zu stehen, jedoch verunsichert sind, was Sie nun „haben" bzw. tun sollen, wenden Sie sich an Ihren Hausarzt und bitten ihn um eine Beratung oder stellen Sie sich einem Facharzt für Psychiatrie und Psychotherapie vor, der beurteilen kann, ob Sie eventuell an einer Depression leiden. Erkundigen Sie sich parallel dazu in Ihrem Betrieb, bei Ihrer Rentenversicherung oder Ihrer Krankenkasse nach Vorbeuge- und Unterstützungsangeboten. Ihnen sollte zumindest die Teilnahme an einem Kursus zur Erlernung eines Entspannungsverfahrens oder von Stressbewältigungstechniken angeboten werden.

Achten Sie in jedem Fall auf erste Anzeichen emotionaler Erschöpfung, steuern Sie gegen und sorgen Sie für ausreichende Erholungszeiten. Und schlussendlich: Geben Sie sich nicht mit dem Spatz in der Hand zufrieden und schielen Sie nicht nach der Taube auf dem Dach. Handeln Sie! Entscheiden Sie sich für den stolz daher schreitenden Pfau: Er könnte Ihnen gehören.

Doch zurück zur eigentlichen Handlung: Noch immer wissen wir nicht, was mit unserem Protagonisten los ist. Liegt bei ihm eine Depression vor oder nicht? Unter welchen Beschwerden leidet er überhaupt? Auf jeden Fall unter „schweren Gliedern". Vielleicht fühlt er sich schneller erschöpft als sonst, ist nicht mehr so belastbar wie früher. Jedenfalls hat es den Anschein. Zum Ausfüllen eines Stimmungsprotokolls kann er sich nicht aufraffen. Es riecht fast nach einer Antriebsminderung aus, die neben der geforderten gedrückten Stimmung sowie eines Verlusts an Lebensfreude eines der drei Hauptsymptome der Depression darstellt. „Alle anderen können's besser, sind viel schneller, klüger, kesser." Was hier anklingt, sind Selbstwertprobleme. Wohl scheint er auch schlecht zu schlafen. Jedenfalls wird ihm Zopiclon, ein Schlafmittel, von seinem Psychotherapeuten angedient. Und mit seiner Konzentrations- und Merkfähigkeit scheint es auch nicht weit her zu sein. Im Reim-Text heißts: „Doch ich vergess das alles wieder". Diese häufig anzutreffenden Beschwerden Depressiver, die Beeinträchtigung der Auffassungs-, Merk- und Konzentrationsfähigkeit, können bis zur sogenannten Pseudodemenz führen. Hierbei sind die Gedächtnisfunktionen so sehr in Mitleidenschaft gezogen, dass die Betreffenden der Auffassung sind, sie seien nun obendrein auch noch an einer Demenz erkrankt. Der wesentliche Unterschied ist nur der, dass die Gedächtnisstörungen mit Ausheilen der Depression vollständig wieder zurückgehen, die Demenz in der Regel ein fortschreitender Abbau sämtlicher Hirnfunktionen darstellt, der früher oder später unweigerlich zum Tode führt. Daher spricht man bei der Depression auch von einer Pseudo-, einer im wörtlichen Sinne „falschen" Demenz. Behandelbare oder heilbare Demenzformen, die nicht wie die Alzheimerdemenz zu den neurodegenerativen Erkrankungen gehören, sind insgesamt leider selten. Sie können mannigfaltige Ursachen haben, die es als Arzt unbedingt zu erkennen gilt. Als weiteres Unterscheidungsmerkmal gilt das häufig anzutreffende Bemühen Demenzkranker, möglichst lange die Fassade zu wahren, in dem Bestreben möglichst „normal" zu erscheinen, wogegen Depressive ihre nachlassenden Gedächtnisfunktionen meist offen beklagen.

Gibt es Hinweise, die gegen das Vorliegen einer Depression sprächen? Es fällt auf, dass es offenbar Schwierigkeiten mit dem Stimmungsprotokoll gibt. Er findet es „nicht so toll", erlebt das Ausfüllen desselben drei Mal täglich als Druck. Möglicherweise fühlt er sich gegängelt, kontrolliert. Eine „Repression" sei das. Sein Therapeut dagegen scheint von Stimmungsprotokollen geradezu begeistert zu sein. Sie seien „ein großer Schritt", für ihn „ein großer Hit." Doch macht sein Patient nicht den Eindruck, als sei dieser gut auf seinen Therapeuten zu sprechen. Soll der doch seine Stimmungsprotokolle selbst ausfüllen. Und denken Sie nur an seine kaum zu verhehlende Schadenfreude, als sein Psychotherapeut depressiv erkrankt!

Jedenfalls pfeift er auf dergleichen Protokolle. – Schade eigentlich! Denn zur Beurteilung des Krankheitsverlaufs können diese durchaus hilfreich sein. Zudem wird neben der Gestimmtheit hier auch der in der Depression meist verminderte Antrieb mit dokumentiert. Doch erscheint dies vielen Patienten zweitrangig und nebensächlich. Was vor zwei oder drei Wochen war: „Vergessen". Aktuell liegt dies oder jenes an, und das soll Thema der Sitzung sein. Auf Nachfrage erfährt der Behandelnde dann, dass die Beschwerden nach dem letzten Termin sich zunächst gebessert hatten und das jetzige Stimmungstief die Folge eines belastenden Ereignisses XY ist.

Im Reim-Text zeigt sich der Therapeut geradezu persönlich gekränkt: Er brandmarkt das Vergessen des Stimmungsprotokolls als „vermessen". Dies wiederum lässt sich sein Patient nicht gefallen. Dass ein Depressiver offen in Opposition zu seinem Therapeuten geht und ihm signalisiert, dass er „die Nase voll" habe, wäre indes sehr ungewöhnlich und spräche tendenziell gegen das Vorliegen einer Depression. Viel häufiger ist, dass aus dem Gefühl heraus, immer alles falsch zu machen, er sich selbst anklagt. Der „Finger der Schuld" zeigt auf die eigene Person – alles andere wäre für eine Depression mehr als untypisch.

Und „unser" Pseudo-Psychotherapeut (denn er therapiert ihn ja gar nicht!)? Der gehört ausgewechselt! Doziert am liebsten selbst, weiß haargenau, was eine Depression ist, nämlich eine Regression.[2] Und damit genug der Erklärungen. Zeit ist Geld und unser Zeitplan knapp getaktet. Mensch, sind wir alle wichtige Leute. Nun wissen es auch alle anderen.

Jedenfalls schmiert „er" im Reim-Text seine tiefschürfenden Erkenntnisse dem armen Herrn XY fast bis zum Erbrechen immer wieder aufs Butterbrot. Dieser Kollege klärt seinen Patienten nicht auf, sondern er etikettiert ihn und nervt: „Sie ham ne Depression. Ja, wussten Sie das schon?" – „Ja, Sie auch bald", möchte man entgegnen. Von deren Behandlung scheint er darüber hinaus rein gar nichts zu verstehen. Wenn er schon der Auffassung ist, es handele sich hier um eine Depression, wäre nicht Zopiclon, ein Schlafmittel, angesagt, sondern ein Medikament, welches die depressiven Beschwerden bessert – und die Schlafstörungen gleich mit.

Obwohl es Hinweise für das Vorliegen einer Depression gibt, fehlt uns noch ein weiteres der drei Hauptsymptome: Neben der Antriebsminderung wären dies, wie bereits erwähnt, eine gedrückte Stimmung sowie Freudlosigkeit und Interessenverlust. Das Interesse an sämtlichen Unternehmungen, die einstmals Freude bereitet haben, versiegt: Mit dem Hund spazieren gehen, Freunde besuchen oder Sex. Lasst mich alle in Ruhe. Keine Lust. Anregungen von außen? Fehlanzeige. Sämtliche Aktivitäten werden abgesagt, Essenseinladungen von Freunden unter fadenscheinigen Begründungen abgelehnt. Der allgemeine soziale Rückzug führt unweigerlich in eine Abwärtsspirale: In ihren Grübelschleifen voller Selbstanklagen festhängend, fühlen sich viele Depressive früher oder später zu nichts mehr nutze. Tragischerweise sind sie nicht selten zudem der Überzeugung, es nicht besser verdient zu haben.

Unterdessen wechseln sich besorgte Angehörige und Freunde – als hätten sie sich untereinander abgesprochen – mit Aufmunterungsversuchen ab, reden ihnen gut zu und versuchen gebetsmühlenartig, auf die „schönen Dinge" in deren Leben zu hinzuweisen: „Du hast doch alles, eine stabile Ehe, einen sicheren und gut bezahlten Job, prächtige Kinder, keine finanziellen Sorgen – alles super", oder aber sie traktieren sie mit Ratschlägen wie: „Raff dich doch einfach einmal auf und unternimm etwas Schönes. Wir alle kennen diesen inneren Schweinehund. Du wirst sehen: Wenn du einmal unterwegs bist, wirst du es genießen!" Der Depressive findet das jedoch nicht so schön.

---

[2] Ein Rückfall auf eine frühkindliche Entwicklungsstufe.

Verzweifelt scannt er sein Leben nach „schönen Dingen" ab. Nichts. Ihm wird es nach solchen – gut gemeinten – „Tipps" nur noch schlechter gehen. Nichts erscheint ihm „einfach mal eben so" möglich, sich aufzuraffen schon gar nicht.

Für sein Unvermögen verurteilt er sich insgeheim selbst. Sein ohnehin fragiles Selbstwertgefühl fällt ins Bodenlose: Hoffnungslosigkeit, ohne Licht am Ende des Tunnels ergreift zunehmend von ihm Besitz. Alles scheint in Düsternis zu versinken. Die Zukunft? Ein schwarzes Loch. Gewahr werdend, dass es so nicht weitergehen kann, fühlen sich manche derart gequält, dass sie nicht weiterleben wollen und daran denken, ihrem Leben ein Ende zu bereiten.

Doch STOPP!

Hiervon kann in unserer Geschichte gar keine Rede sein.
Liegt bei unserem „Musterdepressiven" im Reim eine Depression vor oder nicht?
Das ist eine gute und berechtigte Frage, die im SEIN nur eine Antwort zulässt:

Nach allem, was wir bisher über ihn erfahren haben, können wir nur eines sicher sagen:
Wir wissen es nicht.

Wir sollten ihn nochmals einbestellen.

Nackte Fakten

(Depressive Syndrome im Kontext bipolarer affektiver Störungen – früher als manisch-depressiv bezeichnet – oder anderer psychischer Erkrankungen wurden nicht berücksichtigt):

1. Lebenswahrscheinlichkeit, an einer depressiven Episode zu erkranken: 16 bis 18 %.
2. Aktuell Betroffene: 5,6 %, d. h. 3 Millionen Erkrankte in Deutschland.
3. Frauen sind doppelt so häufig betroffen wie Männer.
4. Verwandte 1. Grades haben ein 5-fach erhöhtes Erkrankungsrisiko.
5. Auftreten in jedem Lebensalter möglich, 50 % vor dem 30. Lebensjahr, nach dem 60. selten; Häufigkeitsgipfel zwischen 20 und 29 Jahren und zwischen 50 und 59 Jahren.

6. 2012 verstarben 9890 Menschen in Deutschland durch Suizid, davon die allermeisten im Rahmen psychischer Erkrankungen. Depressionen stellen mit 40 % bis 70 % die häufigste Ursache für Suizide dar.
7. 20 bis 60 % der depressiv Erkrankten unternehmen einen Suizidversuch. 2,2 % versterben durch einen Suizid während der ersten Krankheitsepisode.
8. Bis zu 8 % der Patienten haben wiederkehrende (=rezidivierende) Depressionen.
9. Die Erkrankung ist behandelbar. Medikamente (u. a. Antidepressiva) sind meist unverzichtbar. Sie machen nicht abhängig.
10. Durchschnittliche Dauer, wenn unbehandelt: 6 bis 8 Monate, unter fachgerechter Behandlung Ausheilung in 50 % der Fälle innerhalb 8 Wochen, weitere 25 % nach insges. 16 Wochen. Bei ca. 2/3 der Erkrankten heilen die Phasen komplett aus, bei 1/3 bleiben Restbeschwerden.
11. 60 % der Betroffenen erleiden ein sogenanntes Rezidiv, d. h. eine weitere depressive Phase in ihrem Leben.
12. Die durch Depressionen entstehenden direkten und indirekten Kosten in Deutschland betragen 28 Milliarden Euro jährlich und steigen weiter.

Weiterführende Literatur

„Psychische Erkrankungen" von Matthias Berger in seiner 5. Auflage von 2014
„Intensivkurs Psychiatrie" von K. Lieb, S. Frauenknecht und S. Brunnhuber in seiner 8. Auflage von 2016 und seiner 10. Auflage von 2018
„Therapie psychischer Erkrankungen" 2017 in seiner 12. Auflage und 2018 in seiner 13. Auflage, herausgegeben von U. Voderholzer und F. Hohagen. Die genannten Fachbücher sind bei Urban & Fischer im ELSEVIER Verlag erschienen.
Therapie der Depression Praxisbuch der Behandlungsmethoden SPRINGER Medizin Verlag Carsten Konrad Hrsg. 2017
Fachzeitschrift: Nervenheilkunde, Zeitschrift für interdisziplinäre Fortbildung 9/2018 Schattauer
Musik auf der MoreMediaApp: Johann Sebastian Bach (1685 – 1750): aus der Suite für Violoncello D-Dur BWV 1012: Gavotte II und I; Interpret und Arr. f. klass. Gitarre: Carsten Petermann, klassische Gitarre, aufgenommen 1996; Foxxy Medien & Verlags-KG 2007

3

Zwischen Größenwahn und Verzweiflung – Der Maniker

Ein Maniker kommt selten allein. Er folgt seinem kleinen Bruder, dem Depressiven, manchmal dicht auf den Fersen. Damit meine ich die Füße, auf den Fersen halt, nicht den Reim, den Versen, den Versen mit Vogel-V, nee, denen nicht, ich meine die Füße mit dem Flügel-F. Nicht dem Geflügel, das sind ja wieder Vögel mit Vogel-V. Ich meine die Fersen an den Füßen – mit F – wie Flieder und Gefieder. Auch, wenn es Gefieder ohne Vogel, also Vogel mit Vogel-V, gar nicht gibt. So hat doch ein Gefieder sicher keine Fersen. Oder haben Sie ein Vogelgefieder schon mal mit Füßen an den Fersen gesehen? Ich meine Fersen an den Füßen? Ja wohl nicht. Denn es hat gar keine Füße, das Vogelgefieder. Es sei denn, es ist ein Vogel dran. Mit Vogel-V natürlich. Mensch, Sie bringen mich ganz durcheinander. Aber vielleicht können wir uns darauf einigen: Hier stimmt sicher beides: Auf den Depressiven folgt der Maniker sowohl in Versen mit Vogel-V als auch den Fersen mit Flieder-F.

Sie erinnern sich sicher an den vermeintlich depressiven Patienten aus dem vorigen Kapitel. Leider ist er meinem Vorschlag, sich nochmals in unserer Klinik vorzustellen und sich weiter fachärztlich von mir behandeln zu lassen, nicht gefolgt. Ich habe sogar mehrfach bei ihm zu Hause angerufen. Es ist ständig besetzt. Na, denke ich bei mir, möglicherweise hängt er gerade in der Leitung und telefoniert verzweifelt die Liste mit den Psychotherapeuten ab. Ich schaue auf die Uhr: Es ist Mittwoch, genau zehn Minuten vor der vollen Stunde, zehn vor zwölf. Geisterstunde sozusagen: Oje, denke ich: Drei

Elektronisches Zusatzmaterial Die elektronische Version dieses Kapitels enthält Zusatzmaterial, das berechtigten Benutzern zur Verfügung steht https://doi.org/10.1007/978-3-662-59074-4_3.
Die Videos lassen sich mit Hilfe der SN More Media App abspielen, wenn Sie die gekennzeichneten Abbildungen mit der App scannen.

Millionen depressive Deutsche hängen jetzt vergeblich in der Leitung, um ihren zukünftigen Psychotherapeuten zu sprechen, überhaupt einmal seine Stimme zu hören, auf dem Anrufbeantworter wenigstens. Man wird ja mit der Zeit immer bescheidener.

Und wenn er am Ende gar nicht depressiv ist, sondern ein ganz gewöhnlicher – Borderliner? Nicht auszudenken! Die sind doch immer gleich auf 180, da reicht eine Kleinigkeit. Und umbringen wollen sie sich dann auch gleich. Zumindest drohen sie damit. Manche tun's auch. Ich werde ihm schreiben. Dem depressiven Borderliner. Bevor er sich umbringt.

Nun. Um die Geschichte abzukürzen: Er meldete sich schließlich auf mein Anschreiben hin, rief zurück und sagte dann sinngemäß, dass es ihm hervorragend gehe. Er sagte, es gehe ihm super. Eine Psychotherapie brauche er nicht, einen Psychiater schon gar nicht. Nachdem er acht Wochen später noch einmal bei seinem Psychotherapeuten gewesen sei, der ja so lange ausgefallen war, wegen der Depression halt, und ihm mal richtig die Meinung gesagt habe, was für ein beschissener Typ er sei und so. So arrogant. So besserwisserisch. So von oben herab eben. Da habe der doch fast zu heulen angefangen und gemeint, er wäre schuld, wenn er wieder depressiv würde. Er solle ihn bloß in Ruhe lassen. Er gehe jetzt zurück ins Bett. Und dann habe er ihn einfach sitzen lassen – in seinem Behandlungszimmer, mit den Blumen, die alle vertrocknet waren. Gar nicht schön.

Und ein halbes Jahr darauf, mich trifft fast der Schlag, lese ich in der Zeitung Folgendes:

Psychisch Gestörter kauft kurz nacheinander zwei Automodelle der Mercedes S-Klasse.

Nach seinem Wohnsitz befragt, behauptete Herr K., in der Vicky-Leandros-Suite im Hotel Atlantis zu wohnen. Er sei der Geliebte von Brad Pitts Exfrau Angelina und habe gerade eine dreiwöchige Luxuskreuzfahrt für sie beide auf der MS Europa gebucht.

Als Herr K. dem Autohändler damit gedroht habe, ihn mit seinen Hosenträgern an ein Heizungsrohr zu hängen, griff Frau S., ebenfalls Kundin, ein, nachdem sie zunächst beherzt die Flucht ergriffen habe. Sie habe sich dann jedoch eines Besseren besonnen, sei dann noch beherzter wieder umgekehrt, um schlussendlich verzweifelt nach der Notrufnummer zu grübeln. Sie habe sich nur noch an die ersten beiden Ziffern 11* erinnern können, sei dann aber, nachdem sie alle Zahlen durchprobiert habe, erleichtert gewesen, als sich unter 110 endlich die Polizei gemeldet habe, der es schließlich gelang, Herrn K. nach einer spektakulären Flucht zu überwältigen und in die Psychiatrische Klinik in L. zwangseinzuweisen.

Auslöser dieser dramatischen Ereignisse war, nach Angaben der Polizei, die Tatsache gewesen, dass sich der Autohändler, wir nennen ihn einmal Herrn Martin, geweigert hatte, Herrn K. innerhalb von vierzehn Tagen den dritten Mercedes zu verkaufen, nachdem der erste nach einem Unfall einen Totalschaden gehabt hatte. Den zweiten hatte er verschenkt. Die aufgebrachte Mutter von Herrn K. berichtete unserer Zeitung unter Tränen, dass ihr das Bankkonto gehöre, für das Herr K. eine Vollmacht gehabt habe. Sie sei nun finanziell vollkommen ruiniert. Es seien keine 100.000 EU mehr drauf. So könne sie nicht weitermachen. Da dies von der Polizei als Suizidankündigung missverstanden wurde, hat diese sie ebenfalls zwangseingewiesen. Daneben ein Foto: Kein Zweifel. Das ist er.

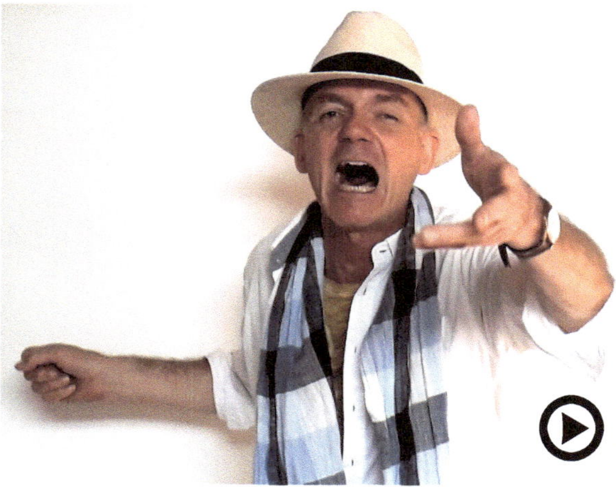

Der Maniker

Der Maniker

Ich denke zu schnell
Das Licht ist hell
Belle belle belle
Das ist Französisch, gell

Meine Gedankenbrücken
sind wie Gesetzeslücken
locker weit und dehnbar
so wie ich's grad brauch
schräg verkabelt, festgenagelt

schrei ich laut, doch keiner hört mich
zerre reiße beiße stöhne
schlüpf hindurch – und flupps, da bin ich
halte mir den …

Lache singe tanze springe
Stühle rücken
welch Entzücken
Mensch, bin ich famos
Heute rock ich
morgen zock ich
das Leben ist grandios

Und dann lock ich
völlig nackig
meine Nachbarin zu mir
die wird bockig und verschanzt sich
doch ich werde dann zum Tier
grunze stöhne lache weine
geb ich keine Ruh
doch dann hol ich
zur Verstärkung
noch die Angela hinzu

doch die will nicht
oder kann nicht
wirft nach mir nur ihren Schuh
Ich werd grantig, zeig mich kantig
schrei sie an und mache „MUH"
sie erschreckt sich und ergibt sich
doch ich lache nur dazu

Heute rock ich, morgen zock ich
ich fühle mich grandios
das Leben ist ein Zirkus
der tagaus tagein nie aufhört
mich auf Trab hält und mich treibt

Heute rock ich
morgen zock ich
dann verspiele ich mein Haus
Schlafen ist nicht,

Aufräum auch nicht
ja, wo sind denn meine Schuh?

ich tanze, tanze barfuß
singe springe
bis der Himmel klart
ich zusammsack
völlig nackig und erschöpft
dies Zeug hier sag:

ich bin der Größte, bin famos
bin Napoleon, was sag ich,
bin Brad Pitt in Linas Schoß

Meine Mutter kommt – das Spiel ist aus
ich werd grob und sage barsch
du bist fett wie Buddha, dein Gefutter,
ha, du siehst heut scheußlich aus

Doch sie zetert laut und wettert
schmeißt mich raus und wirft die Tür zu
keift mir nach: Du bist für'n Arsch
und ich schreie, keife, spucke
jetzt bin ich mit Austeilen dran

Heute rock ich morgen zock ich
hab nen ganz genialen Plan
ich bekiff mich,
dann verschiff ich meine Mum
nach Puerto Rico mit der Nachbarin zusamm

Bin nun ganz allein im Hause
lache singe tanze springe
niemand kommt mir in die Quere
eine Schere ne Galeere
was sich alles reimen kann
nimm den Schlips
und ritsch ratsch ritsch
nun ist er ab – und was kommt dann?
Heute rock ich morgen zock ich
das Leben ist –

> ja, was ist mit dem Leben?
> Und dann lock ich die Angela
> und ich fühle mich grandios,
> bin Napoleon, was sag ich,
> bin Brad Pitt in Linas Schoß
>
> Blaue lila braune gelbe
> Mensch, was ist mit mir bloß los?
> lache singe tanze springe –
> lache singe tanze springe
> Mensch, was ist mit mir bloß los?
> Blauer Himmel lila Schimmel
> tanze springe –
>
> Und irgendwann kam ich raus –
>
> aus dem Irrenhaus

Im Folgenden befassen wir uns nun also mit ihm: Dem Maniker. Der fühlt sich großartig, grandios: „Ich bin Napoleon, was sag ich, bin Brad Pitt in Linas Schoß". Derartige Statements sollte man tunlichst auch nicht anzweifeln, sonst kann er ziemlich ungemütlich werden, der aggressiv-überspannte Maniker, der nach einer Phase der Euphorie nicht selten gereizt und distanzlos gegenüber auch sonst noch so lieb gewonnenen Mitmenschen werden kann.

Und wenn unser vermeintlich Depressiver beides, sozusagen in Personalunion, in sich vereint? Also die Veranlagung zur Melancholie, wie man sie früher nannte, und zur Manie in sich trägt?

Dann sprechen wir von der manisch-depressiven Erkrankung, heute „bipolare affektive Störung" genannt. Und auch diejenigen gelten als bipolar, die in ihrem Leben bisher nur Manien gehabt haben und noch niemals eine Depression. Da meinten die Diagnosemacher ganz schlau, gewissermaßen im vorauseilenden eifrigen Diagnostizieren: Jemand, der in seinem Leben mehrfach manisch war, muss entweder zuvor schon einmal depressiv gewesen sein – das hat man dann wohl übersehen – oder aber, er wird es sicher irgendwann noch werden. Ansonsten ergäbe der Ausdruck „bipolar", also „zweipolig", keinen Sinn. Depressiv zu werden wäre wiederum aber auch nicht verwunderlich:

Denn wie sollte jemand auch nicht verzweifeln, wenn ihm nach Abklingen der Manie bewusstwird, was er alles angestellt hat: Das Konto des Partners, über welches er eine Vollmacht hatte, leergeräumt, ein Auto gekauft, es zu Schrott gefahren, ein weiteres gekauft, dieses dann verschenkt, eine Luxuskreuzfahrt gebucht und in Fünf-Sterne-Hotels logiert.

Bipolar – das klingt nach Anschlussbuchsen einer Autobatterie. Zweipolig: Depression auf der einen Seite, Manie auf der anderen. Die bringt zwar kein Auto in Fahrt, dafür umso mehr die Betroffenen selbst und mit ihnen das direkte Umfeld, wie Angehörige und Behandler.

Während der manischen Phase können die Betroffenen äußerst umtriebig sein. Sie kommen dann überhaupt nicht mehr zur Ruhe, benötigen kaum Schlaf und fühlen sich dennoch voller Energie. Ständig werden neue Pläne geschmiedet. Es wird viel zu viel Geld ausgegeben, was nicht selten zu hohen, die Existenz bedrohenden Schulden führt. Es fällt ihnen immer schwerer, sich zu organisieren – die Wohnung sieht meist abenteuerlich aus. Dabei erleben sie sich selbst als ungewöhnlich kreativ und einfallsreich; sie sind bester Stimmung und halten ihre utopischen Ideen für kongenial, was sich bis in einen *Größenwahn* steigern kann: Sie glauben die Welt aus ihren Angeln heben zu können und wähnen sich allmächtig, halten sich für Napoleon, Jesus oder einen Superstar. Dabei stört es sie wenig, wenn sich andere Maniker derselben Station ebenfalls für Jesus oder einen Superstar halten. Dann gibt es eben mehrere von der Sorte. Sie trauen sich alles zu und verfolgen dabei meist vollkommen unrealistische Ziele. Aber nicht immer: Manch ein Kunstwerk, sei es in der Musik, der Malerei oder in der Literatur verdankt die Menschheit Künstlern, die unter einer bipolar affektiven Störung litten, die diese in einem Zustand der (Hypo-)manie[1] erschaffen haben und die es vielleicht sonst nie gegeben hätte: Stellvertretend für viele andere seien hier genannt: Vincent van Gogh, Robert Schumann, Ernest Hemingway oder Virginia Woolf.

Häufig überschätzen Maniker jedoch ihre Fähigkeiten. Das hält sie aber, darauf hingewiesen, nicht davon ab, ihre Pläne und Ziele, die sich zudem jederzeit unvermittelt ändern können, weiterhin mit großer Energie zu verfolgen. Geschlafen wird kaum mehr. Fit und voller Tatendrang sind sie trotzdem. Durch diese kräfte- und energiezehrende *Überaktivität* kommt es zunehmend zu Konfrontationen mit Mitmenschen, die ihrem chaotischen Aktionismus im Wege stehen und die von ihnen in der Folge dann wüst beschimpft und beleidigt werden: Die anfängliche Euphorie kippt in eine aggressiv-gespannte Gereiztheit. Mitunter kommt es sogar zu tätlichen Übergriffen.

Ganz verändert ist auch das Denken des Manikers: Der zunächst imponierende, manchmal geradezu faszinierende Ideenreichtum geht über in eine sogenannte *Ideenflucht*: Ständig folgt er neuen Einfällen, kommt vom Hundertsten ins Tausendste, ohne einen Gedanken zu Ende zu führen. Typischerweise wird auch ohne Punkt und Komma geredet. Mit Fortschreiten der Erkrankung werden die Gedankengänge zunehmend zusammenhan-

---

[1] Eine leichtere, sozial noch verträgliche Form der Manie, in der das Denken zwar beschleunigt, jedoch weitgehend geordnet ist.

gloser, sprunghafter und zerfahrener. Man spricht dann auch von der sog. *„verworrenen Manie"*. Spätestens jetzt erscheint das Denken für Außenstehende als nicht mehr nachvollziehbar.

Damit einher geht eine *assoziative Lockerung,* bei der die Verbindung zum nächsten Wort oder Gedanken immer vager wird, bis der Sinnzusammenhang schlussendlich verloren geht: Im gereimten Text heißt es: „Ich denke zu schnell. Das Licht ist hell. Belle, belle, belle. Das ist Französisch, gell?" Die Brücken zwischen den einzelnen Sätzen sind hier nur noch klanglicher Natur. Der aus der Klinik Entlassene bringt es gerade zu Papier, um in der Retrospektive noch einmal nachzuvollziehen, was war. Die Gedankenbrücken erscheinen ihm wie Gesetzeslücken, locker, weit und dehnbar, sowie er's grad braucht. Für ihn ergibt dies möglicherweise noch einen Sinn, für Außenstehende sicher nicht.

Damit wurden die Diagnosekriterien einer Manie bereits benannt, wenn wir einmal davon ausgehen, dass die genannten Auffälligkeiten länger als eine Woche bestehen. Fassen wir zusammen:

1. Die unnatürlich gehobene Stimmung, die Euphorie, die unvermittelt in Gereiztheit und Aggressivität umschlagen kann.
2. Diagnostisch gefordert sind zudem eine ungewöhnliche Antriebssteigerung, eine enorme Energie, Umtriebigkeit und Ablenkbarkeit. Die Betroffenen folgen ständig wechselnden Plänen, die – ihrem eigentlichen Naturell konträr – meist völlig unrealistisch sind und daher selten zu Ende geführt werden.
3. Auf formalgedanklicher Ebene fällt der ungewöhnliche, manchmal jedoch auch durchaus kreative Gedanken- und Einfallsreichtum auf, der in ideenflüchtiges Denken münden kann.
4. Charakteristisch ist ein deutlich vermindertes Schlafbedürfnis. Frisch und energiegeladen wirken sie trotzdem.
5. Typisch ist weiterhin andauerndes Reden ohne Punkt und Komma, die Logorrhö.[2] Nicht selten wird auch ungewöhnlich viel geschrieben.
6. Häufig verhalten sich Maniker distanzlos gegenüber ihren Mitmenschen. Es kann zu Verbalattacken[3] oder gar tätlichen Übergriffen kommen. Im gereimtem Text wird die Mutter massiv beschimpft: „Du bist fett wie Buddha, dein Gefutter, ha, du siehst heut scheußlich aus."
7. Oft wird viel zu viel Geld ausgegeben, manchmal bis zum finanziellen Ruin. Mitunter werden wahllos Dinge verschenkt oder aber die existenzielle Grundlage verspielt: „Dann verspiele ich mein Haus", heißt es im Text.

---

[2] „Sprechdurchfall, unnatürlicher Redefluss."
[3] Beschimpfungen.

Wie gehen wir jetzt vor? Reizabschirmung wäre eine erste Maßnahme. Der Maniker ist dringend behandlungsbedürftig, und zwar fast immer auch medikamentös. Die Medikamente müssen meist über viele Jahre hinweg, zur Rückfallverhütung nicht selten auch dauerhaft eingenommen werden. Das Risiko einer erneuten Episode läge ansonsten bei über 80 %. Nur wie findet dies der Maniker? Begeistert wird er nicht davon sein. Denn ihm geht es ja gut. Zu gut! Psychopharmaka? Nein danke! Die werden postwendend wieder abgesetzt. Und unsere Idee, ihm ein Schlaf anstoßendes Antidepressivum zu verordnen, gewissermaßen alternativ zum Zopiclon, dem Schlafmittel, das der Psychotherapeut seinem Patienten im vorangegangenen Kapitel anzudienen gedachte? Und der sich unvermittelt in einer Manie wiederfindet, also bipolar zu sein scheint? Keine gute Idee! Bloß nicht! Hoffentlich ist ihm nicht einer meiner niedergelassenen Kollegen auf den Leim gegangen, nicht realisierend, dass er nicht depressiv ist, sondern sich vielmehr an der Schwelle zur Manie befindet. In diesem Fall müsste das Antidepressivum sogleich wieder abgesetzt werden, denn es hieße Öl ins Feuer gießen: Die Manie nähme an Schwung zu. Man würde auf diese Weise das Feuer am Lodern halten, unter Umständen sogar einen Großbrand zu verantworten haben: Die Symptomatik würde sich drastisch verschlimmern.

Sollte die Diagnose jedoch wider Erwarten unklar bleiben, könnte eine Fremdanamnese hilfreich sein, indem z. B. Angehörige befragt werden. Der Krankheitsverlauf bzw. der Beginn der Beschwerden könnten dann um einiges besser zu beurteilen sein. Doch unterliegt der Arzt auch gegenüber Angehörigen der Schweigepflicht. Er darf zwar alles fragen, aber ohne deren Einverständnis kaum etwas mitteilen – auch Angehörigen nicht. Es bliebe juristisch in jedem Fall eine Gratwanderung.

Leider ist den Betroffenen bei Ausbruch der Erkrankung die Schwere ihrer oft verheerenden Lage nur selten bewusst. Schlimmstenfalls ruinieren sie in kürzester Zeit ihre Existenz. Neben dem finanziellen Fiasko durch ungewöhnlich hohe Geldausgaben brechen zudem nicht selten langjährig bestehende Beziehungen auseinander. Oder es hagelt Strafanzeigen wegen riskanten Autofahrens, unbezahlter Rechnungen, Beleidigungen, Ruhestörungen oder Körperverletzungen. Was also wäre zu tun? Rasches Handeln, um Schlimmeres zu verhüten, ist das A und O, als Ultima Ratio auch gegen den Willen der Betroffenen selbst. Kommt es gar zu akuter Selbst- oder Fremdgefährdung, kann auch ein Polizeieinsatz vonnöten sein, der in der Regel in eine Zwangseinweisung mündet, so wie es bei dem Maniker in unserer kleinen Geschichte zu sein schien. Hier wurde allerdings über das Ziel hinausgeschossen: Nach dem Motto, „wenn wir schon einmal dabei sind", wurde dessen Mutter wegen angeblicher Suizidgefahr vorsichtshalber gleich mit eingewiesen. Glücklicherweise ist solch ein Szenario in der Realität kaum denkbar.

Denn um eine Zwangseinweisung in eine psychiatrische Klinik zu erwirken, bedarf es mehrerer voneinander unabhängiger Personen: Ein Arzt, der den Patienten untersucht und das ärztliche Zeugnis verfasst, sowie ein vom Landkreis bestellter Ordnungsbeamter oder Richter, der die rechtlichen Grundlagen der Zwangsmaßnahme prüft und ggf. beim zuständigen Amtsgericht den entsprechenden Antrag stellt.

Und wie ginge es weiter, wenn der Maniker selbst in der Klinik nicht ruhiger werden und sich und andere durch sein Verhalten weiterhin gefährden sollte? Wenn es nicht gelingt, die Gefahrensituation trotz deeskalierender Techniken[4] zu entschärfen? – Dann wären im schlimmsten Fall weitere Zwangsmaßnahmen, bei akut bedrohlichem Verhalten ggf. unter Hinzuziehung der Polizei, unumgänglich. Er bekommt dann meist ein beruhigendes Medikament verabreicht und muss bei weiterhin bestehender akuter Fremd- oder Eigengefährdung nach Ausschöpfung aller anderen Möglichkeiten in letzter Konsequenz auch vorübergehend bettfixiert werden. Verpflichtend ist in diesen Fällen, für eine kontinuierliche pflegerische und eine regelmäßige ärztliche Überwachung zu sorgen. Derartige massiv in die Persönlichkeitsrechte eingreifende Zwangsmaßnahmen sind dem akuten Notstand vorbehalten und ärztlicherseits laufend schriftlich zu dokumentieren und zu begründen. In Niedersachsen ist das Vorgehen so, dass ein Richter innerhalb von dreißig Minuten benachrichtigt werden und dieser sich zeitnah vor Ort selbst einen Eindruck verschaffen muss. Der Richter wird die Notwendigkeit sowie die Dauer der Zwangsmaßnahmen mit dem behandelnden Arzt diskutieren und deren Verhältnismäßigkeit prüfen, d. h. er wird diese genehmigen oder ablehnen. Sollte nach einem persönlichen Gespräch mit dem Patienten er diesen für ausreichend absprachefähig und das Gefährdungspotenzial für gering halten, fällt die Entscheidung: Die Zwangsmaßnahmen sind dann ärztlicherseits unverzüglich zu beenden. Wie im Einzelnen in diesen für alle Beteiligten schwierigen und belastenden Situationen, die in einer psychiatrischen Klinik leider zum Alltag gehören, vorzugehen ist, ist nicht bundeseinheitlich geregelt, sondern Ländersache. Die gesetzliche Grundlage bilden die Psychisch-Kranken-Gesetze, für Niedersachsen ist dies das das NPsychKG (siehe auch Anhang sowie im Kap. 7, S, 156)

Die Notwendigkeit einer Zwangsmaßnahme sollte, wenn irgend möglich bevor und während sie zur Anwendung kommt, den Patienten transparent gemacht und versucht werden, sie zum Einlenken zu bewegen. Auch im

---

[4]In unserer Klinik ist dies das in speziellen Seminaren eingeübte Aggressionsmanagement-Training (AMT).

Nachhinein ist es von größter Wichtigkeit, über das Geschehene sprechen zu können. Es muss genügend Raum da sein, um den Wahrnehmungen, Bewertungen und Gefühlen Gehör zu verschaffen. Dies gilt sowohl für die Patienten als auch für die beteiligten Pflegerinnen, Pfleger und Ärzte. In der Hektik des Klinikalltags fehlt dieser Raum jedoch mitunter, was für alle Beteiligten schlimm ist und fatale Folgen haben kann.

Nur wenn das Stationsteam in der Lage ist, auch kritische Patientenbewertungen wertschätzend und respektvoll aufzunehmen und zu reflektieren, besteht die Hoffnung, dass der vormals manische Patient das Vertrauen in seine Behandler nicht verlieren wird.

Dass sich ein Patient aus den Gurten befreit, wie in unserem Text, ist praktisch ausgeschlossen. Unser Protagonist hat es dennoch geschafft. Er scheint zudem von seinen Erlebnissen gezeichnet zu sein. In der Rückschau – und so ist der Reim ja angelegt – spricht er abfällig vom „Irrenhaus", aus dem er irgendwann wieder herausgekommen sei – ein Hinweis darauf, Schlimmes erlebt zu haben.

Doch auch dies kommt glücklicherweise gelegentlich vor: Nämlich, dass Patienten nach Zwangsbehandlungen geradezu dankbar sind, insbesondere, wenn durch sie Schlimmeres verhütet werden konnte. Sie wissen, dass sie die Kontrolle über das eigene Handeln verloren hatten und eine freie Willensbildung nicht mehr gegeben war. Daher können in der akuten Manie getätigte unverhältnismäßig hohe Geldausgaben, wie z. B. der Kauf eines Autos, in der Regel rückabgewickelt werden. Im Zweifelsfall sollte der Rat eines Fachanwalts eingeholt und ein medizinisches Gutachten beigebracht werden.

Die Behandlung

Es mag vielleicht etwas seltsam klingen: Aber am besten in seiner Wirksamkeit untersucht ist ein – Salz! Es handelt sich um das Lithiumsalz, genauer: Das Lithiumcarbonat. Es bildet den Goldstandard in der Therapie der bipolaren affektiven Störung und feiert seit über sechzig Jahren eine Erfolgsgeschichte nach der anderen. Lithium ist ein Spurenelement. Das sind Substanzen, die nur in äußerst geringen Mengen im Körper vorkommen und dennoch eine wichtige Funktion erfüllen. 1817 in Gesteinen entdeckt – „Lithos" ist griechisch und heißt übersetzt „Stein" – scheint es eine besondere Rolle für die Psyche zu spielen. In geringen Mengen soll es in Eiern, Milch und Fleisch enthalten sein, aber auch über Fisch, Kartoffeln, und Gemüse wird es unserem Körper zugeführt. Sogar in Coca-Cola und Schokolade soll es vorkommen, und je nach Region ist es Bestandteil unseres Trinkwassers. Lithium gehört wie auch das Clozapin, ein Antipsychotikum, zu den wenigen Substanzen, die die Suizidrate senken, und zwar um den Faktor Fünf.

Als sogenannter Stimmungsstabilisierer wirkt es vorbeugend gegen weitere Krankheitsepisoden, hat positive Effekte auf deren Dauer sowie den Verlauf d. h. die Schwere der Erkrankung.

Außer dem Lithiumsalz eignen sich noch weitere Medikamente zur Behandlung einer Manie, wie z. B. die Valproinsäure. Deren Wirkung tritt früher ein als die des Lithiums, was in der akuten Manie ein Vorteil ist. Zudem muss es nicht wie dieses langsam eindosiert werden, sondern kann mit einer sog. gewichtsadaptierten „loading dose" sofort in ausreichender Dosierung verabreicht werden. Ist die akute Krankheitsphase überwunden, wird nicht selten auf Lithiumcarbonat umgestellt. Auch einige Antipsychotika – wie z. B. das Quetiapin, das sowohl für die Therapie manischer wie auch depressiver Phasen zugelassen ist – werden mit Erfolg eingesetzt. Weitere Erläuterungen dazu finden Sie im sechsten Kapitel.

Und warum stellte sich der Psychiater zu Beginn dieses Kapitels die Frage, ob bei unserem Protagonisten möglicherweise gar keine Depression vorliegt, sondern es sich eher um eine Borderline-Persönlichkeit handeln könnte? Haben Sie das verstanden? Ich nicht. – Doch schauen wir uns im nächsten Kapitel um!

Nackte Fakten

1. Ca. 1,7 Millionen bipolar Erkrankte in Deutschland.
2. Durchschnittliches Ersterkrankungsalter:
   Zwischen 16 und 18 Jahren.
3. Das Lebenszeitrisiko, an einer bipolaren affektiven Störung zu erkranken, liegt bei 1 bis 2 %. Männer und Frauen sind gleich häufig betroffen.
4. 15 bis 20 % der Betroffenen haben mehr als vier depressive oder manische Episoden pro Jahr (rapid cycling).
5. Die erste Behandlung erfolgt im Durchschnitt mit 22 Jahren, der erste Klinikaufenthalt mit 26 Jahren.
6. 10-fach erhöhtes Erkrankungsrisiko bei 1.-gradig Verwandten; 60 % der eineiigen Zwillinge erkranken ebenfalls an der bipolaren Störung.
7. Ca. 20 % der Menschen mit wiederkehrenden Depressionen entwickeln im Laufe ihres Lebens manische Phasen, d. h. gelten als bipolar.
8. 80 % der Patienten setzen die Medikation vorzeitig wieder ab.
9. 85 % Rückfallquote ohne Medikation, 37 % bei auf Stimmungsstabilisierer gut eingestellten Patienten.
10. Bis zu 10 bis 15 % der Betroffenen suizidieren sich. Das Suizidrisiko ist im Verhältnis zur Allgemeinbevölkerung 8 bis 10-fach erhöht. Etwa ein

Viertel aller vollendeten Suizide werden von Menschen begangen, die an einer bipolaren Störung leiden.

11. Bipolare Störungen verursachen einen höheren Verlust an gesunden Lebensjahren als alle Formen von Krebs oder neurologischen Erkrankungen wie Epilepsie oder Alzheimer-Erkrankung. Die Lebenserwartung ist um ca. 10 Jahre verkürzt. Gründe sind u. a. Unfälle sowie Suizide bei Frauen und Männern und der Anstieg von Krebs bei den Frauen.

12. Die bipolare affektive Störung ist behandelbar: Neben anderen gut wirksamen Medikamenten gilt das Lithiumsalz als der Goldstandard. Es verringert das Suizidrisiko um das Fünffache.

Weiterführende Literatur

„Psychische Erkrankungen" von Matthias Berger in seiner 5. Auflage von 2014

„Intensivkurs Psychiatrie" von K. Lieb, S. Frauenknecht und S. Brunnhuber in seiner 8. Auflage von 2016 und seiner 10. Auflage von 2018

„Therapie psychischer Erkrankungen" 2017 in seiner 12. Auflage und 2018 in seiner 13. Auflage, herausgegeben von U. Voderholzer und F. Hohagen. Die genannten Fachbücher sind bei Urban & Fischer im ELSEVIER.

„Kompendiums der Psychiatrischen Pharmakotherapie" in seiner 11. Auflage von 2016 und 12. Auflage von 2018 erschienen im Springer, herausgegeben von O. Benkert und H. Hippius

Außerdem wurden Informationen über die Homepage der Deutschen Gesellschaft für Bipolare Störungen e.V. eingeholt: www.dgbs.de

4

Grenzgänger zwischen Leben und Tod – Die Borderlinerin

Ich kann es einfach nicht finden. Fieberhaft blättere ich vor und zurück. Nichts. Verdammt. Das gibt es doch gar nicht.

„Herr Petermann, haben Sie alles wieder vergessen? Ich habe es Ihnen doch bereits das letzte Mal erzählt." „Das letzte Mal, die hat gut reden", denke ich bei mir. „Das ist mindestens vier Wochen her, wenn nicht noch länger. Die sagt doch meistens ab. Oder nicht einmal das, versetzt einen!" Ich blättere weiter in der Akte herum, versuche es so beiläufig wie möglich zu tun. „Warum blättern Sie denn die ganze Zeit in der Akte, anstatt auf meine Probleme einzugehen? Sind Sie nicht vorbereitet? Ich habe Schlafstörungen! Ich schlafe gar nicht! Das Schlafprotokoll. Das muss doch vorliegen! Ich hatte es bereits letzten Freitag bei Ihnen abgegeben. Das war doch Ihre Idee! Und nun übergehen Sie das einfach so!" „Was heißt hier, einfach so? Ich kann auch nicht schlafen", denke ich. „Schon lange nicht. Ich komme auf höchstens vier, fünf Stunden. Und funktioniere trotzdem irgendwie. Na ja, gerade eben nicht so gut. – Das Schreiben der Rentenkasse. Gleich flipp ich aus, Mann. Wie vom Erdboden verschluckt."

„Das bringt hier alles überhaupt nichts", höre ich sie sagen. „Ihre Skills[1] bringen gar nichts. Ich war gestern wieder kurz davor, mich umzubringen.

---

[1] Skill (engl.) Fähigkeiten, Fertigkeiten. In diesem speziellen Kontext, alles, was der Regulierung belastender Gefühls- und hoher Anspannungszustände dienlich ist.

Elektronisches Zusatzmaterial Die elektronische Version dieses Kapitels enthält Zusatzmaterial, das berechtigten Benutzern zur Verfügung steht https://doi.org/10.1007/978-3-662-59074-4_4. Die Videos lassen sich mit Hilfe der SN More Media App abspielen, wenn Sie die gekennzeichneten Abbildungen mit der App scannen.

Hielt es einfach nicht mehr aus. Meine Mutter wieder. Da habe ich mich dann geschnitten. Am Unterarm. Mit dem Cuttermesser. – Sie gibt mir immer die Schuld.

Immer bin ich schuld, wenn es Opa nicht gut geht." „Warum?", höre ich mich fragen. „Verdammt! Was für eine törichte Frage!", schießt es mir durch den Kopf. „Ich hätte mir mehr Zeit lassen sollen, bevor ich Frau S. aufrufe. Sie hat Recht. Ich bin wirklich nicht gut vorbereitet. Gleich ist Übergabe. Um zwei. Dann habe ich auch noch den Pieper am Hals. Der hat mir gerade noch gefehlt. Notdienst. Vorher noch auf Station".

„Warum? Das wissen Sie doch ganz genau, Herr Petermann. Es ist doch jedes Mal das Gleiche mit meiner Mutter. Die kann mich mal kreuzweise. Und was soll ich jetzt machen?" Bevor ich es ausspreche, sagt sie: „Ausziehen geht gar nicht. In meine alte Wohnung? Nee, das kann ich nicht. Das habe ich auch schon zu Herrn F. gesagt. Ich fühl mich sofort beobachtet, wenn ich allein bin. Schrecklich. Obwohl da keiner ist. Aber in dem Moment habe ich immer das Gefühl. Herr F. versteht mich. Die letzten beiden Termine sind aber ausgefallen. Ich war umsonst hier – total ätzend. Ich kapier nicht, was das alles noch soll. Eine Zumutung, also wirklich. Bad Segeberg ist da viel besser. Und jetzt wollen Sie mir auch noch die Reha verbauen? *Pause.* Ein schlecht organisierter Scheißladen ist das hier!"

„Mein Gott", denke ich. „Viel bringt nicht immer viel. Du hast doch den ganzen Zyklus hier bereits zweieinhalb Mal durchlaufen, alle Module, plus Einzelcoaching bei Thorsten, unserem DBT-Experten, plus Einzelgespräche bei mir, plus die stationäre Reha vor zwei Jahren in – ... jetzt fällt mir der Name nicht ein. Und immer DBT, DBT, DBT...[2]." *(Erläuterungen dazu siehe S. 244)*

„Mir geht es wie am Anfang. Die ganze Therapie hier – die hat überhaupt nichts gebracht. Und nun wollen Sie mich zwingen, wieder zu arbeiten? Das kann ich nicht. Das wissen Sie ganz genau, Herr Petermann. Das letzte Mal ist es total schiefgegangen. Oder haben Sie das auch vergessen? Ich bin zusammengebrochen bei der Arbeit. Ich wurde die ganze Zeit gemobbt. Habe ich Ihnen doch alles erzählt."

Inzwischen habe ich die Suche nach dem Schreiben der Rentenkasse aufgegeben. Ich bin frustriert, fühle mich irgendwie ertappt und schuldig. Erschöpft, wie ich bin, bemerke ich dennoch, wie ich allmählich wütend werde. „Mann", schießt es mir durch den Kopf, „ich habe fast 150 Patienten zu betreuen, da kann ich mir beim besten Willen nicht jedes Detail merken. Mist. Jetzt hätte ich um ein Haar auch noch angefangen, mich zu rechtfertigen".

---

[2] DBT = Dialektische behaviorale Therapie, ein speziell auf die Bedürfnisse von Borderline-Patienten ausgerichtetes Psychotherapieverfahren.

„Herr Petermann, ich brauche mehr Input, verstehen Sie das nicht? Ich kapier gar nicht, was daran so schwierig sein soll. Warum Sie das nicht unterstützen. Das hier kann ich mir sparen."

„Na, dann wird es ja höchste Zeit, dass wir die Therapie jetzt schleunigst beenden", denke ich, schlucke es aber gerade noch rechtzeitig wieder runter und höre mich stattdessen sagen: „Es tut mir leid, dass Sie so unzufrieden sind. Auch wenn Sie jetzt das Gefühl haben, Ihnen ginge es so schlecht wie zu Beginn der Therapie – und ich kann mir vorstellen, wie Sie das frustrieren muss –, denke ich aber trotzdem, dass Sie hier viel erreicht haben."

Und ich zähle auf, was sich aus unserer Sicht bei ihr alles zum Besseren verändert hat, und höre mich selbst dozieren, weshalb wir der Meinung sind, dass jetzt ein neuer Schritt dran ist und eine weitere Reha im Moment nicht das Richtige. Es kommt nicht an. Anderthalb Jahre habe ich fallführend die Therapien koordiniert, sie begleitet und in Gesprächen immer wieder bestärkt und ermutigt, auf ihrem Weg weiterzumachen und Rückschläge nicht als das absolute Aus, sondern als normal und vorhersehbar in einem Prozess zu begreifen, der neue Wege im Umgang mit sich selbst und den eigenen Gefühlen sucht.

Es geht darum, Alternativen zu finden im Umgang mit diesen entsetzlichen Anspannungszuständen, die meist aus heiterem Himmel über die Betroffenen hereinbrechen, wo nur noch Schneiden hilft, um sich überhaupt wieder zu spüren, um runterzukommen und zu merken, dass man noch existiert. Und es geht darum, anders mit der zerstörerischen Wut umzugehen, unter der das gesamte Umfeld leidet, die sich im Grunde aber gegen einen selbst richtet, ein ständiger Drahtseilakt am Rande des Suizids. Wir hatten gemeinsam als Ziel formuliert, den Selbsthass und die Spirale der Selbstabwertungen zu durchbrechen. Es gab alles in allem eine bemerkenswerte Erfolgsbilanz: Keine Suizidversuche mehr. Keine schweren Selbstverletzungen.

Bis auf einen kurzen stationären Aufenthalt zur Krisenintervention keine weitere Klinikeinweisungen. Das war, als ihre Großmutter, bei der sie im Grunde aufgewachsen war, von einem Tag auf den anderen verstarb. Sie war in ihrem Leben der einzige Mensch gewesen, dem sie vertraut hatte. Mit acht wurde sie aus dem Heim zu ihr aufs Land geholt, nachdem sie zuvor bereits aus zwei anderen Heimen rausgeflogen war. Sie sei nicht mehr tragbar gewesen, hieß es beide Male, da sie sich ständig geprügelt habe.

Wenn ich darüber nachdenke, wie es vor knapp drei Jahren noch um sie stand: Ständig in der Klinik, mehrfach Intensivstation nach schweren Suizidversuchen, insgesamt an die zehn, glaube ich.

Und nun soll das alles hier nichts gewesen sein? Umsonst?

Auch wenn mir glasklar bewusst ist, dass diese Art zu polarisieren und in Bausch und Bogen alles zu entwerten, Teil des Problems, Teil der Borderline-

Persönlichkeit ist und diese Impulsivität, die Schwarz-Weiß-Malerei zu ihren Kernsymptomen gehören, fällt es mir diesmal doch nicht leicht, gelassen zu bleiben: Ich fühle mich unwohl in meiner Haut, in die Ecke gedrängt, abgewertet. Aufgewühlt beende ich die Sitzung und bin froh, dass wir zumindest noch einen weiteren Termin vereinbaren können, mit dem Ziel, Bilanz zu ziehen und die Therapie in unserer Klinik, wie geplant, zu beenden.

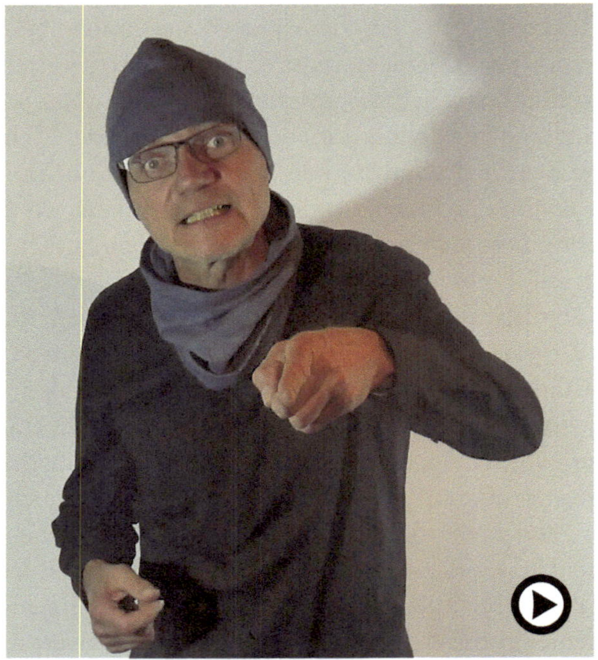

Die Borderlinerin

Die Borderlinerin

Ich bin ne Borderlinerin
meint meine Mathe-Lehrerin
doch wie will sie das wissen –
sie ist total beschissen –

Mensch, wie kommt sie bloß dazu
denn wir sind doch nicht per Du
sie nennt mich Borderlinerin
die schlaue Mathe-Lehrerin

und es lässt mir keine Ruh
doch nur so rum wird's ein Schuh:
sie ist die Borderlinerin
die blöde Mathe-Lehrerin

och, wie tät's mir sicher gut –
weiß nicht wohin mit meiner Wut –
Ich könnt sie kratzen beißen stechen
und ihr alle Knochen brechen
sie von hinten dann ergreifen
und sie durch die Flure schleifen
sieden, spießen und genießen
bis sie dies wird leise sprechen:
Sie sei ne Borderlinerin
heult meine Mathe-Lehrerin
doch das wär mir viel zu schlimm
hab nen viel zu feinen Sinn
für die Armen Kranken Schwachen
und für andre viele Sachen

bin ich ne Borderlinerin?
und ich frag mich das nun wieder
lehn mich ab und spür sie wieder
diese Leere die mich plagt

doch dann kann mir niemand helfen
und ich fühl mich so allein
und wenn die Hilfe ist zum Greifen
fang ich auch noch an zu schreien

ich sei ne Borderlinerin
meint meine Mathe-Lehrerin
meint sie es gut mit mir?
fragt oft wie geht es Dir —

auch wenn ich ihr's nicht sagen kann
dass ich sie mag und was wär dann?
sie wird mich sicher nicht verstehen
mir aus dem Wege gehen
daher such ich mir mein Heil
in dem Gegenteil:

ich will sie kratzen stechen beißen
und sie an den Haaren reißen
sie fängt an mich anzuflehen –
und dann beginn ich zu verstehen:

ich bin ne Borderlinerin
Das Leben macht für mich kein Sinn
ich möcht mich kratzen brennen beißen
und die Haare mir ausreißen
hauen ritzen und mich stechen
und mich selber an mir rächen

ich bin ne Borderlinerin
zu leben macht für mich kein Sinn
doch meine Mathe-Lehrerin
die sieht für mich noch alles drin
und sagt mir: du, du kriegst das hin

Mensch du kannst dein Glück nicht kaufen
deinen Kummer nicht ersaufen
Drum gib dich dem Leben hin
und fang jetzt an
an dich zu glauben
liebe Borderlinerin –
sie sagt es nett und ich nahm's hin
und ich fing an umzudenken
mir auch mal mich selbst zu schenken
möcht mich auch nicht mehr verrenken
und nun sag ich was ich bin:

Ich bin ne Borderlinerin
ich hab nen ganz besonderen Sinn
für meine Mathe-Lehrerin
heute ist sie die geschätzte
meine allerliebste Beste
denn ich hab in ihr ne Freundin
die durch dick und dünn gehetzt ist –
und zu mir noch immer nett ist

und sie gab nun keine Ruh
und auch so rum wird's ein Schuh
denn von nun an sind wir jetzt

per Du

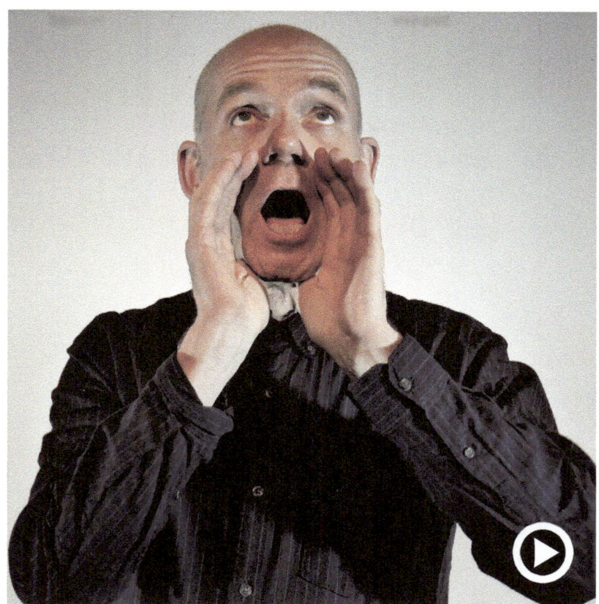

Alles absurdes Theater

Szenenwechsel: Herr W., der uns hier das erste und letzte Mal begegnen wird, ein durchaus nicht ganz unsympathischer, manchmal vielleicht etwas hitziger junger Mann, sucht, aus Gründen, die uns an dieser Stelle leider verborgen bleiben müssen, an seinem Schreibtisch sitzend, nach einem Nachschlagewerk.

Alles absurdes Theater? Ein Intermezzo[3] mit Dissonanzen

Verdammt! Hier steht auch nichts an seinem Platz:
Borderliner, Borderliner – was heißt denn das überhaupt: Borderline??[4] Das ist doch Englisch. Grenzlinie,
müsste das heißen. Und was soll damit jetzt gemeint
sein? Auf Grenzlinien gehen, oder wie? Sind das Seiltänzer, oder was? Oder geht so jemand etwa über Grenzen?
Dann aber bitteschön über die eigenen! Oder etwa … o-

---

[3] Zwischenspiel, in der klass. Musik gebräuchlicher Begriff.

[4] Geprägt durch den Psychoanalytiker Sigmund Freud bezeichnet „Borderline" eine Störung, die auf der „Grenzlinie" zwischen der „Neurose" und der „Psychose" liegen soll, wobei der Begriff der „Neurose" weitgehend verlassen wurde und man heutzutage unter einer „Psychose" m.E. nicht das Gleiche versteht wie zu Freuds Zeiten.

der etwa über meine? – Über meine Grenzen? Das wäre
ja noch schöner! Auf meinen Grenzen rumtrampeln zu
wollen! Eine Frechheit! Das wollen wir doch mal sehen,
wer hier auf wessen Grenzen rumtrampeln wird!!
Der werde ich's zeigen!! Dieses verdammte Luder, Mann!!! Frau!!!

Die soll es nur wagen!!! Dann werde ich …

ich werde ihr … -
ich werd sie … -

(*platzt fast vor Anspannung*)

krrrratzen beißen, stechen
und ihr alle Knochen brechen,
sie von hinten dann ergreifen
und sie durch die Flure schleifen,
sieden, spießen und genießen -

… sieden, spießen und genießen -
doch ich lass mich nicht verdrießen,
werde nicht mit ihr verhandeln,
werd sie binden und sie schinden
und mich nicht mit ihr verbandeln.

Nur nicht zögern – hört sich blöd an,
wenn sie kommt, werd ich gleich handeln –
will mich rächen – doch wofür, Mann? –

Nun, das wird sich gleich noch zeigen, lieber bleiben
bis der Reigen irgendwann
dann wird vorbei sein.

Wird sie weinen, wenn ich lache über ihre kurzen Beine?
Wird sie schreien: Ihr seid Schweine!
Männer denken nur ans Eine?!

Oder lacht sie und ich weine,
wenn sie merkt, dass ich nur reime und dann meine,
dass das alles nur ein Spaß war,
der für sie nur ziemlich krass war. –

Doch ich mag sie, diese Kleine,
mit den beiden kurzen Beinen,
die am Ende, ganz behände,
und das ist jetzt mal ne Wende,
dann doch noch bei mir im Arm lag,
und die beiden kurzen Beine nur im Scheine
kurz und dann in Wirklichkeit ganz lang waren.

Diese kleine Episode,
die ich mir grad ausgedacht hab,
und Sie merken, das ist Mode,
dass das alles gar kein Sinn gab
und die kleine Borderlinerin?
Dann am Ende über mich gelacht hat!

Ach, mein Gott, herrje! Nein! Das bin nicht ich!

Ich habe damit überhaupt nichts zu tun! Glauben Sie mir! Das ist ja vollkommen unmöglich! Also bitteschön: Niemals!! Na gut, dieses Gereimsel, stammt
wohl von mir – ich gebe es ja zu! Aber der da im Text vorkommt, das bin nicht
ich! Das ist jemand anderes! Ich war wohl etwas manisch, als ich das verfasst
habe. Die Maniker schreiben ja viel, heißt es immer. Und reden können die,
reden – wie ich halt manchmal, wenn ich gut drauf bin, aber nicht zu gut.
Dagegen verwahre ich mich. Das sind die Maniker. Ich bin höchstens manchmal so ein klitzekleines bisschen hypoman, also untermanisch. Ich meine,
eben nicht richtig manisch – denn: Ich krieg mein Leben noch recht gut auf
die Reihe, obwohl ich wenig schlafe, gut drauf bin und viele Ideen im Kopf
hab, so dass meine Kinder schon immer sagen: „Papa wieder", und die Augen
verdrehen! Auch nicht schön! Und wenn ich dann im Auto wieder einmal
heule, weil dann doch alles Scheiße ist, dann bin ich irgendwie auch ein bisschen depri. Oder ist das borderline? Na, die fahren doch immer Achterbahn –
mit ihren Gefühlen. Auf und ab geht's da – immer abwechselnd. Emotional
instabil, heißt das richtig. Muss ziemlich anstrengend sein. Die müssen sich
ganz schön festhalten, damit sie nicht aus der Kurve fliegen. Und manchmal
fliegen sie. – Ich nicht! Ich pass da schon auf. Und wenn ich dann aussteige,
sag ich zu mir: „Hallo? Geht's noch?" Und dann bin ich nicht mehr borderline, ich meine depri. Aber wenn dann das Haus so leer ist und niemand
antwortet, wenn ich wieder „Hallo!" rufe und dann noch einmal – ja, dann
werde ich doch wieder ein bisschen depri. Aber nicht lange, für ein, zwei
Stunden vielleicht, manchmal auch kürzer, nur ein, zwei Minuten. – Und
dann – dann geht das Ganze wieder von vorne los.

Kommt Ihnen das irgendwie bekannt vor? Sind Sie auch hin und wieder ein bisschen manisch, bordi oder depri?

Wie leichtfertig wir mit psychiatrischen Begriffen hantieren, wurde Ihnen in dieser kleinen Episode soeben eindrucksvoll demonstriert. Dabei versäumen wir es meist, uns klar darüber zu werden, wie sich das möglicherweise für diejenigen anfühlt, die an diesen Störungen wirklich leiden. „Das ist doch schizophren", „Die hat heute wieder einmal ihren Depri" oder „Der ist bestimmt ein Bordi" sind Sätze, die man immer wieder hört und mit denen in Anbetracht des Leids, das diese Erkrankungen für Millionen von Menschen bedeutet, achtsamer umgegangen werden sollte.

Viele von uns werden, wenn sie sich mit psychischen Erkrankungen auseinandersetzen, denken: „Irgendwie kenne ich so etwas auch. Ich erlebe manchmal ähnliche Zustände, bin launisch, mal himmelhochjauchzend, dann wieder zu Tode betrübt, habe so meine Tage, da fühle ich mich richtig matt, lust- und antriebslos", oder Sie sagen sich: „Mensch, wenn ich an den Streit mit meinem Mann am letzten Wochenende zurückdenke: Mann, oh Mann. Ganz schön aggressiv war ich da. Und eine Tasse ist auch schon mal geflogen. Bin ich womöglich eine Borderlinerin?" Jedoch da kann ich Sie beruhigen: Dass man sich mitunter in Teilen der beschriebenen Störungsbilder selbst wiederzufinden meint, ist völlig normal und keineswegs bedenklich oder gar therapiebedürftig. Nur wenn Sie sich anhaltend in wesentlichen Aspekten Ihrer Lebensführung beeinträchtigt, also z.B. Ihre Beziehungsfähigkeit oder die Ausübung Ihres Berufs beeinträchtigt sein sollten, wäre daran zu denken, fachliche Hilfe in Anspruch zu nehmen.

Die Wand zwischen noch psychisch gesund und behandlungsbedürftig ist dünn. Wir Psychiater sagen manchmal scherzhaft: Der Unterschied zwischen den Patienten und uns besteht darin: Wir haben den Schlüssel.[5] Auch wenn es sich hier um ein Klischee handelt – der überwiegende Teil unserer Patienten hat freien Ausgang, – wird damit doch eines zum Ausdruck gebracht: Niemand, egal wo er im Leben steht, davor gefeit ist, an einer, sein Leben beeinträchtigenden psychischen Störung zu erkranken. Insofern: Lassen Sie uns offen darüber reden! Sie werden bald bemerken, sei es als Angehörige oder Betroffene: Sie sind mit Ihrem Problem nicht allein auf dieser Welt.

Zunächst mag es für viele so aussehen, als ob sie mit einem Etikett „Borderline-Persönlichkeitsstörung" versehen in eine Schublade gesteckt würden, sobald die Diagnose einmal gestellt ist. Doch kann eine Persönlichkeit überhaupt in Gänze gestört sein? Wir denken nicht. Auch wenn in den internationalen Diagnosemanualen offiziell eingeführt, haftet dieser Bezeichnung

---

[5] Ne olle Kamelle!!

etwas Abwertendes an. In unserer Klinik haben wir uns daher darauf verständigt, den Begriff „Persönlichkeits*störung*" nicht zu verwenden. Wir halten es für angemessener, lediglich von einer Borderline-Persönlichkeit zu sprechen, die es in vielerlei Hinsicht schwerer als andere Menschen hat im Leben zurecht zu kommen. Unverständnis, Schuldzuweisungen, Abwertung und der Vorwurf der Manipulation sind weit verbreitet – mit fatalen Folgen für die Betroffenen.

Bei der Borderline-Persönlichkeit handelt es sich vornehmlich um eine Spannungsregulationsstörung mit vielfältigen Auswirkungen auf fast sämtliche Aspekte des Fühlens, Denkens und Handelns. Für die Diagnosestellung müssen mindestens fünf von neun Kriterien erfüllt sein und die Beschwerden bis in die Kindheit oder frühe Jugend zurückreichen. Dabei stellt das selbstverletzende Verhalten, wie das Ritzen, lediglich eines dieser fünf Kriterien dar. Die Auffälligkeiten müssen zudem zu Beeinträchtigungen in verschiedenen wichtigen Lebensbereichen, wie z. B. die Beziehungsgestaltung oder zu anderen sozialen oder beruflichen Problemen führen.

Um die Diagnose abzusichern, sollten neben der klinischen Befunderhebung mittels eines explorativen[6] Gesprächs sowie von Fragebögen möglichst auch Angehörige oder andere Wegbegleiterinnen und -begleiter über aktuelle und zurückliegende Auffälligkeiten befragt werden. Im Laufe mehrerer Sitzungen wird die Diagnose dann zusammen mit den Patienten mosaiksteinartig herausgearbeitet. Wie bereits erwähnt sind dabei Selbstverletzungen zwar häufig, jedoch nicht zwingend für die Diagnosestellung erforderlich. Vielmehr ist dieses extreme Wechselbad der Gefühle charakteristisch. Diese auch ohne greifbare Anlässe schnell wechselnden Gefühlslagen sind Ausdruck einer quälenden emotionalen Instabilität. Sie stellen eines der beiden Leitsymptome der Borderline-Persönlichkeit dar. Darauf angesprochen, bestätigen die Betroffenen immer wieder, dass es sich so anfühle, als führen sie in einer Endlosschleife Achterbahn.

Als zweites Kernsymptom gilt die als hoch aversiv[7] erlebte, oft wie aus heiterem Himmel einschießende innere Anspannung, die ab einem bestimmten „point of no return"[8] eine für alle Beteiligten recht unangenehme Eigendynamik entwickeln kann. Manche spüren sich in solchen Momenten überhaupt nicht mehr, sind wie „weggebeamt" oder dissoziieren.[9]

---

[6] Erforschende, in die Tiefe gehende, gründliche Befragung zu einer Sache.

[7] Äußerst unangenehm, (*lat.*: Aversio = Ekel).

[8] Ein Zeitpunkt oder Zustand, wird dieser überschritten, geht die Kontrolle über das weitere Geschehen verloren.

[9] Dissoziation = Auseinanderfallen psychischer Funktionen, hier in dem Sinne, dass ein Teil des Bewusstseins in mehrere Teile auseinanderfällt, die Betroffenen sind durch Ansprache meist kaum mehr zu erreichen.

Selbst das Schmerzempfinden setzt bei bis zu 70 % der Betroffenen aus. Das kann in lebensbedrohlichen Situation zwar sinnvoll sein: Denn dann gilt es, seine Haut zu retten. Flucht ist angesagt, nicht Jammern. Das Ritzen mit der Rasierklinge erfolgt dagegen unter extrem hoher Anspannung. Es scheint den Betroffenen die einzige verbliebene Möglichkeit zu sein, sich zu spüren und wieder anzukommen im Hier und Jetzt. Nichts – keine noch so ausgefeilte Technik, kein Skill – ist in dieser Hinsicht so wirksam wie die Selbstverletzung. Das muss man berücksichtigen, um die hohe Leistung der Betroffenen würdigen zu können, wenn diese sich täglich neu durchringen, einen neuen, einen alternativen Weg als den der Selbstbeschädigung zu versuchen. Der Einfallsreichtum, mit dem sich selbst verletzt wird, ist dabei mitunter erschütternd. Dies wird im gereimten Text an der Stelle deutlich, an der die Wut auf die Mathe-Lehrerin umschwenkt und die Gewaltfantasien sich gegen sich selbst zu richten beginnen. Es heißt dort:

> Ich will sie kratzen stechen beißen
> und ihr an den Haaren reißen
> sie fängt an mich anzuflehen –
> und dann beginn ich zu verstehen:
> ich bin ne Borderlinerin
> Das Leben macht für mich kein Sinn
> ich möcht mich kratzen, brennen beißen
> und die Haare mir ausreißen
> hauen ritzen und mich stechen
> und mich selber an mir rächen

Die Wut ändert ihre Stoßrichtung in dem Moment, als die Borderlinerin merkt, dass ihre Lehrerin mit ihrer Einschätzung richtig liegen könnte – und ihr damit gleichzeitig zu nahekommt. Die herbei gesehnte Nähe hält sie nicht aus. Vielleicht hatte sie als Kind keine Bezugspersonen, die ihre Bedürfnisse nach Nähe und Geborgenheit erfüllt hätten, sie zurückwiesen oder in ihrem So-Sein nicht akzeptierten. Vielleicht wurde sie auch immer wieder bloßgestellt oder ihre Gefühle mit Füßen getreten. Wie sollte sie es vor diesem Hintergrund schaffen können, ihrer Mathe-Lehrerin zu vertrauen? Eher verkehrt sie alles ins Gegenteil: Sie geht zum Angriff über. Das kann sie; sie ist es gewohnt. Es sind immer dieselben Abläufe, die zu denselben frustrierenden Ergebnissen führen. Vielleicht konnte sie sich als Kind dadurch vor noch größeren seelischen Verwundungen schützen. Wir wissen es nicht. Heute nützen ihr diese Verhaltensweisen jedenfalls nichts mehr. Sie schaden ihr nur noch.

Darüber hinaus werden aber auch noch weitere Gefühle benannt, unter denen die Betroffene offenbar leidet und die für die Borderline-Erkrankung charakteristisch sind:

> bin ich ne Borderlinerin?
> und ich frag mich das nun wieder
> lehn mich ab und spür sie wieder
> diese Leere die mich plagt
> doch dann kann mir niemand helfen
> und ich fühl mich so allein
> und wenn die Hilfe ist zum Greifen
> fang ich auch noch an zu schreien

Hier wird die fast regelhaft anzutreffende Selbstablehnung angesprochen, die sich bis zum Selbsthass steigern kann. Die Rede ist zudem von einer Leere, einer quälenden inneren Leere, die als gefühlten Dauerzustand unerträglich sein muss. Alleinsein wird gemieden und verzweifelt zu verhindern versucht. Insbesondere wenn die Partnerin oder der Partner das ständige Auf und Ab nicht mehr aushält und die Beziehung vor dem Aus steht, wird mit Suizidandrohungen versucht, das Verlassenwerden doch noch zu verhindern.

Die Borderlinerin in unserem Text ist trotz ihrer Not nicht imstande, Hilfe anzunehmen. Als diese naht, wird sie wütend, stößt die Helfer brüsk zurück und fängt zu schreien an. „Ich hasse dich – verlass mich nicht", so lautet der Titel eines Buches von Kreisman und Straus, erschienen im Kösel-Verlag, das dieses Dilemma bereits im Titel treffend beschreibt: Nähe wird ersehnt, jedoch nicht ausgehalten. Extreme Idealisierung und heftigste Abwertung wechseln einander in mehr oder weniger kurzen Abständen ab. Beziehungen werden zwar eingegangen, auch sehr intensive. Diese bleiben jedoch instabil, manchmal verbunden mit häufigen Partnerwechseln. Für bestehende Partnerschaften stellt dieses Muster eine enorme Herausforderung dar und bringt diese nicht selten an die Grenze ihrer Belastbarkeit.

Wenn uns jemand seine Zuneigung zeigt oder Komplimente macht, fühlen wir uns in der Regel geschmeichelt und freuen uns darüber. Menschen mit einer Borderline-Persönlichkeit können dagegen mit Lob und Anerkennung in der Regel nicht gut umgehen. In der Kindheit wurden sie meist nie für etwas gelobt, bekamen wenig von dem, was sie an Liebe und Nestwärme benötigt hätten, um als Erwachsene dafür gerüstet zu sein, den Widrigkeiten des Lebens die Stirn zu bieten. Ein entsprechendes Selbstbewusstsein und die nötige Widerstandskraft konnten sie infolgedessen meist nicht ausbilden. Häufig, aber durchaus nicht regelhaft, ist die Kindheit geprägt gewesen von körperlichen, sexuellen oder seelischen Gewalterfahrungen, die der Nährboden für die spätere Ausbildung einer emotional-instabilen Persönlichkeit vom Borderline-Typ sind.

Vor diesem Hintergrund erscheint es sicher nachvollziehbar, dass es den Betroffenen schwerfällt, mit Anerkennung und Lob angemessen umzugehen.

Im gereimten Text verunsichert es die Borderlinerin, dass sich ihre Mathe-Lehrerin immer wieder nach ihr erkundigt. Vielleicht fühlt sie sich auch beschämt in Anbetracht der Gewaltfantasien, die sie ihr gegenüber gehegt hat. Das Fass zum Überlaufen bringt dann der Moment, in dem sie realisiert, dass sie ihre Mathe-Lehrerin im Grunde gerne mag: Im Text heißt es:

> meint sie es gut mit mir?
> fragt oft wie geht es Dir —
> auch wenn ich ihr's nicht sagen kann
> dass ich sie mag und was wär dann?
>
> sie wird mich sicher nicht verstehen
> mir aus dem Wege gehen
> daher such ich mir mein Heil
> in dem Gegenteil

Und nun handelt sie auf eine Weise, die uns vielleicht aus manchen Situationen auch selber vertraut sein dürfte: Sie geht den Weg, den sie immer gegangen ist, den alten ausgelatschten Trampelpfad, egal, wie sehr sie selber oder andere in ihrem bisherigen Leben darunter gelitten haben: Sie verletzt, geht zum Angriff über, schlägt um sich. Nach den Mustern, die wir kennen und gewohnt sind, handeln wir weiterhin, als hätten wir keine andere – keine bessere – Wahl. Dennoch verfügen wir fast immer über alternative *Wahlmöglichkeiten*: Wir können uns entscheiden. Für einen neuen Weg. Menschen mit einer emotionalen Instabilität können sich z. B. auf eine Therapie einlassen, wie sie die DBT anbietet. Die Dialektische Behaviorale Therapie ist ein ursprünglich einmal speziell für dieses Störungsbild konzipiertes, international erfolgreich eingesetztes Psychotherapieverfahren. Damit diese Erfolg hat, sind auf Therapeutenseite bestimmte Voraussetzungen hinsichtlich der inneren Haltung diesen besonderen Patienten gegenüber wichtig. Im Reim-Text werden diese transparent: Trotz des deutlich angespannten Verhältnisses zu ihrer Mathe-Lehrerin hält diese zu ihr, glaubt an sie und an ihre Möglichkeiten. Sie teilt ihr dies auch mit, wertschätzend und Mut machend. Sie lässt sich nicht provozieren, schlägt nicht zurück, als sie von ihrer Schülerin angegangen wird. Im Reim-Text heißt es:

doch meine Mathe-Lehrerin
die sieht für mich noch alles drin
und sagt mir: du, du kriegst das hin
Mensch du kannst dein Glück nicht kaufen
deinen Kummer nicht ersaufen
Drum gib dich dem Leben hin
und fang jetzt an, an dich zu glauben
liebe Borderlinerin –
sie sagt es nett
und ich nahm's hin

Damit lebt und verkörpert die Mathe-Lehrerin eine zentrale Grundhaltung der DBT: Diese ist auf der einen Seite validierend, d. h. annehmend, akzeptierend und wertschätzend, auf der anderen Seite stellt sie, in dem Wissen, dass dies allein nicht ausreicht, der annehmenden Haltung eine Veränderungsorientierung gegenüber. Diese Dialektik des Sowohl-als-Auchs durchwirkt als ein zentrales Grundprinzip der DBT das gesamte Behandlungskonzept. Den ausgelatschten Trampelpfad zu verlassen, heißt, neue Wege zu wagen und die selbstzerstörerischen Verhaltensweisen durch alternatives Tun zu ersetzen. Dies ist eines der zentralen Ziele einer über zwei Jahre gehenden Einzel- und Gruppentherapie, die im Wesentlichen ambulant und tagesklinisch durchgeführt wird. Etwa 70 % der Betroffenen profitieren von dem ersten Durchlaufen der Therapiemodule. Damit eng verknüpft ist eine fortwährende Schulung der Selbstwahrnehmung. Als „Skill" gelten dabei all diejenigen Fähigkeiten und Fertigkeiten, die sowohl die Gefühle als auch das Denken sowie das Verhalten zu regulieren versuchen, ohne dabei sich oder anderen zu schaden. Dabei verfolgen die sog. „Stresstoleranzskills" das Ziel, die als hoch aversiv[10] erlebten Anspannungszustände abzumildern. Die fünf Therapiemodule „Stresstoleranz", „Innere Achtsamkeit", „Umgang mit Gefühlen", „Selbstwert" und „Zwischenmenschliche Fertigkeiten" beüben zunächst das exakte Wahrnehmen und Beschreiben des momentanen Ist-Zustandes. Schrittweise werden dann das selbstschädigende Verhalten und Denken verändert und durch alternatives Verhalten ersetzt. Auch die Beziehungsfähigkeit wird durch die neu erlangten, von Selbstachtung und Umsicht geprägten Fähigkeiten, gestärkt. Die Leistung, sich trotz der nicht zu vermeidenden Rückschläge täglich immer wieder für diesen „neuen Weg" zu entscheiden, ist nicht hoch genug zu bewerten. Wenn wir einmal in uns selbst hineinhorchen und ehrlich sind, werden wir eingestehen müssen, wie schwer wir uns tun, die guten Vorsätze, die wir in der Silvesternacht in heiligen

---

[10] Äußerst unangenehm.

Schwüren besiegelt zu haben scheinen, umzusetzen, geschweige denn über den Neujahrstag hinaus durchzuhalten: Sei es, dass wir abnehmen, das Rauchen aufgeben oder mehr Sport treiben wollten.

Die Basis, auf deren Grundlage Veränderungen im Fühlen, Denken und Handeln, überhaupt erst möglich werden, bildet eine authentische, annehmende und wertschätzende Haltung der Therapeuten. Der für sie stellvertretend stehenden Mathe-Lehrerin im Reim-Text, ist es anscheinend gelungen, das Vertrauen ihrer Schülerin zu gewinnen, so dass es zum Schluss heißen kann:

> heute ist sie die geschätzte
> meine allerliebste Beste
> denn ich hab in ihr ne Freundin
> die durch dick und dünn gehetzt ist –
> und zu mir noch immer nett ist
>
> und sie gab nun keine Ruh
> und auch so rum wird's ein Schuh
> denn von nun an sind wir jetzt
> per Du

Nackte Fakten

1. 1 bis 2 %, d. h. 800.000 bis 1,6 Millionen Betroffene in Deutschland. Die Lebenszeitwahrscheinlichkeit, an einer Borderline-Störung zu erkranken, liegt bei 3 %.
2. 7 bis 10 % der Betroffenen suizidieren sich.
3. Das Geschlechterverhältnis beträgt 1:1.
4. Typisches Erkrankungsalter: Frühe Adoleszenz bis ca. 45 Jahre.
5. Alle Daten deuten darauf hin, dass die Borderline-Störung in der frühen Adoleszenz beginnt mit einem Höhepunkt selbstschädigenden Verhaltens Mitte 20 und dann langsam abflaut.
6. 30 % der Borderline-Patientinnen gaben in einer Untersuchung an, sich bereits im Grundschulalter absichtlich Verletzungen zugefügt zu haben.
7. Laut einer Heidelberger Schulstudie fügen sich 6 % der 15-jährigen Mädchen regelhaft Selbstverletzungen zu.
8. Die Spontanheilungsraten bzw. deutliche Besserungen des Erlebens und Verhaltens sind mit zunehmendem Alter höher als früher angenommen.
9. Ca. 70 % der Betroffenen erlitten sexuelle, 60 % körperliche Gewalt, ca. 40 %. wurden als Kinder schwer vernachlässigt.

10. Den Betroffenen kann nachhaltig geholfen werden. Am besten belegt ist die Wirksamkeit für die Psychotherapiemethode nach Bohus und Linehan
11. Medikamente sind gegen die Kernsymptome der Borderline-Persönlichkeit nicht hilfreich. Ihr Einsatz lässt sich bestenfalls kurzfristig bei krisenhaften Zuspitzungen, die anders nicht beherrschbar sind, oder zur Behandlung begleitender psychischer Erkrankungen, rechtfertigen.

96 % der Betroffenen leiden zusätzlich unter depressiven Syndromen, 89 % unter Angststörungen. Bei 64 % wird zusätzlich ein Substanzmissbrauch oder eine -abhängigkeit diagnostiziert.

Weiterführende Literatur

Ich hasse dich – verlass mich nicht Die schwarz-weiße Welt der Borderline-Persönlichkeit Jerold J. Kreismann, Hal Straus Kösel Verlag 2009
Interaktives SkillsTraining für Borderline-Patienten Schattauer Verlag Martin Bohus und Martina Wolf 2009
Ratgeber Borderline-Störung Information für Betroffene und Angehörige Verlag Hogrefe Martin Bohus und Markus Reicherzer 2012
Borderline-Störung Fortschritte der Psychotherapie Martin Bohus Verlag Hogrefe 2002

5

Total verrückt oder Der Welt entrückt? – Der Psychotiker

„Achtung Autofahrer: Auf der A1 Bremen in Richtung Hamburg kommt Ihnen zwischen der Anschlussstelle Bockel und der Anschlussstelle Sittensen ein Falschfahrer entgegen. Bitte fahren Sie in beiden Richtungen äußerst vorsichtig. Ich wiederhole: Auf der A1 Bremen in Richtung Hamburg kommt Ihnen zwischen der Anschlussstelle Bockel und der Anschlussstelle Sittensen ein Falschfahrer entgegen. Bitte fahren Sie in beiden Richtungen äußerst vorsichtig. Sie werden informiert, sobald die Gefahr vorbei ist." Herr Liebermann wird zunehmend nervöser. Er glaubt, seinen Ohren nicht zu trauen. Jedes Jahr seien 1000 Falschfahrer auf den deutschen Autobahnen unterwegs, heißt es weiter. „Unfassbar", schießt es ihm durch den Kopf. „Erstaunlich nur, dass es heute ausgerechnet so viele sind. Das sind doch. Das sind doch hunderte.[1] Und die blenden alle auf! Schon wieder. Es ist wieder so weit. Aber ich werde nicht weichen. Niemals."

Vier Stunden später: Zentrale Notaufnahme im Diakoniekrankenhaus in W.: Ich sitze mit dem Rücken zur Tür, die ich geöffnet ließ. Dabei habe ich mich so platziert, dass ich sie noch im Blickfeld behalte, um jederzeit fliehen zu können. Hier hört mich niemand, wenn ich schreie. Der Notfallknopf meines mobilen Telefons, das ich immer bei mir trage, löst, wenn ich ihn betätige, normalerweise Alarm aus – und die Mitarbeiterinnen und Mitarbeiter sämtlicher Stationen lassen ihre Arbeit liegen und rennen los, um Stärke zu

---

[1] Noch ne olle Kamelle.

Elektronisches Zusatzmaterial Die elektronische Version dieses Kapitels enthält Zusatzmaterial, das berechtigten Benutzern zur Verfügung steht https://doi.org/10.1007/978-3-662-59074-4_5. Die Videos lassen sich mit Hilfe der SN More Media App abspielen, wenn Sie die gekennzeichneten Abbildungen mit der App scannen.

zeigen, sobald ein Kollege von einem psychisch Kranken bedroht wird: Hier funktioniert er nicht. Ich bin außer Reichweite. Zwei Flure weiter – dorthin müsste ich laufen, um Hilfe zu finden. Wenn man denn Hilfe von Krankenschwestern, die zwei Köpfe kleiner sind als ich, überhaupt erwarten kann. Zumindest könnten sie die Polizei verständigen. „Beschissen organisiert", denke ich. „Was mache ich nur, wenn er mich angreift? Werde ich schnell genug sein?".

Es ist Freitagabend, 22 Uhr, irgendwann im Oktober 2009. Ich habe Bereitschaftsdienst, das heißt 24 Stunden nonstop im Einsatz: Von 8 bis 16 Uhr Stationsarbeit. Seit 14 Uhr habe ich zusätzlich den Pieper und bin für alles zuständig, was als Notfall die psychiatrische Klinik erreicht. Die draußen tätigen Notärzte sind keine Psychiater. Chirurgen, Kinderärzte, Gynäkologen sind darunter. Sie sind dazu verpflichtet, als Niedergelassene den kassenärztlichen Notdienst abzudecken. Ich beneide sie nicht darum. Wahrscheinlich könnte ich so wenig einen gynäkologischen Notfall sicher beurteilen wie meine Kolleginnen und Kollegen einen Psychiatrischen. Immer wieder steht auf dem Einweisungsschein „Psychischer Ausnahmezustand" oder „Psychische Dekompensation". Das sind keine Diagnosen. Das sagt gar nichts.

Ich bin auch gerade in einem psychischen Ausnahmezustand. Meine Kinder sind es regelmäßig. Mein 13-jähriger Sohn, na, danke schön.

Ich habe noch weitere 10½ Stunden vor mir. Ob ich schlafen werde? Momentan bin ich jedenfalls hellwach.

Drei Aufnahmen habe ich schon hinter mir, davon eine Zwangseinweisung: Eine schizophrene Patientin, die regelmäßig ihre Medikamente absetzt und dann in ihrem Verfolgungswahn die Nachbarskinder bedroht.

Die flüchten zu ihren Eltern, verbarrikadieren sich im Haus und rufen die Polizei. Immer wieder das Gleiche. Ein Wunder, dass noch nichts Schlimmeres passiert ist. Wenn wir sie dann irgendwann einmal dazu bekommen haben, ihre Antipsychotika, ich glaube, sie nimmt Risperdal®, einzunehmen, dann erholt sie sich immer wieder. Aber der Verlauf wird zunehmend schwieriger und die Klinikaufenthalte langwieriger. Das letzte Mal war sie fast zwei Monate bei uns. Und irgendwie wird sie immer weniger: Sie redet meist ununterbrochen vor sich hin, lacht an unpassender Stelle und kann ihren Alltag immer schlechter organisieren. Sie vernachlässigt sich zunehmend, habe ich den Eindruck.

Das ist diese elende Minussymptomatik, die mit Medikamenten meist nur unzureichend in den Griff zu bekommen ist, auch wenn die Pharmaindustrie etwas anderes behauptet.

Minus bedeutet weniger. Die Konzentrationsfähigkeit, das Durchhalte- und Auffassungsvermögen nehmen mit der Zeit und abhängig von der Anzahl der schizophrenen Episoden meist immer weiter ab. Das Gefühlsleben oder auch die Fähigkeit, komplexe Sachverhalte zu verstehen, zu strukturieren und lösungsorientiert anzugehen: Alles leidet. Die gesamte Persönlichkeit ist in Mitleidenschaft gezogen, wird irgendwie immer weniger. Daher Minussymptomatik. Faszinierend und tragisch zugleich. Antipsychotika, die Medikamente zur Behandlung der Schizophrenie, bewirken dahingehend, wenn überhaupt, nur eine geringfügige Besserung. Dabei kommt es wesentlich darauf an, einen psychotischen Zustand, der gekennzeichnet ist von Wahnvorstellungen, Stimmenhören oder den sogenannten Ich-Störungen – hierher gehört auch das Gefühl, fremdgesteuert zu werden – so schnell wie möglich zu durchbrechen und weitere Episoden zu verhindern.

Fremdgesteuert, denke ich, während ich weiter vor mich hin sinniere, was heißt das schon, Ich fühle mich auch manchmal fremdgesteuert. Du meine Güte – wenn ich so meinen Terminkalender anschaue. Mann oh Mann.

Und jetzt zum Beispiel: Warum sitze ich hier überhaupt und habe Angst? Man setzt sich Gefahren aus, Mann oh Mann. Ich hätte doch Musiker bleiben sollen. Ein schlecht gespieltes Stück auf der Gitarre ist wenigstens nicht lebensgefährlich.

Wie heißt der Patient noch gleich? Ich suche das Klebchen auf der grünen Mappe: Liebermann, 35 Jahre alt. Der Kollege vom Notdienst hätte ja wenigstens einmal anrufen können vorher. Zusammen mit zwei turmhohen Polizisten in schwarzen Lederjacken tauchte er plötzlich in der Notaufnahme auf. Ich war sofort da. Nach einer kurzen, wenig erhellenden, Übergabe habe ich die beiden Garanten für Sicherheit und Ordnung leider gleich wieder ihres Weges ziehen lassen. Jetzt sitze ich hier allein, die Tür im Blick, mit einem Patienten, aus dem kein Wort herauszukriegen ist, der sich immer wieder umschaut, als vermute er jemanden hinter sich. Ich sehe Schweißperlen auf seiner Stirn. Vielleicht ist er entzügig? Aber von Alkohol hat niemand etwas gesagt. Das prüft die Polizei doch immer als Erstes. Wie angespannt er ist. Was mache ich jetzt bloß? Besonders viel Erfahrung habe ich nach einem Jahr Tätigkeit als Arzt in der Psychiatrie noch nicht, dazu noch Teilzeit. Tote hat es meines Wissens unter den Mitarbeitern unserer Klinik noch keine gegeben. Aber ich merke gerade, der erste möchte ich in dieser Hinsicht auch nicht sein.

„Psychisch Kranker erstach Arzt in Notaufnahme“, sehe ich in übergroßen schwarzen Lettern auf dem Titelblatt unserer Lokalzeitung vor meinem inneren Auge.

Doch stopp. Jetzt sagt er etwas. Nur was? Völlig unverständliches Zeug murmelt er da vor sich hin: „Der Ring fällt über weg, die Leitplanke leuchtet, verloren, habe verloren, zu spät, sieben Jahre sind vorbei." Stille. „Was war das denn eben?" frage ich mich. Er starrt mich an, wirkt angespannt, wie ein Raubtier vor dem Sprung. Hilfe! Und was mache ich jetzt? „Herr Liebermann", höre ich mich sagen. Die ganze Szenerie erscheint mir unwirklich. „Derealisationserleben", schießt es mir idiotischerweise durch den Kopf. Das ist, wenn einem das aktuelle Geschehen unwirklich erscheint, als wäre man Akteur in einem Film. Wer von uns beiden gerade in einem psychischen Ausnahmezustand ist, wäre jetzt zumindest diskussionswürdig.

„Herr Liebermann, ich bin hier Arzt. Petermann ist mein Name. Ich habe das Gefühl, Ihnen geht es nicht gut. Sie brauchen keine Angst zu haben. Ich möchte Ihnen helfen." Sein Denken ist völlig zerfahren, zusammenhanglos, ohne Sinn. Oder ich habe den Sinn noch nicht verstanden. Ob meine Worte ihn erreichen? Er scheint nachzudenken, zu versuchen, das Gehörte einzuordnen. Wenn er nur ruhig bleibt. Mir wird zunehmend mulmiger zumute. „Sie sind hier im Diakoniekrankenhaus. Notaufnahme. Die Polizei hat Sie hergebracht. Sie waren als Falschfahrer auf der A1 unterwegs."

Gott sei Dank, wenigstens hat es keinen Unfall gegeben. Ziemlich dramatisch muss es zugegangen sein. Mit Vollsperrung der Autobahn und Großeinsatz der Polizei.

„Herr Liebermann, hören Sie mich? Verstehen Sie, was ich Ihnen sage? Ich möchte Ihnen helfen. Sie sind ganz angespannt. Niemand tut Ihnen hier etwas." Er blickt ängstlich um sich, sagt etwas, scheint auf etwas zu antworten, auf jemanden, den nur er wahrnimmt. „Ich werde nicht weichen" oder so ähnlich, höre ich heraus. „Niemals", fügt er nach einer Pause hinzu. „Er hört Stimmen", denke ich. Ich muss ihn irgendwie dazu bekommen, ein Medikament einzunehmen.

Haldol® gibt es als Saft, Diazepam auch, Tavor® als schnell lösliche Schmelztablette. Tavor® wäre gut. Tavor® ist angstlösend. Er braucht etwas Angstlösendes. Haldol® ist ein hochwirksames Medikament, das schnell und zuverlässig gegen Wahnerleben wirkt und beruhigt. Ich werde es ihm anbieten. Fragt sich nur, wie darankommen. Ich habe hier selbst keinen Zugriff auf Medikamente. Dafür bräuchte ich jetzt dringend eine Schwester oder einen Pfleger, und ob er sie dann einnehmen wird, ist die zweite Frage. Das ist auch noch keine ausgemachte Sache.

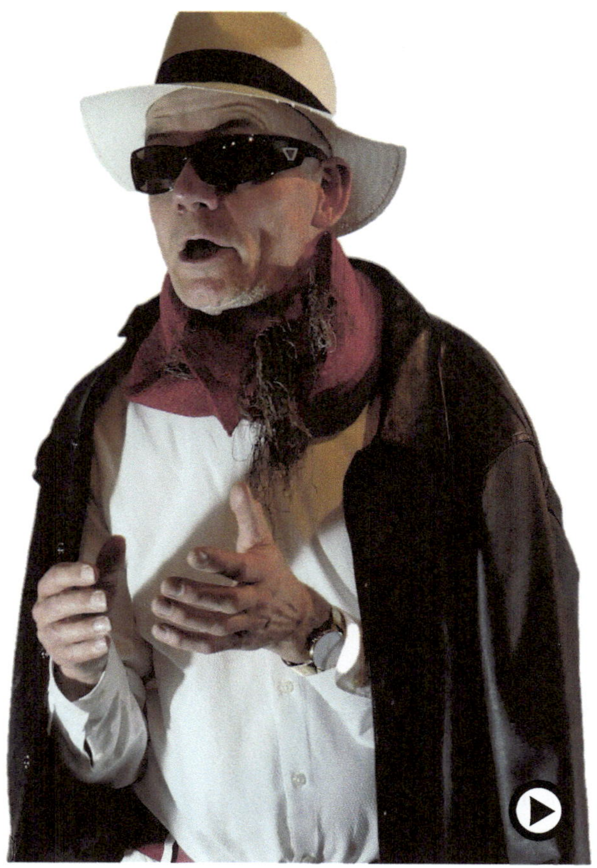

Der Psychotiker

Der Psychotiker – Ein Fragment

Es ist kalt
ich will nicht frieren
mein Kopf sucht Halt
den Sinn verlierend
der Geist verzieht sich
die Angst erdrückt mich
fühl mich zerteilt
es ist kalt

was ist das für ein Gesicht
das meint es kenne mich
die Perspektive bricht
der Sinn sucht Halt
ich sterbe bald

mein Herz vibriert
die Hände zittern
das Wort verliert den Sinn
der Clan bekriegt mich
die Faust geballt
der Teufel lallt
und was er sagt
lässt mir das Blut gefrieren
das Wort sucht Halt
den Sinn verlierend
der Dämon hält die Macht
und in Äonen wird Gesetz noch
was er sagt:
Eisbärengel Baumwollbengel
ich hab dich bestimmt
du trägst das Mal
und kennst das Zeichen
sei dir gewiss und höre hin

die Welt vergisst mich
der Dämon küsst mich
die Wand erdrückt mich
mir ist kalt
dieses Geflüster und Gewisper
es bedrängt mich und verfängt sich
in meinem Vogelgefieder
ob ich kann will oder frage wohin
es fragt nicht und ernennt mich wieder
verfolgt einen großen Plan

suche den Sinn nicht –
so ruft sie mich an
dann geb ich mich hin der Stimme
aus dem Niemandsland:

Eisbärengel Baumwollbengel
bleib unerkannt und kenn den Gruß

das Gewicht hängt schwer
doch tue was getan sein muss
und verrätst du mich: So sei gewiss
durch meine Hand sind wir gebunden
durch unsichtbares Band

was ist das für ein Gesicht
das meint es kenne mich
die Perspektive bricht
und wie besessen
sucht der Sinn sich seine Bahn
und die Gedanken fortgerissen
erahnen hilflos weltvergessen
was kommen kann

Es ist kalt
ich will nicht frieren
mein Kopf sucht Halt
den Sinn verlierend
die Angst erdrückt mich
der Geist verzieht sich
ich sterbe bald –

es ist kalt

Sie sind jetzt sicher gespannt, wie es mit unserem Geisterfahrer weiterging, oder?

Doch da muss ich Sie leider enttäuschen. Ich weiß es nicht. Es hätte sich zwar sicher alles genauso ereignen können, doch ist die Geschichte frei erfunden. Zwei mögliche Ausgänge – ohne Tote und Verletzte – wären denkbar, und ich möchte Sie Ihnen im Folgenden nicht vorenthalten:

Natürlich sind für mich eine Krankenschwester oder ein Pfleger zuständig. Die Mitarbeiterinnen und Mitarbeiter der Notaufnahme wissen, dass es sich um einen Patienten handelt, der hoch angespannt ist und möglicherweise nicht freiwillig bleiben wird. In diesem Fall müsste er mit einem Unterbringungsbeschluss in der Klinik bleiben. Der § 18 des Niedersächsischen Gesetzes über Hilfen und Schutzmaßnahmen für psychisch Kranke (NPsychKG) besagt, dass unter bestimmten Bedingungen eine Zwangsunterbringung in einer psychiatrischen Klinik bis zum Ablauf des Folgetages möglich ist. Dafür hat ein Ordnungsbeamter nach Vorlage eines ärztlichen Zeugnisses vor Ort die rechtlichen Voraussetzungen zu prüfen. Für einen darüber hinausgehenden

Zeitraum muss sich ein Richter ein eigenes Urteil von der Situation bilden. Er prüft dann, ob eine akute Eigen- oder Fremdgefährdung auf der Grundlage einer psychischen Erkrankung vorliegt. Nur in diesen Fällen darf er per Beschluss der schriftlichen Begründung des behandelnden Arztes folgen und einer zwangsweisen Klinikunterbringung bis zu einer Dauer von maximal sechs Wochen zustimmen. Sollte dieser rechtswirksam werden, ist ärztlicherseits fortlaufend zu überprüfen, ob die Voraussetzungen weiterhin bestehen, um andernfalls bei Gericht seine unverzügliche Aufhebung zu veranlassen.

Doch zurück zu unserer Geschichte: Es wäre anzunehmen, dass mich nach einer gewissen Zeit jemand aus der Pflege aufsucht, um zu erfragen, wie es mit dem Patienten weitergehen soll. Eventuell wird auch ein Notfallmedikament benötigt. Denn offensichtlich leidet er unter Wahnvorstellungen. Zudem scheinen ihn akustische Halluzinationen, das Stimmenhören, zu beunruhigen, was sich aus dem wiederholten angsterfüllten Sich-Umschauen und dem Vor-sich-hin-Reden, als würde er einer unsichtbaren Person Rede und Antwort stehen, bereits aus der Verhaltensbeobachtung vermuten lässt.

Als Erstes bedeute ich der Krankenschwester oder dem Pfleger per Handzeichen, mich nicht allein zu lassen. Dann wende ich mich erneut meinem Patienten zu und biete ihm ein Medikament gegen seine Ängste an. Dabei spreche ich ihn mit kurzen einfachen Sätzen an und versichere, dass ich ihn verstehe und ihm als Arzt nur helfen will. Auf keinen Fall sollte auf seine Wahnvorstellungen näher eingegangen werden, in der Art: „Also, Herr Liebermann, Sie scheinen wohl zu halluzinieren und Stimmen zu hören. Da ist aber niemand. Ich sehe und höre jedenfalls nichts. Glauben Sie mir, Sie irren sich". Dann würde vermutlich sein Misstrauen noch mehr geschürt werden, und ich wäre bald Teil seines Wahnsystems – und sein Gegner. Wenn ich dagegen in beruhigendem Tonfall versuche, ihn dort abzuholen, wo er gerade steht, und es mir gelingen sollte, Sicherheit zu vermitteln, und ich Verständnis zeige für seine Ängste, dann habe ich eine Chance. Ich werde nicht mit ihm diskutieren, falls während der weiteren Untersuchung z. B. deutlich werden sollte, dass er sich von der Mafia verfolgt wähnt oder er Stimmen hört, die nur er wahrnimmt und die ihm möglicherweise befehlen, was er zu tun und zu unterlassen habe. Nur dann habe ich eine Chance, ihm die Notfallmedikamente, die der Pfleger inzwischen auf mein Zeichen hin besorgt hat, verabreichen zu können. Nur wenn es mir wenigstens für einen Moment gelingt, sein brüchiges Vertrauen zu gewinnen, besteht die Hoffnung, dass er sich beruhigt, die Anspannung und Ängste abnehmen und er sich auf die gegenüberliegende Straßenseite in die psychiatrische Klinik fahren lässt. Er wird auf eine geschlossene Station kommen, wo dann auch wieder die Notfalltaste meines Protektor-Telefons, das mich hier nicht hätte schützen können, funktionieren wird.

Dieser Ausgang der Geschichte stellt die eine mögliche Variante dar. Die zweite will ich Ihnen im Folgenden nur kurz skizzieren. Sie wäre die weniger wünschenswerte: Sollte Herr L. die Medikamente nicht einnehmen oder sich nicht stationär behandeln lassen wollen, würde es schwierig werden, ihn in die psychiatrische Klinik zu befördern. Bedrohte er gar einen von uns, würde ich den Raum zu meiner eigenen Sicherheit schnellstmöglich verlassen und die Polizei um Amtshilfe bitten. Oder aber, gesetzt den Fall, er versuchte zu fliehen, würden wir uns angesichts des offensichtlichen Gefährdungspotenzials ihm nicht in den Weg werfen, sondern ihn polizeilich suchen und zurück in die Klinik bringen lassen. Denn es gilt: Eigenschutz geht vor Fremdschutz. Und wenn bei einem akut wahnhaften Patienten, der in seinem Verhalten völlig unberechenbar ist, insbesondere wenn er Angst hat oder sich bedroht fühlt, Talking down oder andere deeskalierende Maßnahmen nicht greifen sollten, wird einem das niemand übelnehmen, ihn nicht überwältigt und an seiner Flucht gehindert zu haben. Zur Not würden wir Herrn Liebermann – nach Ausschöpfung aller anderen Optionen – auch unter Zwang in die psychiatrische Klinik einweisen müssen. Im Falle einer durch andere Maßnahmen nicht zu beherrschenden Eigen- oder Fremdgefährdung müsste er in letzter Konsequenz durch das Anschnallen in einem Fixierbett daran gehindert werden, sich oder anderen Schaden zuzufügen. Ein Pfleger oder eine Krankenschwester würden dann Tag und Nacht an seinem Bett sitzen und ein Arzt in regelmäßigen Abständen nach ihm schauen um ihn zu untersuchen. Dieser muss die Notwendigkeit einer weiteren Fixierung laufend prüfen und das weitere Vorgehen mit dem zuständigen Oberarzt abstimmen. Dazu ist er verpflichtet. Sobald der Patient sich beruhigt haben wird und sein Wahn und die Ängste soweit zurückgegangen sein werden, dass er absprachefähig ist, würde ein Pfleger ihn aus den Gurten befreien. Damit es dazu kommt, ist meist die Einnahme eines hochpotenten Antipsychotikums Voraussetzung. Es müsste gegebenenfalls auch gegen seinen Willen, der in der akuten Psychose alles andere als frei ist, verabreicht werden. Dieses Vorgehen wäre jedoch als Ultima Ratio absoluten Notfallsituationen vorbehalten.

Die Schizophrenien gehören zu den Psychosen, unter denen sie die größte Gruppe bilden. Die *paranoide* Schizophrenie, für die neben wahnhaften und halluzinatorischen Erlebensweisen die Ich-Störungen charakteristisch sind, bildet mit einem Anteil von 40 % wiederum die größte Gruppe unter den Schizophrenien. Der aus dem Griechischen stammende Begriff „schízein (σχίζειν)" bedeutet (ab-)spalten, „phrén (φρήν)" Geist, Gemüt oder auch Zwerchfell, das man im alten Griechenland für den Sitz der Seele hielt.

Heute assoziiert man mit „Schizophrenie" Begriffe wie Persönlichkeits- oder Bewusstseinsspaltung und meint wohl damit, dass an Schizophrenie

Erkrankte zwei miteinander nicht vereinbare Arten von Bewusstsein oder Persönlichkeiten haben. „Der Geist verzieht sich … fühl mich zerteilt", heißt es im gereimten Text. Die Schizophrenen – das sind die richtig „Verrückten", möchte man meinen, die „Klassiker" sozusagen, wie sie sich der Laie das so vorstellt. „Ich bin doch nicht verrückt", höre ich Patientinnen und Patienten immer wieder protestieren, denen ich zu einer stationären Behandlung geraten habe, diese aber ablehnen.

„Verrückt", was verbinden Sie mit dem Wort? – Durchgeknallt sein? Abgehängt, abserviert und ausrangiert? – Ich hoffe nicht! Wo verwenden wir das Wort sonst noch? Ein Möbelstück wird verrückt. Es steht dann woanders, ist nicht mehr an seinem gewohnten Platz, an den es eigentlich gehört. Es ist sozusagen deplatziert und verliert möglicherweise seine Funktion. Im übertragenen Sinne heißt das für den an einer Psychose Erkrankten im Grunde nichts anderes: Er ist herausgerückt aus der Gemeinschaft, in der er lebt, der er sich zugehörig fühlte. Jetzt gehört er nicht mehr dazu. Er steht außen vor. Seine Überzeugungen von der Wirklichkeit isolieren ihn von seiner Mitwelt, der er sich zunehmend entfremdet. Häufig muten sie skurril an und sind mit der Realität nicht mehr in Einklang zu bringen. Sie sind objektiv falsch. Dennoch stehen sie für ihn unverrückbar fest und lassen sich durch logische Argumente oder gegenteilige Erfahrungen nicht korrigieren. Dieses als Wahngewissheit bezeichnete Festhalten an objektiv falschen Überzeugungen ist charakteristisch für das Vorliegen eines Wahns.

Das Entgegenkommen der PKWs auf der A1 wird zwar vom Geisterfahrer korrekt registriert. Die Deutung, das Einordnen des Wahrgenommenen jedoch, ist hier das eigentlich Psychotische. Es ist die Art und Weise, wie er Ereignisse auf sich bezieht, die dem Gesunden fremd und bizarr erscheint. Dieses Auf-sich-Beziehen neutraler Begebenheiten beschreibt als Fachbegriff der sog. „Beziehungswahn". Er spielt in dem Geschehen meist eine besondere, herausgehobene Rolle, bezieht die Ereignisse auf sich und misst ihnen eine ganz besondere Bedeutung bei. Sein Wirklichkeitserleben mutet wie eine Parallelwelt an, zu der nur er selbst Zutritt hat, da sie anderen Gesetzen folgt. Es erscheint daher nur allzu verständlich, wenn er daraufhin beginnt, sich seinen eigenen „Reim" auf die beunruhigenden Wahrnehmungen zu machen, um sich die Stimmen zu erklären, die plötzlich in sein Leben getreten sind. Er hört deutlich, wie sie ihm etwas einflüstern, über ihn reden, jede seiner Handlungen kommentieren oder ihm Befehle geben, die ihn zu Tode ängstigen. Dieser suggestiven Kraft kann er sich oft nur unter größten Mühen widersetzen. Und manch einer folgt der Stimme in seinem Wahn.

Ich habe es selbst miterlebt und werde den Moment niemals mehr vergessen, als einer meiner Patienten schwerstverletzt und begleitet von einem Pulk

Ärzten im Laufschritt in den Schockraum gefahren wurde, nachdem er sich unter dem Einfluss ihn bedrängender Stimmen vom Parkdeck unserer Klinik gestürzt hatte. Er hat knapp überlebt und muss für den Rest seines Lebens mit gravierenden körperlichen Einschränkungen zurechtkommen. Der genaue Hergang ließ sich im Nachhinein nicht mehr exakt rekonstruieren. Er lag zu lange im Koma. Die Erinnerung an das Geschehene war verloren gegangen. Dieses als retrograde[2] Amnesie bezeichnete Vergessen kann die Folge traumatischer Ereignisse oder einer Hirnverletzung sein. Das vor diesem Ereignis liegende Geschehen versinkt ins Dunkel des Unterbewusstseins. Manchmal kommt es zu einem späteren Zeitpunkt bruchstückhaft wieder zum Vorschein und führt dann mitunter zu erheblichen Ängsten, Alpträumen und plötzlichem szenenhaften Wiedererleben des Erlebten, zu sog. Flash-Backs.

Im gereimten Text heißt es weiter: „Die Perspektive bricht, und wie besessen sucht der Sinn sich seine Bahn, und die Gedanken, fortgerissen, erahnen hilflos, weltvergessen, was kommen kann". Die alten Regeln gelten nicht mehr. Sie verlieren ihren Sinn. Die Wahnwahrnehmungen, die ihn vor Angst frieren lassen, verlangen nach neuer Sinngebung. Es erscheint mir nur natürlich und folgerichtig zu sein, Phänomenen und Ereignissen, die wir nicht verstehen, einen Sinn beimessen zu wollen. Mir erscheint es auch nachvollziehbar, dass, wenn im Wahn die alte Perspektive, die gewohnte Sicht auf die Welt, bricht, eine neue hermuss, die das Wahrgenommene zu erklären versucht. „Der Sinn verschiebt sich, der Kopf sucht Halt". Er gibt sich der Stimme aus dem OFF hin, weltvergessen, voller Angst, ahnend, dass ihm keine Wahl bleibt. Denn er ist gebunden an diese ihm unerklärliche Welt, gebunden durch ein „unsichtbares Band". Dies ist der Nährboden für die obskursten Wahnsysteme: Die Geisterfahrer, die er auf sich zukommen und aufblenden sieht, scheinen sich in seiner Wahrnehmung untereinander abgesprochen und es auf mysteriöse Weise auf ihn abgesehen zu haben. „Schon wieder. Es ist wieder so weit. Aber ich werde nicht weichen. Niemals", schießt es ihm durch den Kopf. Oder im Reim-Text: „Ob ich kann, will oder frage wohin, es fragt nicht und ernennt mich wieder, verfolgt einen großen Plan". Das klingt nach einer Mission, die erfüllt werden müsse, ob er dies wolle oder nicht. Er wird dazu ernannt und muss der Stimme folgen: „Bleib unerkannt und kenn den Gruß, das Gewicht hängt schwer, doch tue, was getan sein muss", heißt es weiter, als wäre er von einem Geheimbund rekrutiert worden, der sich über okkulte Zeichen zu erkennen gibt, um vielleicht Schreckliches zu vollbringen. Seine Angst erdrückt ihn, ihn schaudert's und friert's. „Mir ist kalt", heißt es an anderer Stelle. Erkaltet wie ein Leichnam assoziiert man

---

[2] Das zurückliegende, unmittelbar vor dem Ereignis Geschehene.

unwillkürlich. Der Schnitter in Gestalt eines Dämons küsst ihn, als sei dies der Initiationsritus, der ihn für alle Zeiten an ein unheimliches Gelübde bindet. Von einer Wand erdrückt, findet er sich in einer ausweglosen Situation wieder, der nur durch den Tod zu entrinnen ist: „Die Welt vergisst mich, der Dämon küsst mich, die Wand erdrückt mich, mir ist kalt" und schließlich: „Ich sterbe bald". Die Kälte, das Todesmotiv, ist der Cantus firmus, der ihn bis ins Grab begleiten wird.

Noch etwas anderes fällt auf. Es ist der Moment, in dem unser Patient aus seiner Starre erwacht und in der Notaufnahme erstmals zu reden beginnt: „Der Ring fällt über weg, die Leitplanke leuchtet, verloren, habe verloren, zu spät, sieben Jahre sind vorbei." Was geschieht hier? Unverständliche, sinnlos erscheinende Satzfetzen stammelt er vor sich hin. Sein Denken wirkt völlig verändert, zerfahren. Satzstrukturen lösen sich auf, die Sprache zerfällt. „Sprachzerfall" heißt es denn auch im ärztlichen Fachjargon. Das Denken ist verworren, in sich nicht mehr schlüssig. Nach dem ganzen Stress, den gleichermaßen ausgedehnten wie unergiebigen Verhören auf der Polizeiwache, ist er völlig am Ende, dekompensiert. Verängstigt wie er ist, kann er keinen klaren Gedanken mehr fassen. Er leidet unter ausgeprägten *formalen* Denkstörungen. Im Gegensatz zu den *inhaltlichen* Denkstörungen, bei denen, wie der Name bereits nahelegt, die Gedanken*inhalte* gestört sind, ist bei den *formalen* Denkstörungen die Art und Weise zu denken verändert. Das Denken kann beschleunigt (Manie), verlangsamt oder gehemmt (Depression) oder wie bei der Schizophrenie inkohärent[3] sein. Mitunter entstehen neue, seltsame Wortgebilde, sog. *Neologismen*: „Eisbärengel, Baumwollbengel" sind Beispiele dafür.

Neben den geschilderten Wahnwahrnehmungen und den akustischen Halluzinationen, bei denen die Betroffenen Stimmen hören, obwohl niemand anwesend ist, dürfen die *Ich-Störungen* nicht unerwähnt bleiben. Es handelt sich dabei um Erlebensweisen, bei denen die Grenze zwischen Ich und Umwelt, zwischen Innen und Außen, verschwimmt. Die personale Einheit ist gestört. Das Denken, Fühlen und Handeln werden als von außen „gemacht" erlebt. Ob sie für das Erleben dieses Patienten in der Notaufnahme relevant waren? Wir wissen es nicht. Danach zu fragen, wäre in dieser angespannten Situation nicht angemessen gewesen. Es kam zunächst nur darauf an, ihn nicht noch weiter zu verunsichern und ohne größere Katastrophen in die Psychiatrische Klinik zu befördern.

Die meisten der Ich-Störungen zählen zu den sogenannten Erstrangkriterien nach Kurt Schneider, der diesen Begriff 1938 erstmals verwendete, um damit

---

[3] Zerfahren, zusammenhanglos, bruchstückhaft.

zu unterstreichen, dass es sich um erstrangige, d. h. für die Diagnosestellung der paranoiden Schizophrenie besonders bedeutsame Symptome handelt. Sie können, wenn sie nicht von vorübergehender Dauer sind und nicht durch eine andere Erkrankung des Gehirns oder eine Vergiftung hervorgerufen wurden, als einziges Symptom die Diagnose einer paranoiden Schizophrenie begründen.

Eine besondere Form der Ich-Störungen, die meist harmloser Natur und nicht typisch für die Schizophrenie ist, kann dagegen auch bei psychisch Gesunden vorkommen, zum Beispiel bei starker Übermüdung oder extremem Stress: In der angespannten, explosiven Atmosphäre erlebe ich selber, vollkommen überarbeitet, das Geschehen in der Notaufnahme wie in einem Film: Als sähe ich mich darin als Akteur, kommt mir die ganze Szenerie unwirklich vor.

Auch bei dieser harmlosen Form der Ich-Störungen, dem „Derealisationserleben", verschwimmt die scharfe Trennlinie zwischen Innen- und Außenwelt. Sie scheint sich aufzulösen. Beim Psychotiker geschieht dies jedoch viel umfänglicher, elementarer: Ich-Störungen bestimmen in oft dramatischer Art und Weise sein Denken, Fühlen und Handeln. Er wähnt sich dann möglicherweise von dunklen Mächten gesteuert, ist in gewisser Weise nicht mehr „Herr im Hause", als sei er lediglich ein Gefäß, ausgeliefert der Willkür seiner Dämonen aus dem Niemandsland. Seiner eigenen Gedanken beraubt erscheint sein Willen, sein Handeln wie von fremder Hand gesteuert; als sei es von außen „gemacht". Das „Gefühl des Gemachten" beschreibt sehr treffend dieses Erleben. Als Fachterminus[4] erscheint er dann auch im zu erhebenden psychopathologischen[5] Befund. Das Geflüster und Gewisper ist so mächtig, dass er, verletzlich wie ein Vogelgefieder, vor den ihn bedrängenden Stimmen kapituliert. Die fremden Gedanken mutieren zu seinen eigenen: Als Gedankenentzug bzw. Gedankeneingebung, bezeichnen die entsprechenden Fachbegriffe dieses Phänomen. „Das Gewicht hängt schwer, doch tue, was getan sein muss", flüstern ihm die Stimmen zu. Das hier anklingende Fremdbeeinflussungserleben: Es zählt ebenfalls zu den Ich-Störungen. Das Gefühl des Gemachten, die Willensbeeinflussung, der Gedankenentzug, die Gedankeneingebung und das Fremdbeeinflussungserleben: Sie sind zusammen mit dem Gedankenlautwerden als Ich-Störungen ebenso wie die Wahnwahrnehmungen, der bizarre Wahn und das Hören dialogisierender, kommentierender oder imperativer Stimmen als Symptome diagnostisch wegweisend für das Vorliegen einer paranoiden Schizophrenie. Im fünften Kapitel werden sie nochmals eingehender erläutert.

---

[4] Fachbegriff.

[5] (griech.) Psycho = Seele, Pathos = Leiden, die Lehre von den psychischen Leiden.

Doch bevor Sie den gereimten Text „Der Psychotiker – Ein Fragment" zum Abschluss dieses Kapitels erneut lesen werden – und vieles daraus wird Ihnen dann verständlicher sein als beim ersten Mal – diese Botschaft zum Schluss: So einschneidend die Diagnose einer Schizophrenie für das Leben der Betroffenen, deren Angehörige und Freunde sein mag: Sie ist behandelbar, und viele der 250.000 in Deutschland in diesem Augenblick mit dieser Diagnose lebenden Menschen führen – dank vielschichtiger Behandlungskonzepte und hoch wirksamer Medikamente, auf die in der Therapie nicht verzichtet werden sollte – ein im Großen und Ganzen zufriedenstellendes Leben.

Sie haben Familie und Kinder und gehen einem Beruf nach.

Der Psychotiker – Ein Fragment

Es ist kalt
ich will nicht frieren
mein Kopf sucht Halt
den Sinn verlierend
der Geist verzieht sich
die Angst erdrückt mich
fühl mich zerteilt
es ist kalt

was ist das für ein Gesicht
das meint es kenne mich
die Perspektive bricht
der Sinn sucht Halt
ich sterbe bald

mein Herz vibriert
die Hände zittern
das Wort verliert
den Sinn

der Clan bekriegt mich
die Faust geballt
der Teufel lallt
und was er sagt
lässt mir das Blut gefrieren
das Wort sucht Halt

den Sinn verlierend
der Dämon hält die Macht
und in Äonen wird Gesetz noch
was er sagt:

Eisbärengel, Baumwollbengel
ich hab dich bestimmt
du trägst das Mal
und kennst das Zeichen
sei dir gewiss und höre hin

die Welt vergisst mich
der Dämon küsst mich
die Wand erdrückt mich
mir ist kalt

dieses Geflüster und Gewisper
es bedrängt mich und verfängt sich
in meinem Vogelgefieder
ob ich kann, will oder frage wohin
es fragt nicht und ernennt mich wieder
verfolgt einen großen Plan

suche den Sinn nicht – so ruft sie mich an
dann geb ich mich hin der Stimme
aus dem Niemandsland:
Eisbärengel Baumwollbengel
bleib unerkannt und kenn den Gruß
das Gewicht hängt schwer
doch tue was getan sein muss
und verrätst du mich: so sei gewiss
durch meine Hand sind wir gebunden
durch unsichtbares Band

was ist das für ein Gesicht
das meint es kenne mich
die Perspektive bricht
und wie besessen
sucht der Sinn sich seine Bahn
und die Gedanken fortgerissen
erahnen hilflos weltvergessen
was kommen kann

Es ist kalt
ich will nicht frieren
mein Kopf sucht Halt
den Sinn verlierend
die Angst erdrückt mich
der Geist verzieht sich
ich sterbe bald –

es ist kalt

Nackte Fakten

1. Weltweit sind etwa 26 Millionen Menschen betroffen. In Deutschland sind ca. 250.000 Menschen (0,3 %) erkrankt.
2. Das Lebenszeitrisiko, an einer Schizophrenie zu erkranken liegt bei 1 %; bei Marihuanakonsum vor dem 14. Lebensjahr beträgt es ca. 4 %.
3. Hoher genetischer Anteil: Kinder von Eltern, die beide an einer Schizophrenie erkrankt sind, werden zu 46 % auch erkranken, bei einem erkrankten Elternteil sind es 13 %. Bei eineiigen Zwillingen, die in unterschiedlichen Familien aufwachsen und ein Zwilling erkrankt ist, erkrankt der andere mit einer Wahrscheinlichkeit von 50 %. Bei zweieiigen Zwillingen sind es 10 bis 14 %. Für andere Geschwister beträgt das Risiko 10 %.
4. Die Schizophrenie zählt zu den zehn häufigsten Ursachen für Lebenseinschränkungen und Behinderungen.
5. 80 bis 100 % erleiden innerhalb von fünf Jahren mindestens einen psychotischen Rückfall.
6. Die Erkrankung kann zwischen dem ersten und siebten Lebensjahrzehnt ausbrechen. Häufigkeitsgipfel sind zwischen der Pubertät und dem 30. Lebensjahr (50 %), zwischen dem 30. und 40. Lebensjahr erkranken weitere 25 %.
7. Männer erkranken im Durchschnitt früher als Frauen; Verhältnis Männer zu Frauen 1,4: 1.
8. Bei bis zu 1/3 der Betroffenen kommt es nach mehreren Episoden zu einer Heilung.
9. 25 bis 50 % unternehmen mindestens einen Suizidversuch, 15 % versterben an einem Suizid.
10. Die durchschnittliche Lebenszeit ist zwischen 10 und 20 Jahren verkürzt (Gründe: Suizide, Rauchen, Übergewicht, ungesunder Lebensstil u. a.).

11. Positivsymptome (= Wahnvorstellungen, Stimmenhören, Halluzinationen etc.) sind mit Medikamenten, den hochpotenten Antipsychotika, in der Regel gut behandelbar; Negativsymptome (Antriebs- und Gefühlsarmut, herabgesetztes Leistungsvermögen, Abnahme der Differenziertheit der Gesamtpersönlichkeit) sind dagegen schwieriger in den Griff zu bekommen.
12. Je früher und effektiver eine Episode behandelt wird, desto besser ist die Gesamtprognose. Unzählige gut durchgeführter Studien belegen die Wirksamkeit der als „Antipsychotika" oder auch als „Neuroleptika" bezeichneten Medikamente. 70 % der Patienten profitieren davon, ca. viermal mehr als unter Placebos (Scheinmedikamente ohne Wirkstoff).

Weiterführende Literatur

„Psychische Erkrankungen" von Matthias Berger in seiner 5. Auflage von 2014
„Intensivkurs Psychiatrie" von K. Lieb, S. Frauenknecht und S. Brunnhuber in seiner 8. Auflage von 2016 und seiner 10. Auflage von 2018
„Therapie psychischer Erkrankungen" 2017 in seiner 12. Auflage und 2018 in seiner 13. Auflage, herausgegeben von U. Voderholzer und F. Hohagen. Die genannten Fachbücher sind bei Urban & Fischer im ELSEVIER Verlag erschienen.
„Kompendiums der Psychiatrischen Pharmakotherapie" in seiner 11. Auflage von 2016 und 12. Auflage von 2018 erschienen im Springer Verlag, herausgegeben von O. Benkert und H. Hippius
Fachzeitschrift: Psychopharmakatherapie Heft 6 Nov/Dez 2018 PPT 25. Jahrgang
Musik auf der MoreMediaApp: Goffredo Petrassi (1903–2003): Nunc 1971 (Ausschnitt); Interpret: Carsten Petermann, klassische Gitarre, aufgenommen 1996; Foxxy Medien & Verlags-KG 2007

6

Fluch oder Segen? – Psychopharmaka im Visier

Über lästige Nebenwirkungen, unerwartete Wirkungen und randomisierte placebokontrollierte

Doppelblindstudien

Sie nehmen Psychopharmaka ein? Und haben jetzt Nebenwirkungen? Sind müde, werden immer dicker, leiden unter Haarausfall, Impotenz oder sind den ganzen Tag wie benebelt? Ihnen läuft der Speichel aus dem Mund oder Sie haben irgendwie das Gefühl, „gedeckelt" zu sein oder wie ein „Roboter" durch die Gegend zu laufen? Vielleicht zucken Sie auch plötzlich unwillkürlich mit der Schulter oder zittern so stark, dass Sie keine Tasse mehr zum Mund führen können? Oder Sie beginnen nachts einzunässen oder haben das Gefühl, gar nicht mehr auf die Toilette gehen zu können? Denn: Da kommt nix, weder Groß noch Klein, Letzteres tröpfelt bestenfalls noch etwas vor sich hin und es tut weh? Was dann? Was machen Sie jetzt? Den Psychiater wechseln? Das können Sie natürlich tun. Das bleibt Ihnen überlassen. Wie gesagt, neues Spiel, neues Glück. Oder vielleicht gehen Sie dann doch lieber zum Homöopathen, um Ihre Schizophrenie oder Depression oder Manie behandeln zu lassen? Auch das bleibt Ihre Entscheidung! Es soll ja alles Mögliche helfen. Man muss nur daran glauben.

© Springer-Verlag GmbH Deutschland, ein Teil von Springer Nature 2020
C. Petermann, *Kann man einem Psychiater trauen?*,
https://doi.org/10.1007/978-3-662-59074-4_6

Der Placebo-Effekt

Der menschliche Organismus ist in der Lage, unter bestimmten Voraussetzungen neurobiologische[1] Mechanismen zu aktivieren, die seine Selbstheilungskräfte erheblich verstärken. Das bei der Beurteilung, ob ein neues Medikament wirksam ist oder nicht, zu berücksichtigende Phänomen muss als Einflussgröße erkannt und berechnet werden. Solch eine Einflussgröße ist zum Beispiel die Arzt-Patienten-Beziehung oder aber schlicht der Glaube, ob ein verordnetes Präparat wirken wird oder nicht. Diese als Variablen[2] bezeichneten Einflussgrößen auszuschalten, ist das Ziel der sog. **„randomisierten placebokontrollierten Doppelblindstudien"**. Unter einem Placebo versteht man ein Scheinmedikament ohne Wirkstoff. Das Präparat, das den zu untersuchenden Wirkstoff beinhaltet, wird Verum genannt. In diesen hohen wissenschaftlichen Standards genügenden Studien werden Patienten mit der gleichen zu behandelnden Erkrankung nach dem Zufallsprinzip in zwei etwa gleich große Gruppen aufgeteilt. Das nennt man Randomisieren. Es entsteht eine Gruppe, die das Verum erhalten wird, eine andere, die als Kontrollgruppe das Placebo erhält. Wer aber was bekommt, wissen allerdings weder der behandelnde Arzt noch der Patient. Beide sind sie „blind" hinsichtlich dessen, was verabreicht wird: Das „richtige" Medikament oder das Placebo. Das geschieht, um etwaige Einflussgrößen seitens der Behandler, die die Wirkung des Medikaments beeinflussen könnten, von vornherein auszuschließen. So übt bereits die positive oder negative Haltung des Arztes hinsichtlich der Wirksamkeit des verabreichten Präparats einen erheblichen Einfluss auf seinen Effekt aus, so dass das Ergebnis der Studie verfälscht würde. Dieses wird an einem festgelegten Stichtag von unabhängiger Seite bekannt gegeben. Die Teilnehmer an der Studie werden dann nochmals gründlich untersucht. Nur der Anteil der Medikamentenwirkung aus der Verumgruppe, der über die des Placebos hinausgeht, ist dem neuen Medikament oder Therapieverfahren zuzurechnen.

Aus Untersuchungen weiß man, dass die Qualität der Arzt-Patienten-Beziehung einer der bedeutendsten Wirkfaktoren überhaupt für den Therapieerfolg darstellt. Sogar die verordneten Medikamente wirken besser. Ein Placebo-Effekt? Zumindest kann man festhalten, dass es eine Reihe begleitender Faktoren gibt, die die Wirksamkeit eines Pharmakons mit

---

[1] Die Neurobiologie befasst sich mit dem Zusammenwirken der Nerven untereinander sowie deren wechselseitigen Einfluss auf sämtliche Prozesse eines Organismus.

[2] Platzhalter für austauschbare Bedingungen, Sachverhalte, die für eine bestimmte Fragestellung bedeutsam sind.

beeinflussen. Patienten immer wieder Zuversicht zu vermitteln und ihnen zu sagen, dass z. B. deren Depression behandelbar ist und die Beschwerden zurückgehen werden, ist für eine gelingende Therapie in jedem Fall unabdingbar. Der Placebo-Effekt ist nicht nur für die Psychiatrie von Bedeutung. Auch in anderen medizinischen Fachrichtungen, wie z. B. der Schmerzmedizin, wird man sich seines Einflusses auf den Therapieerfolg zunehmend bewusst: Es konnte gezeigt werden, dass unter einer Placebo-Behandlung Patienten mit chronischen Rückenschmerzen nahezu beschwerdefrei wurden und sogar wieder Getränkekisten heben konnten – mit gefüllten Flaschen, versteht sich. Und sogar wenn sie vorher wussten, dass sie Placebos einnehmen, profitierten manche davon. Als Fazit bleibt, dass Medikamente besser wirken, wenn man als Patient von deren Wirkung überzeugt ist und das Gefühl hat, seinem Arzt vertrauen zu können.

Der Placeboeffekt von Antidepressiva ist enorm hoch: Er soll bei sage und schreibe 70 % liegen. Genau genommen bedeutet das, dass z. B. Traubenzuckerpillen eine bis zu 70 % vergleichbare antidepressive Wirkung entfalten können wie, ich sag jetzt einmal: Die böse Chemie, die manch einer in Bausch und Bogen ablehnt – um dann viel Geld in Placebos zu investieren. In diesem Fall möchte ich jedoch eher zum deutlich günstigeren Traubenzucker raten, und auch den brauchen Sie nicht in feinen Täfelchen in Ihrer Apotheke zu kaufen, sondern da reicht ALDI. Aber selbst bei Traubenzucker gilt: Die feierliche Zeremonie der Übergabe des Produktes, das eben seinen Preis hat, haben muss – denn nur was teuer ist, kann auch gut sein – durch einen seriös aussehenden, grau melierten, älteren Herren in weißem Kittel, der sich mit ernster Miene vor meterhohen, Respekt einflößenden Medikamentenregalen drapiert hat: Das wirkt. Und nur dieser Traubenzucker darf es sein. Das Gute daran ist: Er verursacht keinerlei Nebenwirkungen. Abgesehen von Karies, Fettleibigkeit und in der Folge wieder... – doch dieses Thema hatten wir schon an anderer Stelle. Nun sind dies Langzeiteffekte. Im Moment jedenfalls spürt man nichts von alledem. Und darauf kommt es eben an. Oder? Doch Vorsicht! Wünschen Sie Ihren Psychiater nicht gleich zum Teufel, sollte die ein oder andere Nebenwirkung auftreten. Falls er Sie darüber aufgeklärt hat, dann werden Sie sicher auch erfahren haben, dass sie meist innerhalb der ersten vierzehn Tagen wieder zurückgehen und – falls nicht – durch eine Dosisreduktion oder Medikamentenumstellung in der Regel gut in den Griff zu bekommen sind.

Aber, so werden Sie fragen, denn Sie sind inzwischen gut informiert, wenn der Placeboeffekt von Antidepressiva bei 70 % liegt, warum dann überhaupt Nebenwirkungen in Kauf nehmen und nicht lieber gleich Traubenzucker schlucken? Und wenn Ihr Psychiater Ihnen dann erklären sollte, dass die verordneten Medikamente ein unverzichtbarer Bestandteil Ihrer Therapie seien und es trotz des Placeboeffekts wichtig sei, die verbleibenden 30 % an zusätzlicher Wirkung auszuschöpfen? Dann sollten Sie unbedingt bei Ihrem Arzt bleiben. Denn die Einnahme von Medikamenten ist stets eine Nutzen-Risiko-Abwägung. In der Behandlung der schwergradigen Depression, der bipolaren affektiven Störung und der Schizophrenie bilden Psychopharmaka eine, um nicht zu sagen *die* entscheidende Säule auf dem Weg zur Gesundung. Auf sie sollte auf keinen Fall verzichtet werden. Wichtig sind eine rasche und effiziente Behandlung und nach Zurückdrängen der Beschwerden eine Rückfallverhütung. Nur so kann das Risiko, sein Leben vor die Wand zu fahren und eine Spur der Verwüstung mit zerrütteten Lebensverhältnissen zu hinterlassen, so gering wie möglich gehalten werden.

Wie wirken Psychopharmaka oder Was ist los im Kopf?

Unser Gehirn besteht aus ca. siebenundachtzigmilliardenvierhundertdreiundzwanzigmillioneneneinhundertsechsunddreißigtausendzweihundertvierundneunzig[3] Nervenzellen, den Neuronen. Zwischen deren Endigungen, Synapsen genannt, liegt ein unvorstellbar winziger Zwischenraum, der synaptische[4] Spalt. Damit Informationen von einer Nervenzelle zur nächsten gelangen können, bedarf es sogenannter Botenstoffe, den Neurotransmittern. Vereinfacht ausgedrückt, beruht die Wirkung von Psychopharmaka auf der direkten oder indirekten Beeinflussung dieser Neurotransmitter und deren „Andockstationen".

Genetische Besonderheiten im Zusammenspiel mit auslösenden Faktoren können das Gleichgewicht dieser Botenstoffe empfindlich stören und auf diese Weise eine psychische Erkrankung auslösen. Auslösende Momente können bei entsprechender Veranlagung neben Dauerstress hormonelle Entgleisungen, Vitaminmangelzustände oder Drogenkonsum sein sowie verschiedenste internistische, endokrinologische,[5] immunologische[6] oder neurologische Erkrankungen. Wichtige Neurotransmitter sind das in der Regenbogenpresse als „Glückshormon" bezeichnete Serotonin sowie Dopamin, Noradrenalin,

---

[3] Die Angaben in der Literatur schwanken!!

[4] Synapse (griech.): „Zusammen berühren"; die Kontaktstelle, an der die Nervenendigungen aufeinandertreffen und ihre Informationen austauschen.

[5] Die Drüsen und deren in die Blutbahn ausgeschüttete Hormone betreffend.

[6] Die gestörte körpereigene Abwehr betreffend, die Gewebe des eigenen Organismus angreift.

Acetylcholin und Glutamat. Als Botenstoffe haben sie bestimmte Aufgaben zu erfüllen. Dabei sind sie durchaus keine Einzelkämpfer. Vielmehr wirken sie in komplexen Netzwerken wie in einem Mobile zusammen und reagieren dementsprechend auf alles, was sonst noch im Kopf los ist, wer gerade anwesend ist und „mit wem kann" und auch ob und wo Eindringlinge (Medikamente, Gifte, Hormone, Nahrungsbestandteile etc.) dazwischenfunken oder deren Arbeit zu behindern versuchen. Dabei hängt ihre Funktionalität von den anderen „Neurotransmitter-Kolleginnen und -Kollegen" ab, da letztlich die Wirkung des Einzelnen nur in Zusammenhang mit der Wirkung von allen sich einstellen kann.

Im Vergleich dazu wirkt die geläufigste Hypothese zur Entstehung der **Schizophrenie** geradezu eindimensional und simpel. Die Dopamin-**Hypothese,** besagt, dass in bestimmten Hirnarealen ein Überschuss an Dopamin ursächlich für das psychotische Erleben sei, das sich in Gestalt von Wahnwahrnehmungen, Stimmenhören und Ich-Störungen zeigt. Die Wirkung der Antipsychotika beruhe demnach im Wesentlichen darauf, wie eine Art Schutzschild zu verhindern, dass das Dopamin seine Effekte am Neuron vollumfänglich entfalten kann, so dass die Fehlwahrnehmungen sich zurückbilden können.

Interessanterweise scheinen mit etwas anderer Gewichtung für die **Depression** dieselben Neurotransmitter eine Rolle zu spielen wie bei den Psychosen. Diese und weitere Befunde werfen die Frage auf, inwieweit es sich bei den Schizophrenien und den verschiedenen Ausformungen der Depression, die ebenfalls mit psychotischem Erleben, wie z. B. einem Schuld- oder einem Verarmungswahn einhergehen können, überhaupt um grundverschiedene zentralnervöse Krankheitsprozesse handelt oder ob vielmehr die psychischen Störungen als individuelle Ausgestaltungen vergleichbarer krankhafter Veränderungen im Gehirn angesehen werden müssen. Auch Kernspinuntersuchungen weisen in diese Richtung.

Neben dem „Glückshormon" Serotonin stehen bei den depressiven Erkrankungen also ebenfalls wieder das Noradrenalin und das Dopamin mit im Fokus. Antidepressiva hemmen oder verzögern deren Abbau, so dass diese Botenstoffe an deren neuronalen Zielstrukturen effektiver wirken können. Bei der Depression scheint ein Mangel bestimmter Botenstoffe im Gehirn wesentlich für deren Auslösung zu sein.

Die Funktionsweise der Nervenzellen ist äußerst komplex. Stetig neu hinzugewonnene wissenschaftliche Erkenntnisse über das wechselseitige Zusammenspiel von Neurotransmittern und Genetik,[7] von hormonellen

---

[7] Erbanlagen.

Faktoren und Umwelteinflüssen erleichtern nicht immer das Verstehen dieser Erkrankungen. Und so wie der Hydra,[8] schlägt man ihr einen Kopf ab, augenblicklich zwei neue Köpfe erwachsen, scheinen sich weitere, oft noch komplexere Fragestellungen aufzutun, kaum dass eine gelöst ist. Warum und wie unser psychisches System so und nicht anders funktioniert, bleibt trotz enormer Fortschritte im Verständnis neurobiologischer Prozesse letztlich ein Mysterium.

Psychischen Störungen liege eine „neuronale Netzwerkstörung" zu Grunde, heißt es. Diese Umschreibung verschleiert, dass im Grunde genommen unbekannt ist, was wirklich gespielt wird. Dabei stellt sich generell die Frage, ob zwei beobachtete Prozesse lediglich „zufällig" zur selben Zeit geschehen, inwieweit diese sich gegenseitig beeinflussen oder ob einer aus dem anderen folgt, also eine Kausalität besteht: Werden weniger Kinder geboren, *weil* es weniger Störche gibt? Handelt es sich hier um zwei gleichzeitig zu beobachtende Sachverhalte oder folgt der eine aus dem anderen? Das ist ein großer Unterschied und wir alle – auch wir Ärzte – unterliegen gelegentlich mystischem Denken, wenn wir unsere Behandlung mitunter nach „Evidenzen[9]" ausrichten, die es, wissenschaftlich gesehen, gar nicht gibt. Geht der grippale Infekt schneller zurück, weil ich die und die „Hustensäfte", Pillen oder „Kügelchen" eingenommen habe? Hier könnte man eine überragende Arzt-Patienten-Beziehung vermuten, sollte der Patient dieser Sichtweise folgen.

Hinsichtlich Entstehung und Verlauf psychischer Erkrankungen, soviel ist gewiss, gibt es unzählige Einflussgrößen. Selbst ob jemand eher optimistisch durchs Leben geht oder sich seine Zukunft in schwarzen Farben ausmalt, spielt hierbei eine nicht unerhebliche Rolle.

Mit diesen geradezu fantastisch anmutenden Phänomenen beschäftigt sich die „Epi"[10]-Genetik. Für die Auslösung psychischer Störungen (und auch anderer Erkrankungen!) verantwortliche „Risikogene" werden wie Lichtschalter an- und ausgeknipst – je nachdem, ob Stressoren sie bedrängen oder sie in einer schützenden Umgebung von liebevollen Wegbegleitern im Zaume gehalten werden; mit weitreichenden Folgen für das betreffende Individuum, das entweder erkrankt oder aber eben gesund bleibt.

---

[8] Vielköpfiges Ungeheuer in der griechischen Mythologie.

[9] Das Augenscheinliche, unmittelbar Erkennbare.

[10] Epi (altgr.),: Wörtl.: Dazu, obendrauf; Epigenetik: Fachgebiet, welches sich mit der Frage befasst, welche Faktoren die Aktivität eines Gens und damit die Entwicklung der Zelle zeitweilig festlegen.

Genetik und Epigenetik

Die **Genetik** (*gr.* Abstammung, Ursprung) beschäftigt sich mit den Erbanlagen, dem Genom als die Gesamtheit aller Gene. Sie beschäftigt sich mit den Gesetzmäßigkeiten der Vererbung eines Merkmals von einer auf die nächste Generation und legt für das eigene Leben die Spannbreite der Möglichkeiten fest. In jeder einzelnen Körperzelle ist die Gesamtheit des Genoms enthalten. Diese zu vererbenden Merkmale können z. B. die Körpergröße, Haarfarbe oder Muttermale betreffen, aber auch die Veranlagung, an einer bestimmten gesundheitlichen Störung zu erkranken. Die **Epigenetik** (Der Genetik „obendrauf" *gr.*) beschreibt die sie steuernden Einflussgrößen. Im weitesten Sinne sind dies die Umweltfaktoren, aber auch erworbene Einstellungen, Gewohnheiten und Verhaltensweisen, die Teile der Gene aktivieren oder aber stilllegen können.

Ein Bild, das den Unterschied zwischen dem Genom und den Einflussgrößen, die dessen Aktivität steuern, veranschaulicht dies: Man stelle sich das Genom als die Gesamtheit aller Tasten eines Konzertflügels vor. Es erklingen nie alle 88 Tasten gleichzeitig, sondern lediglich bestimmte Kompositionen, die in verschiedenen Notenpartituren – sie stehen für die Epigenetik – niedergeschrieben stehen. Die Epigenetik entscheidet nun darüber, welche Tasten in welcher Intensität und Reihenfolge zum Erklingen gebracht werden. Das ist individuell unterschiedlich und umfasst sämtliche Faktoren, die Einfluss darauf haben, welches Musikstück in welcher Qualität gespielt wird. Anschaulich und begreifbarer wird dieser Sachverhalt, wenn man sich die Ergebnisse aus der Zwillingsforschung am Beispiel der paranoiden Schizophrenie vor Augen führt.: Eineiige Zwillinge verfügen über ein identisches Genom. Die Gesamtheit ihrer Erbanlagen inklusive der in ihnen enthaltenen „Risikogene" für psychische Erkrankungen unterscheiden sich daher nicht. Obwohl einer von beiden an einer paranoiden Schizophrenie erkranken wird, liegt die Wahrscheinlichkeit für die Zwillingsgeschwister, ebenfalls daran zu erkranken, nicht, wie man vermuten könnte, bei 100 %, sondern nur bei etwa 50 %, d. h. die Hälfte der Geschwister bleibt gesund, insbesondere wenn sie in unterschiedlicher Umgebung getrennt aufwachsen.

Auf welche Weise Psychopharmaka, um in diesem Bild zu bleiben, in dieser Gemengelage wiederum mitmischen, inwieweit sie dem Pianisten auf die Finger klopfen oder aber mit diesem beginnen vierhändig spielen, bleibt ein Mysterienspiel. "Probieren geht über Studieren" lautet daher die Devise eines „Black-Box"-Verfahrens. Man werfe oben etwas ein, von dem man annimmt, es nützt, schüttle einmal kräftig und warte dann ab, ob's am Ende passt oder nicht passt. „Passt schon", sagt der Münchener bei solchen Gelegenheiten, wenn's schon irgendwie hinkommt – und anscheinend nicht nur der.

Die Tatsache, dass neu gewonnene wissenschaftliche Erkenntnisse bestätigt werden müssen, führt dazu, dass manche nur eine kurze Halbwertszeit haben. Das ständige Überprüfen und Revidieren von Erkenntnissen gehört indes zu den elementaren Grundprinzipien von Wissenschaft überhaupt. Es ist ihre Schwäche und Stärke zugleich: Gerade dieses Sich-selbst-in-Frage-Stellen, das Offenbleiben für neue Erkenntnisse, macht Forschung so aufregend, kann aber zugleich diejenigen, die letzte Wahrheiten suchen, verunsichern.

Letztlich stellt sich die Frage, inwieweit das Rätsel Mensch mit seinen Wünschen und Sehnsüchten, seinen Gedanken, Gefühlen und Verhaltensweisen überhaupt mit naturwissenschaftlichen Methoden hinlänglich beschrieben und fasslich gemacht werden kann. Die Hydra soll unsterblich sein. So müssen die letzten Fragen – zumindest bei dieser Art der Herangehensweise – sicher offenbleiben.

Spannende Entdeckungen oder wie der „Zufall" es will?

Die Entdeckung einiger heute in der Behandlung psychischer Störungen verwendeten Wirkstoffe war dem puren Zufall zu verdanken. Sie sind den Forschern im wörtlichen Sinne geradewegs „zugefallen": Im Begriff, an Probanden neu entwickelte Präparate hinsichtlich ihrer Herz-Kreislauf-Effekte zu testen, wurde völlig unerwartet der erste Serotoninaufnahmehemmer[11] entdeckt. Während sich der Blutdruck unbeeindruckt zeigte, bemerkte man jedoch bald einen überraschenden Nebeneffekt: Nämlich dass einige der Testpersonen mit der Zeit zunehmend fröhlicher wurden: Es sollte die Geburtsstunde der SSRIs sein. SSRIs spielen bis heute in der Behandlung der Depression eine herausragende Rolle. Sie wurden 1988 in Gestalt des Fluoxetins eingeführt. Mittlerweile sind zahlreiche strukturverwandte Präparate auf dem Markt, die deutlich verträglicher und vor allem besser steuerbar sind: Noch bis zu fünf Wochen nach dessen Absetzen kann Fluoxetin aufgrund seiner langen Halbwertszeit (HWZ) von sieben Tagen (die durchschnittliche HWZ anderer Psychopharmaka beträgt zwischen 15 und 35 Stunden) zu sehr unangenehmen, in seltenen Fällen auch lebensbedrohlichen Wechselwirkungen mit anderen Medikamenten führen. Unterm

---

[11] *engl.* **S**elective **S**erotonin **R**euptake **I**nhibitor, Abk. SSRI.

Strich sind SSRIs jedoch deutlich besser verträglich als alle Antidepressiva, die man bis dato zur Verfügung hatte.

Die im 19. Jahrhundert für die Schizophrenie gebräuchlichen Begrifflichkeiten wie „Primäre Verrücktheit (1845)", „Spannungsirresein (1874)" oder „Dementia praecox[12] (1893)" spiegeln in der kürzest möglichen Form den Kenntnisstand dieser durch Medikamente weitgehend unbeeinflussbar geltenden Erkrankung treffend wieder. Vor diesem Hintergrund war die Entdeckung des ersten **Antipsychotikums** eine Sensation. Dessen Ursprünge reichen bis in die deutsche Farbstoffindustrie um 1900 zurück

Über verschiedene Umwege erkannte man die Bedeutung der zu den sog. Phenothiazinen gehörenden Substanzen für die Medizin. Mit Einführung des Chlorpromazins 1953 als erstes wirksames Medikament gegen die Schizophrenie sank bis Ende der 50er-Jahre die Zahl der in den psychiatrischen Kliniken langzeit stationär behandelten, häufig nur verwahrten und vor sich hinvegetierenden Patienten drastisch ab. Chlorpromazin wurde mittlerweile aufgrund besser verträglicher Antipsychotika vom Markt genommen. Dennoch lebt es als Maßeinheit für die antipsychotische Wirkung der anschließend entwickelten Antipsychotika fort. Man spricht – vergleichbar mit der Pferdestärke (PS) als Maßeinheit für die Beschreibung der Motorenleistung – von sogenannten „Chlorpromazin-Äquivalentdosen[13]". Es handelt sich dabei um einen an der Wirkstärke des Chlorpromazins orientierten Umrechnungsfaktor. Die Wirkung des Antipsychotikums XY entspräche demnach z. B. fünf Chlorpomazin-Äquivalenten, d. h. es wirkt fünfmal stärker als jenes.

Machen Psychopharmaka abhängig?

Bis auf die in Deutschland seit 1992 als Schlafmittel nicht mehr zugelassenen Barbiturate und die viel zu häufig verschriebenen Benzodiazepine, die ebenfalls den Schlaf- und Beruhigungsmitteln angehören – am bekanntesten sind hier sicher das Diazepam (Valium®) und das Lorazepam (Tavor®) – erzeugen Psychopharmaka keine Abhängigkeit. Dennoch kann es sein, dass Sie ein Medikament über Jahre hinweg einnehmen müssen, manchmal auch

---

[12] Der Beobachtung von Kraepelin geschuldet, dass unbehandelte Schizophrenien nicht selten in einer Art vorzeitiger Demenz (= Dementia praecox) endeten.

[13] Die Wirkstärke, der Effekt einer bestimmten Menge oder Einheit des Chlorpromazins wird = 1 (Einheit) und andere Antipsychotika dazu ins Verhältnis gesetzt. Ein anderes Beispiel wäre: PS (Pferdestärke = 1); dann bedeuten 100 PS, dass der Antrieb eines Fahrzeugs 100 x so stark wie ein Pferd ist, richtig?

dauerhaft. Trotzdem liegt keine Abhängigkeit im medizinischen Sinne vor, die durch sechs Kriterien definiert ist, von denen mindestens drei vorliegen müssen. Dazu zählt das als *Craving* bezeichnete psychische Verlangen nach der Substanz, entweder um Entzugssymptome wie Zittern, Schwitzen oder Unruhe zu vermeiden oder einen als angenehm empfundenen psychischen Zustand, wie z. B. Entspanntheit, zurückzugewinnen. Ein weiteres Kriterium ist der *Kontrollverlust*. Er läge vor, wenn Sie über den Beginn, das Ende oder die Menge des Konsums die Kontrolle verloren haben sollten. Ein erstes Warnsignal wäre, wenn die Anzahl der Gläser Wein, die Sie an einem Abend zu trinken vorhatten, nicht eingehalten wird und sich allmählich erhöht. Dabei gelingt es meist nicht, den Konsum auf ein bestimmtes Maß zu begrenzen, obwohl bereits *körperliche und/oder psychische Folgeschäden*, wie z. B. eine Schädigung der Leber oder eine Depression, nachgewiesen wurden. Die Dosis wird im Laufe der Zeit stetig erhöht, um denselben mehr oder minder als angenehm erlebten psychischen Zustand zu erzeugen (*Toleranzentwicklung*). Indes arbeitet die Leber auf Hochtouren. Deren Enzymsysteme – das sind kleinste in den Leberzellen verborgene Hochleistungsfabriken – sind hochgefahren und kämpfen rund um die Uhr fieberhaft und mit voller Kraft voraus, um das schädliche Gift zeitnah abzubauen – mit dem Ziel, die Verwüstungen an anderen lebenswichtigen Organen, zu allererst am Steuerungszentrum, dem Gehirn, nach Möglichkeit gering zu halten.

Doch was macht der Süchtige?

Anstatt dankbar zu sein und zu sagen: „Mensch, prima, Leber, toll, dass du das alles bisher so gut hinbekommen hast. Mein Kompliment. Du hast ab sofort meine volle Unterstützung. Ab heute trinke ich weniger, versprochen", klopft er sich lieber selbst auf die Schulter, stolz, dass er, ohne zu torkeln, so viel Alkohol verträgt. Sein Körper scheint in der Tat immer größere Mengen zu verkraften. Diese Wahrnehmung ist jedoch tückisch. Denn irgendwann ist die Leber ausgebrannt. Erst verfettet sie. Dann entzündet sie sich, baut sich um, schrumpft, vernarbt und verhärtet und – stellt ihren Betrieb auf Nimmerwiedersehen ein. „Adieu, Leber. Nett, dass Du so lange in meiner Seite warst. Doch nun trennen sich unsere Wege." Denn ohne funktionierende Leber wird's eng. Arg eng sogar, bis schließlich gar nichts mehr geht. Das Ende der Fahnenstange ist erreicht. Exitus. Exitus letalis.[14]

Lassen Sie uns daher den Tatsachen ins Auge sehen, *bevor* Sie zu den gut 1000 Deutschen gehören, die tagaus tagein auf die eine erlösende Nachricht warten: Nämlich dass für sie ein Spender mit der passenden Ersatzleber

---

[14] Bezeichnung f. Tod, tödlicher Ausgang.

gefunden wurde. Es nützt alles nichts: Gift bleibt nun einmal Gift. Der Reklame der Alkohollobby und dem gemeinsamen Lustigsein in Gesellschaft zum Trotz. Da kann man so viele „*Chens*" und „*Les*" ans Ende dranhängen, wie man will: Ein Wein*chen*, Likör*le* oder ein Glä*schen* Sekt gefällig? Nein? Jetzt grad nicht? Wie schade!

Niedlich ist der zunehmende Alkoholkonsum spätestens dann nicht mehr, wenn man sich klarzumachen beginnt, dass jedes Jahr ca. 14500[15] Menschen in Deutschland an ihm elendig zugrunde gehen. Die Todesursachen sind erschreckend mannigfaltig: Sie reichen von innerem Verbluten durch aufgerissene „Krampfadern" in der Speiseröhre über Unfalltod durch Trunkenheit am Steuer, verschiedenste gehäuft auftretende Krebsarten, tödliches Leberversagen, vollendete Suizide im Alkoholrausch, Herz-Kreislauferkrankungen wie Bluthochdruck und Schlaganfall bis hin zum Tod durch Komasaufen. Hurra! Wer verträgt am meisten? Wer ist der Held?! Her mit dem Kurzen! Einer geht noch, einer geht noch rein! Zunächst ist also weiterhin ausgelassenes Schenkelklopfen angesagt nach dem Motto: Wir lassen uns doch den Spaß nicht verderben! Schließlich leben wir ja noch! Und dann – dann gibt's noch ein „Bierchen" oder „Schnäpsle" für die ganze ausgelassene Runde – auf Kosten des Hauses, versteht sich.

In der Folge werden dann u. U. Psychopharmaka eingesetzt werden müssen, um die aus der anhaltenden Vergiftung resultierende Depression oder Psychose in den Griff zu bekommen. Doch noch spürt man schließlich nichts von alledem. Und was bedeuten schon „auffällige" Blut- oder Leberwerte. Vielleicht irrt der Hausarzt. Oder es ist Panikmache. Jeder trinkt doch hin und wieder mal etwas mehr. Das ist doch ganz normal. Es wird also fleißig weiter konsumiert, so dass wir schon beim fünften Kriterium angelangt wären: Dem *anhaltenden Konsum der Droge trotz des Nachweises bereits eingetretener Folgeschäden.* Obwohl zu diesem Zeitpunkt möglicherweise bereits auf medikamentöse Unterstützung angewiesen, spricht man in diesem Fall nicht von Abhängigkeit. Es verhält sich genau andersherum: Die Psychopharmaka behandeln die Folgen der Abhängigkeitserkrankung. Nun fehlt noch das letzte Kriterium: Es ist *die Vernachlässigung von Aktivitäten, denen man früher nachgegangen ist, wie Hobbies oder das Pflegen sozialer Kontakte – zugunsten der Beschaffung und des Konsums der Droge bzw. des Alkohols.*

Hört ein Abhängiger abrupt zu trinken auf, kann dies zu einem Alkoholentzugssyndrom *mit erheblichen körperlichen und psychischen*

---

[15] 2012 lt. Statistischem Bundesamt; die Deutsche Hauptstelle für Suchtfragen (DHS) bezifferte die Zahl der Toten durch Alkohol oder Alkohol in Kombination mit Tabak auf 74.000 jährlich. 2016 wurden 235.000 Männer und 90.000 Frauen wegen Alkohol assoziierter Gesundheitsstörungen in deutschen Notaufnahmen behandelt (Quelle: DHS).

Beschwerden führen, schlimmstenfalls zu epileptischen Krampfanfällen und Delirien.

Ein Alkoholentzugsdelir endet unbehandelt in 25 % der Fälle tödlich. Es beginnt plötzlich und hat ein von der Symptomausprägung wechselndes Erscheinungsbild mit phasenweiser Bewusstseinstrübung, optischen Halluzinationen, Situationsverkennungen, Desorientiertheit, Wahnvorstellungen und vielfältigen körperlichen Symptomen bis hin zum Kreislaufversagen. Daher raten wir schwer alkoholkranken Patienten dringend, ausschließlich in einer Klinik unter ärztlicher Aufsicht zu entgiften und bis dahin weiterzutrinken – zum Entsetzen der gleichermaßen besorgten wie entnervten Angehörigen.

Die Beschwerden, die ein **Ausschleichen von Psychopharmaka** nach sich ziehen, halten sich hingegen meist in Grenzen, können jedoch bei abruptem Absetzen – insbesondere nach längerer Einnahme von Benzodiazepinen – im Einzelfall auch gravierend und langwierig, manchmal lebensgefährlich sein. Oft berichten Patienten, die ohne Rücksprache ihr Antidepressivum eigenmächtig abgesetzt haben, bereits nach wenigen Tagen einen Rückfall erlitten zu haben. Und tatsächlich scheinen die Beschwerden den ursprünglichen Krankheitssymptomen zu gleichen: Schlafstörungen treten erneut auf, oft begleitet von innerer und äußerer Unruhe. Oder es kommt zu körperlichen Beschwerden wie Unwohlsein, Übelkeit, Kopfschmerzen, Schwindel oder Kribbeln an Armen und Beinen. Hierbei handelt es sich nicht um einen Rückfall in die Depression, sondern entweder um Absetzsymptome des Antidepressivums oder das Aufflammen der noch unzureichend behandelten ursprünglichen Beschwerden, so dass Psychopharmaka zunächst lange genug eingenommen und zur Beendigung der Therapie nach Möglichkeit ausgeschlichen werden sollten. Je nach Präparat und Einnahmedauer sollte dies sehr langsam über Wochen bis Monate und gegen Ende besonders kleinschrittig erfolgen. Für Antipsychotika können die Zeiträume sogar noch deutlich ausgedehnter sein, geht es hier doch immer auch darum, einen drohenden Rückfall in die Psychose rechtzeitig zu erkennen und entsprechend gegenzusteuern.

Das vorzeitige **Absetzen eines Psychopharmakons** birgt das Risiko eines Rezidivs (Rückfall). Nach Abklingen der Beschwerden benötigt das Gehirn einige weitere Monate bis zur vollständigen Erholung. Die Betroffenen sind zu diesem Zeitpunkt jedoch bereits beschwerdefrei. Doch trügt der Schein: Spezielle bildgebende Verfahren (fMRT)[16] zeigen, dass das Gehirn beispiels-

---

[16] Funktionelle Magnetresonanztomographie, Bild gebendes Verfahren ohne Strahlenbelastung, welches über Sichtbarmachung von Durchblutungsänderungen im Gehirn Rückschlüsse auf dessen Funktionalität erlaubt.

weise während einer depressiven Phase offenbar anders funktioniert als im Normalzustand.

Als Richtschnur gilt, dass Antidepressiva nach vollständigem Abklingen der ersten Krankheitsepisode für weitere sechs bis neun Monate in unveränderter Dosis eingenommen werden sollten, nach weiteren Episoden auch länger.

Zum sofortigen Absetzen zwingen allergische Reaktionen auf das Präparat, bestimmte gravierende EKG-Veränderungen, neu hinzukommende Kontraindikationen (Schwangerschaft, andere Medikamente oder Erkrankungen), ein drastischer Abfall der weißen Blutkörperchen (in 1 % der Fälle unter *Clozapin*), drohendes Leberversagen oder eine akut verlaufende, mitunter lebensbedrohliche Bauchspeicheldrüsenentzündung (z. B. unter *Valproat*). Eine *allergische Reaktion* zeigt sich dosis**un**abhängig in Form von Herzrasen, Blutdruckabfall, Hitzegefühl, Hautausschlägen oder auch Luftnot. Sie tritt in der Regel innerhalb der ersten Minuten nach Ersteinnahme des Medikaments auf und stellt einen medizinischen Notfall dar, der als sog. anaphylaktischer[17] Schock unbehandelt tödlich enden kann. Durch entsprechende unverzüglich einzuleitende Gegenmaßnahmen kann er fast immer effektiv und folgenlos behandelt werden

Psychopharmaka im höheren Lebensalter

Mit zunehmendem Lebensalter arbeiten die großen Entgifter, die Leber und die Nieren, langsamer als in jungen Jahren. Geringere Medikamentendosen zu Beginn der Therapie sowie eine behutsamere Dosissteigerung sollten hier der Slogan sein: „Start low, go slow." Insbesondere unter den bereits erwähnten Psychopharmaka mit anticholinergen Nebenwirkungen, zu denen etliche Antidepressiva (z. B. Amitriptylin, Doxepin, Trimipramin), aber auch Antipsychotika (z. B. Olanzapin und Clozapin) zählen, kommt es bei älteren Menschen leicht zu Herz-Kreislaufstörungen. Gangunsicherheit und erhöhte Sturzgefährdung sind die Folgen. Auch Verwirrtheits- und Gedächtnisstörungen, die eine bestehende Demenz verschlechtern, aber auch vortäuschen können, kommen gelegentlich vor. Bei über 60-Jährigen muss daher ein besonderes Augenmerk auf Begleiterkrankungen und die weitere Medikation gelegt werden, um unangenehmen Überraschungen durch Wechselwirkungen vorzubeugen.

---

[17] Akute, lebensbedrohliche Überreaktion des Immunsystems auf fremde Eiweißstoffe.

Bei unerwarteten und/oder erheblichen Nebenwirkungen, die bereits bei Standarddosierungen auftreten, aber auch bei ausbleibender Besserung der Beschwerden können Medikamentenwechselwirkungen ursächlich sein. Durch Hemmung oder Beschleunigung des Abbaus in der Leber steigt oder fällt die Konzentration des Medikaments in der Blutbahn und damit an dessen Zielorganen. Der zu bestimmende Medikamentenspiegel zeigt im Zweifelsfall auf, inwieweit die Substanz tatsächlich im Organismus ankommt.

Schwangerschaft und Stillzeit

Als Internetportal sehr zu empfehlen ist die stets aktuelle Homepage von **Embryotox,** www.embryotox.de, eine in der Charité-Universitätsmedizin Berlin angesiedelte Einrichtung, die umfassende Informationen rund um die Arzneitherapie während Schwangerschaft und Stillzeit zur Verfügung stellt und behandelnde Ärzte auch persönlich berät:. In besonderem Maß gilt hier der Grundsatz „so wenig wie möglich, so viel wie nötig". Zwei miteinander in Konflikt stehende Zielsetzungen treffen hier aufeinander: Auf der einen Seite das Bestreben, das werdende Kind im Mutterleib nicht durch die Medikamente zu schädigen, auf der anderen die behandlungsbedürftige psychische Erkrankung der Mutter. Denn diese ist nicht nur für die Mutter belastend, sondern kann auch das werdende Kind im Mutterleib beeinträchtigen. So können Entwicklungsverzögerungen oder Frühgeburtlichkeit die Folge sein. In jedem Fall sollten Betroffene eines nicht tun, nämlich mit Bekanntwerden der Schwangerschaft unter laufender Therapie mit Psychopharmaka die Präparate reflexhaft absetzen. Viele Medikamente werden nach der sechsten Schwangerschaftswoche ohnehin kaum mehr zu Missbildungen am Embryo führen, da die Anlage der Organe zu diesem Zeitpunkt bereits abgeschlossen ist. Eine gut eingestellte Depression, eine bipolare affektive Störung oder Schizophrenie sollten in jedem Fall weiterbehandelt werden. Wohl kann es nötig werden, auf verträglichere Medikamente zu wechseln, die Dosis anzupassen oder zusätzliche Kontrolluntersuchungen durchzuführen. Nur wenige Psychopharmaka müssen jedoch komplett abgesetzt werden. Auf die Einnahme des Stimmungsstabilisierers und Antiepileptikums Valproat (Orfiril long®, Ergenyl chrono®), das sowohl in der Psychiatrie als auch der Neurologie, hier zur Behandlung der Epilepsien[18], zur Anwendung kommt, sollte bei Frauen im gebärfähigen Alter aufgrund des relativ hohen Missbildungspotentials generell verzichtet werden. Es besteht eine absolute Kontraindikation.

---

[18] Früher auch als „Fallsucht" bekannte neurologische Erkrankung, verschiedene Erscheinungsformen.

Unmittelbar vor der Entbindung raten manche Experten, bestimmte Psychopharmaka, wie z. B. Lithium, in seiner Dosis zu reduzieren, um das Risiko unerwünschter Begleiterscheinungen am Neugeborenen so gering wie möglich zu halten. Es wird dringend empfohlen, in einer Klinik mit einer Abteilung für Neonatologie[19] zu entbinden, um bei Komplikationen keine Zeit zu verlieren und unverzüglich reagieren zu können.

Eine notwendige Einnahme von Psychopharmaka bedeutet indes kein generelles Stillverbot. Konsultieren Sie hierzu Ihren Frauenarzt, informieren Sie sich über das Internetportal von Embryotox – und beziehen Sie Ihren behandelnden Psychiater mit ein.

Depression: Einige Aspekte zur Behandlung

Antidepressiva

Antidepressiva sind in der Behandlung der Depression nicht mehr wegzudenken. Ein Meilenstein war 1958 die Markteinführung des Imipramins als erstes Antidepressivum, das inzwischen aufgrund deutlich besser verträglicher Medikamente nicht mehr auf dem Markt ist. Die verbreitete Sorge vor gravierenden Nebenwirkungen ist weitgehend unbegründet. Zwar stehen diese zu Beginn der Behandlung häufig im Vordergrund, jedoch klingen die meisten von ihnen innerhalb der ersten vierzehn Tage folgenlos wieder ab und sind zudem nur leicht ausgeprägt. Kopfschmerzen, Schwindel, Mundtrockenheit und Benommenheit kommen gehäuft vor. Sie dürfen bei die Konzentration und Aufmerksamkeit beeinträchtigenden Beschwerden nicht aktiv am Straßenverkehr teilnehmen oder Maschinen bedienen. Diese Anfangsphase, in der zudem die Arzt-Patienten-Beziehung noch nicht gefestigt ist, stellt für die Patienten oft eine gewisse Durststrecke dar. Nur wenn diese sich gut informiert und mit ihren Fragen und Sorgen ernst genommen fühlen, werden sie ihrem behandelnden Arzt das notwendige Vertrauen schenken, das nötig ist, um unerwünschte Nebenwirkungen vorübergehend zu tolerieren und die verordneten Präparate nicht eigenmächtig wieder abzusetzen. Um deren Nutzen sicher beurteilen zu können, müssen sie über mehrere Wochen und ausreichend hoch dosiert eingenommen werden. Sollten eine gewisse Besserung der Beschwerden innerhalb dieses Zeitraums ausbleiben oder intolerable Nebenwirkungen auftreten, werden verschiedene Optionen empfohlen, wie weiter verfahren werden kann. Eine Möglichkeit stellt die

---

[19] Fachabteilung für Neugeborenenmedizin.

sog. **Augmentationsbehandlung** dar. Bei dieser wird der antidepressive Effekt durch die zusätzliche Gabe von Medikamenten augmentiert (= erweitert), die nicht zu den Antidepressiva gehören. Beispiele hierfür sind, wie an anderer Stelle bereits erwähnt, bestimmte Antipsychotika, wie z. B. das für diese Indikation zugelassene Quetiapin retard (Seroquel prolong®) oder der Stimmungsstabilisierer Lithiumcarbonat (Quilonum ret. ®). Sinnvoll können auch bestimmte Kombinationen zweier Antidepressiva mit unterschiedlichem Wirkansatz sein. Wiederholte Strategiewechsel und hektische Medikamentenumstellungen, sollte der Effekt sich nicht wie gewünscht einstellen. verschlechtern eher den Verlauf und sind daher nicht zielführend.

Anwendungsbeschränkungen ergeben sich durch hohes Lebensalter, Schwangerschaft und Stillzeit sowie durch Begleiterkrankungen und Allergien auf bestimmte Präparate.

Die Behandlung einer Depression, auf jeden Fall bei schwergradigen Verläufen, gehört in die Hände eines Facharztes für Psychiatrie. Wichtig ist nach Ausheilung, an eine Rückfallverhütung zu denken. Nachdem die Medikation nach Abklingen der Symptomatik zunächst unverändert für weitere sechs bis neun Monate beibehalten wurde, sollte diese, insbesondere bei den wiederkehrenden Formen sowie nach komplizierten Verläufen mit Suizidalität oder Wahnbildungen, auch über diesen Zeitraum hinaus fortgeführt werden. Oft empfiehlt sich die Einnahme eines Stimmungsstabilisators, wobei Lithium als „Goldstandard" gilt.

Restsymptome, die trotz leitliniengerechter Therapie in bis zu 30 % bis 40 % der Fälle fortbestehen, erhöhen das Rückfallrisiko. Depressionen werden nach wie vor nicht als solche erkannt oder aber nicht fachgerecht behandelt. Für die Betroffenen bedeutet dies eine enorme Einbuße an Lebensfreude und Lebensqualität.

Erstaunlich ist die Tatsache, dass die Depression auch das Risiko für das Auftreten bestimmter internistischer oder auch neurologischer Erkrankungen ansteigen lässt oder aber deren Verlauf ungünstig beeinflussen kann. So stellt sie beispielsweise einen eigenständigen Risikofaktor für das Erleiden eines Herzinfarkts dar.

Psychotherapie

Häufig erscheint eine begleitende **Psychotherapie** sinnvoll, jedoch nicht immer: Denn auch hier gilt: „Primum non nocere" *(lat.)*, d. h. zunächst einmal keinen Schaden anzurichten: Das oberste Gebot ärztlichen Handelns. „Secundum cavere, tertium sanare" bedeutet zweitens Vorsicht walten zu lassen und drittens zu heilen. Somit steht das eigentliche Heilen scheinbar erst an dritter Stelle, aber eben nur scheinbar: Denn diese Grundsätze aus dem Jahre fünfzig n. Chr., die bis heute die Grundlage unserer Medizinethik bilden, sollen zum Ausdruck bringen, dass sich Heilung nur vor dem Hintergrund dieser ersten beiden Prämissen, sozusagen als deren conditio sine qua non[20], überhaupt erst vollziehen kann.

Jede Psychotherapie kann genau wie eine Pharmakotherapie unerwünschte Wirkungen haben, die man „Nebenwirkungen" nennt. Sie nach dem „Gießkannenprinzip" zu verordnen kann problematisch sein. Die Gründe und Ziele sollten auch hier transparent gemacht werden und die Indikation[21] gut überlegt sein. Denn sie kann das meist ohnehin fragile Selbstwertgefühl weiter schwächen und depressiven Patienten das Gefühl geben, selbst in der Therapie zu versagen. Häufig sind sie ohne eine vorherige medikamentöse Behandlung, die bereits zu einer gewissen Besserung der Beschwerden geführt hat, kaum imstande, den Anforderungen, die innerhalb des psychotherapeutischen Prozesses an sie gestellt werden, gerecht zu werden. In der Folge können sich bestehende Schuldgefühle verstärken oder Suizidgedanken zu Suizidplänen konkretisieren. Als eine weitere (Neben-)Wirkung von Psychotherapie kann das Auseinanderbrechen manchmal jahrzehntelang bestehender Beziehungen und Ehen angesehen werden, nicht selten mit traumatisierten Kindern als „Kollateralschaden".

Bei leicht- bis mittelgradiger Symptomausprägung gilt eine alleinige psychotherapeutische Behandlung als gleichwertig zu einer medikamentösen Behandlung mit Antidepressiva. Mangels einer zeitnahen Verfügbarkeit von Psychotherapieplätzen kann jedoch auch in diesen Fällen auf eine Medikation häufig nicht verzichtet werden.

Zu den erstattungsfähigen Psychotherapien gehören *die Verhaltenstherapie,* die *tiefenpsychologisch fundierte Psychotherapie* und die *Psychoanalyse, sofern sie von einem ärztlichen oder psychologischen Psychotherapeuten durchgeführt werden.* Sollten Sie ein anderes Psychotherapieverfahren bevorzugen, erkundigen Sie sich zunächst bei Ihrer Krankenkasse, ob die Kosten hierfür übernommen werden. In der Regel sollten wöchentliche Sitzungen von fünfzig Minuten Dauer stattfinden. Die ersten Treffen dienen dem gemeinsamen Kennenlernen und der Klärung, ob eine Therapie hinsichtlich der gesteckten Ziele sinnvoll erscheint und ob die „Chemie" stimmt. Nach diesen „probatorischen[22] Sitzungen" muss der Psychotherapeut einen Antrag bei der zuständigen

---

[20] Lat.: Bedingung, ohne die nicht.
[21] Das, was angezeigt ist.
[22] Probare (lat.): Prüfen erproben.

Krankenkasse auf weitere Kostenübernahme stellen. Dafür wird er einen detaillierten Bericht zu verfassen haben, in dem er minutiös darlegt, welche konkreten psychotherapeutischen Techniken er mit welchen Zielsetzungen anzuwenden gedenkt. Erst nachdem ein Gutachter des medizinischen Dienstes das geplante Vorgehen als fachgerecht bestätigt und abgesegnet hat, kann die eigentliche Psychotherapie beginnen. Doch kann das Wochen dauern. Wochen, in denen die Patienten weiter leiden.

Übertrüge man dieses Vorgehen auf einen Handwerksberuf, z. B. auf den eines Maurers, so verhielte es sich so, als ob dieser vor jedem Hausbau seiner Handwerkskammer detailliert Rede und Antwort stehen müsste, wie er die Steine zu schichten gedenke, ohne dass sogleich alles wieder in sich zusammenfalle und jedes Mal begründen müsste, welche Rolle der Mörtel bei diesem außerordentlichen Unterfangen spiele. Und das bitteschön lebenslänglich! Welch einen Aufschrei das gäbe! Dieses einmalige Kuriosum lässt nur eine Schlussfolgerung zu: Anscheinend hält man Psychotherapeuten auf ganzer Linie für ausgemachte Scharlatane, denen gründlich auf die Finger geschaut werden muss. Oder fällt Ihnen eine andere Erklärung ein?

Einige weitere Therapieoptionen

Hinsichtlich ihrer antidepressiven Effekte gut untersucht und nachgewiesenermaßen wirksam, sind die **Lichttherapie**, **Ausdauersport** sowie die **Schlafentzugsbehandlung.** Es wird ein totaler von einem partiellen Schlafentzug unterschieden, der lediglich auf die zweite Nachthälfte beschränkt ist. Die Patienten gehen gegen 17 Uhr zu Bett und werden um Mitternacht wieder geweckt. Geschlafen wird erst am Folgetag, ein oder zwei Stunden später als am Vortag. Diese Rückverlagerung der Zubettgehzeiten hat zur Folge, dass nach drei bis vier Tagen der ursprüngliche Rhythmus wieder erreicht ist. Der meist prompte antidepressive Effekt ist beeindruckend, hält aber selten über einen längeren Zeitraum an.

Ein Kollege, Chefarzt seines Zeichens, gab dazu einmal folgende Anekdote zum Besten: Als junger Assistenzarzt sei er in einer Klinik tätig gewesen, in der es Usus war, unmittelbar vor der Chefarztvisite sämtlichen depressiven Patienten einen Schlafentzug angedeihen zu lassen. Wie nicht anders zu erwarten, waren viele dieser nun übernächtigten Patienten am darauffolgenden Morgen vergleichsweise gut gestimmt. Manche seien sogar zu kleinen Späßchen aufgelegt gewesen, was „unseren" Chefarzt sicherlich besonders gefreut haben dürfte. Das Hauptanliegen – so der Referierende – sei jedoch keinesfalls gewesen, den Patienten ein paar angenehme Stündchen zu bescheren, sondern vielmehr dem Visitierenden ein Erfolgserlebnis. Auf diese Weise hielt das Stationsteam ihren eitlen Chef bei Laune und sich selbst vom Hals.

Die Elektrokrampftherapie (EKT)

Im Folgenden möchte ich kurz auf die **Elektrokrampftherapie (EKT)**, über die – verständlicherweise – etliche Vorurteile im Umlauf sind, eingehen. Die Gründe hierfür bestehen sicherlich auch darin, dass sie im sog. Dritten Reich missbraucht wurde und sie ursprünglich ohne Narkose durchgeführt wurde, was nicht selten zu zusätzlichen psychischen Traumatisierungen der Patienten und auch körperlichen Verletzungen führte. Nachdem im Mittelalter Paracelsus die Heilkraft von Krampfanfällen bereits erkannt hatte und diese durch den Genuss von Kampfer auslöste, wurden in den dreißiger Jahren des letzten Jahrhunderts erstmals von einem ungarischen Arzt „Heilkrämpfe" auf chemischem Weg erzeugt. Die Italiener Cerletti und Bini behandelten dann behandelten dann 1938 erstmals Patienten mit der Elektrokrampftherapie.[23] Heutzutage kommt sie als Ultima Ratio in dafür spezialisierten Zentren vor allem bei therapieresistenten Depressionen sowie bei der perniziösen Katatonie, einer äußerst seltenen, potentiell lebensbedrohlichen Komplikation der Schizophrenie, die mit hohem Fieber einhergeht, zum Einsatz. Die Hauptindikationen sind jedoch wahnhafte und therapieresistente Depressionen, insbesondere solche, die mit einer ausgeprägten Antriebshemmung, Suizidalität oder Essensverweigerung einhergehen. Sie wird in der Regel alle zwei bis drei Tage insgesamt neun bis zwölf Mal durchgeführt. In Kurznarkose werden unter Aufsicht eines Anästhesisten über auf verschiedene Hautarealen geklebte Elektroden Stromimpulse in den Körper geleitet. Auf diese Weise werden die Nervenzellen im Gehirn synchronisiert, was üblicherweise einen Krampfanfall auslöst, der durch die zusätzliche Gabe eines Muskelrelaxans[24] jedoch verhindert wird. Der Patient ist also nicht bei Bewusstsein und zu einem Krampfanfall, wie er sich natürlicherweise ohne Muskelrelaxans einstellen würde, kommt es gar nicht. Der Patient spürt und erinnert nichts von alledem. Bleibende Folgeschäden gibt es keine.

Die Durchführung der EKT ist für sich genommen nicht gefährlicher als die Narkose selbst. Demgegenüber steht das Risiko von bis zu 1:12, während

---

[23] Verschiedentlich beziehe ich mich auf einen Artikel im Dt. Ärzteblatt, Ausgabe 08/2003 zur EKT, deren Herausgeber wiederum auf Verlautbarungen der Bundesärztekammer verweisen: Stellungnahme der Bundesärzteammer zur Elektrokrampftherapie (EKT) als psychiatrische Behandlungsmaßnahme.
[24] Muskelentspannendes Medikament.

einer schweren depressiven Episode durch einen Suizid zu versterben. Als mögliche Nebenwirkungen sind, abgesehen von leichten Kopfschmerzen, Muskelkater, Übelkeit, Erbrechen, Konzentrationsstörungen sowie vorübergehende Erinnerungslücken und Sprechstörungen zu nennen. Alles in allem sind sie gering ausgeprägt. Absolute Kontraindikationen[25] gibt es, abgesehen von einem weniger als drei Monate zurückliegenden Herzinfarkt, keine. Auch höheres Lebensalter oder Schwangerschaft bilden dahingehend keine Ausnahme, wenngleich es Besonderheiten zu beachten gibt.

Litte ich an einer schwergradigen Depression – zöge ich die EKT einer Medikation sogar vor, da sie schneller zum gewünschten Erfolg führt und nebenwirkungsärmer als viele Antidepressiva ist.

Zusammenfassend ist festzuhalten, dass es sich bei der EKT um ein hocheffektives, wissenschaftlich gut begründetes Verfahren handelt, das immer Teil eines Gesamtbehandlungsplans ist. Von den Patienten, die sich ihr unterzogen haben, werten es im Nachhinein viele als gut bis sehr gut, wobei 50–75 % der Patienten davon profitieren, die auf Antidepressiva zuvor nicht angesprochen haben.

Substanzklassen und Präparate

Antidepressiva

Die „Alten"

Die „Alten" die sogen. „Trizyklika", benannt nach ihrer aus drei Ringen bestehenden chemischen Struktur, sind zwar potenziell nebenwirkungsreicher als Antidepressiva manch anderer Wirkstoffklassen. Ihren Stellenwert in der Depressionsbehandlung haben sie sich dennoch bewahren können. In der Regel kommen sie erst dann zum Einsatz, wenn zwei Antidepressiva alternativer Wirkstoffklassen nicht zu der gewünschten Besserung der Beschwerden geführt haben. Beispielhaft seien das vielfach gebräuchliche **Doxepin** sowie das hochwirksame **Amitriptylin** aufgeführt. Sogenannte anticholinerge Nebenwirkungen können sich – insbesondere bei höherer Dosierung – als Hautrötung, Herzrasen, Schwindel, Gangunsicherheit, Harnverhalt, Verschwommen-Sehen, Kreislaufregulationsstörungen oder Herzrhythmusstörungen zeigen. Werden diese nicht erkannt und nicht geeignete therapeutische Maßnahmen eingeleitet, kann dies ein **anticholinerges Delir**

---

[25] Medizinische Gegenanzeigen, bei denen ein Verfahren nicht angewandt werden darf.

zur Folge haben. Dieses geht – von der Symptomatik her dem bereits erwähnten Alkoholentzugsdelir ähnelnd – ebenfalls mit hohem Fieber einher. Weitere Symptome sind auch hier Verwirrtheitszustände, trockene Haut und Schleimhäute, wechselnde Wachheit, Desorientiertheit und optische Halluzinationen. Es beginnt meist akut mit zwischenzeitlichen Besserungen und kann unbehandelt ebenfalls tödlich enden. Es stellt daher einen psychiatrischen Notfall dar.

Die „Neuen"

a. SSRIs

Hinter diesen Buchstaben[26]verbergen sich die selektiven Serotoninwiederaufnahmehemmer. Sie gehören in der Behandlung der Depression zu den Medikamenten der ersten Wahl. Gängige SSRIs sind **Citalopram**, **Escitalopram**, **Sertralin** und **Paroxetin**. Die Einnahme von **Fluoxetin** sollte aufgrund des hohen Risikos gravierender Wechselwirkungen mit anderen Medikamenten gut begründeten Ausnahmefällen vorbehalten bleiben.

SSRIs führen eher selten zu Gewichtszunahme. Auch machen sie in der Regel nicht müde. Mögliche Nebenwirkungen sind hingegen Schwitzen, innere Unruhe, Schlafstörungen, Appetitabnahme, Magen-Darmbeschwerden, selten auch mit Erbrechen und Durchfällen, sowie sexuelle Funktionsstörungen. Sprechen Sie ggf. mit Ihren Behandlern und bitten Sie sie, mit Ihnen zu klären, ob es sich bei diesen um eine Medikamentennebenwirkung handelt oder ob sie eher Ausdruck der Depression sind. Sexuelle Funktionsstörungen können ein Grund sein, auf eine andere Substanzklasse, die diese Nebenwirkung nicht macht, z. B. Bupropion (Elontril®) oder Agomelatin (Valdoxan®), zu wechseln. Nach Absetzen des SSRIs gehen sie jedoch in jedem Fall wieder vollständig zurück.

Weitere beachtenswerte Nebenwirkungen betreffen Erregungsleitungsstörungen am Herzen, die zu Rhythmusstörungen führen können. Wenn weitere kardial[27] wirksame Medikamente eingenommen werden müssen oder das Herz bereits vorgeschädigt ist, ist besondere Vorsicht geboten. Gegebenenfalls sind häufigere EKG-Kontrollen durchzuführen oder das Präparat abzusetzen.

---

[26]**S**elective **S**erotonin **R**euptake **I**nhibitor.
[27] Das Herz betreffend.

Das Restless-Legs-Syndrom (RLS)

Unter allen SSRIs, aber auch unter den SNRIs sowie unter Mirtazapin kann ein Restless-Legs-Syndrom auftreten, das „Syndrom der unruhigen Beine ". Es handelt sich um eine Bewegungsstörung, die den Nachtschlaf erheblich stören kann. Die Betreffenden leiden unter – verstärkt in Ruhe auftretenden – Missempfindungen mit Bewegungsdrang der Beine, selten auch der Arme, die bei Aktivität nachlassen. Bevor man sich entscheidet, das Antidepressivum evtl. abzusetzen oder auf ein anderes Präparat umzustellen, müssen zunächst andere Ursachen ausgeschlossen werden: Eine Schwangerschaft, ein Eisenmangel, Nierenfunktionsstörungen sowie eine Blutarmut können ebenfalls ein Restless-Legs-Syndrom begünstigen. Entscheidend ist der zeitliche Zusammenhang zwischen dem Auftreten der Beschwerden und der Einnahme des Medikamentes. Nach Behebung der Ursachen gehen die Symptome zurück. Sollte das Antidepressivum dafür verantwortlich sein und ein Absetzen oder eine Umstellung nicht in Frage kommen, helfen Dopaminagonisten, die auch in der Behandlung der Parkinsonerkrankung[28] eine Rolle spielen.

b. SNRIs

In diese Gruppe gehört das bewährte und zu Recht häufig eingesetzte **Venlafaxin (Trevilor®),** das ausschließlich in retardierter Form, d. h. mit verzögerter Wirkstofffreisetzung, zur Anwendung kommt und zu den Antidepressiva gehört, bei denen in bestimmten Fällen auch eine Hochdosistherapie (bis 375 mg/tgl.) Sinn machen kann. Eine weitere Besonderheit besteht in dem dualen Wirkprinzip, einer zweiten Wirkkomponente, die jedoch erst in Dosisbereichen ab 225 mg zum Zuge kommt. Das „N" hinter dem „S", welches für das **S**erotonin steht, bezeichnet das **N**oradrenalin, das als Neurotransmitter (Botenstoff) ebenfalls eine Rolle bei der Entstehung einer Depression zu spielen scheint. Dessen Wiederaufnahme zurück ins Neuron wird durch hochdosiertes Venlafaxin ebenfalls gehemmt („RI = reuptake inhibitor"). Die Nebenwirkungen sind mit denen der SSRIs vergleichbar, im Einzelfall jedoch bei dem identischen Patienten unterschiedlich ausgeprägt. Ein weiterer Vertreter aus der Gruppe der SNRI ist das **Duloxetin.** Die duale Wirkung (Beeinflussung des Serotonin-

---

[28]Neurologische Erkrankung mit allmählichem Untergang Dopamin produzierender Nervenzellen im Gehirn ungeklärter Ursache; u. a. durch Medikamente teilweise über Jahrzehnte gut beherrschbar; typisch sind Zittern, Muskelsteifigkeit und Bewegungsarmut (auch der Mimik).

und des Noradrenalinstoffwechsels) kommt bei diesem bereits von Beginn an zum Tragen.

Die Tagesdosis des in Deutschland 2016 zugelassenen **Milnaciprans** ist auf zwei Einnahmezeitpunkte zu verteilen und zu den Mahlzeiten einzunehmen. Auch bei diesem sind zu Beginn der Behandlung Unwohlsein, Appetitlosigkeit und während des gesamten Behandlungszeitraums manchmal sexuelle Funktionsstörungen als mögliche Nebenwirkungen zu nennen. Vorteile sind eine fehlende Gewichtszunahme und fast keine Wechselwirkung mit anderen Medikamenten. Milnacipran wird unter Umgehung der Leber nahezu ausschließlich über die Nieren ausgeschieden. Dies ist besonders bei den Patienten relevant, die ohnehin zahlreiche Pharmaka einnehmen müssen und zudem empfindlicher auf Nebenwirkungen reagieren: Die älteren Menschen über 60 Jahren. Ab fünf Medikamenten spricht man von einer **Polypharmazie.** Dann kann kaum jemand mehr zuverlässig vorhersagen, was womit wie interagiert, d. h. sich gegenseitig hinsichtlich der pharmakologischen Effekte beeinflusst. Allerdings verfügen immer mehr Apotheken und Arztpraxen über Computerprogramme, die diesbezügliche Warnhinweise ausgeben. Ich habe in meiner Berufslaufbahn mehrfach bei älteren, sogar bei „moribunden", also schwerst und mehrfach erkrankten Patienten, die bettlägerig und kaum mehr ansprechbar waren, den überwiegenden Teil der Medikamente abgesetzt. Die Überraschung war groß: Einige erblühten zu neuem Leben.

c. SNDRIs

Dieses Kürzel steht für „selective noradrenerg-dopaminerg reuptake inhibitor": „Selektiver noradrenerg-dopaminerger Wiederaufnahmehemmer". In diese Gruppe gehört das **Bupropion** (Elontril®). Die Gefahr von Wechselwirkungen ist etwas höher als bei vielen anderen Antidepressiva. Vor seiner Eindosierung wird ein EEG[29] gefordert, da es die Bereitschaft für epileptische Anfälle erhöhen kann. Es führt weder zu einer Gewichtszunahme noch zu sexuellen Funktionsstörungen. Bereits die Einstiegsdosis ist antidepressiv wirksam. Zudem wird es unterstützend im Rahmen der Raucherentwöhnung eingesetzt, indem es durch seine modulierende Wirkung auf das dopaminabhängige Belohnungssystem den Suchtdruck reduziert.

---

[29] Elektroenzephalogramm, das die „Hirnströme" misst.

d. NaSSA

Dieses harmlos erscheinende Kürzel steht für ein sagenhaftes Wortungetüm: „**No**radrenerg/**s**pezifisch **s**erotonerges **A**ntidepressivum mit alpha-2-Adrenozeptor-antagonistischer Wirkung". Hinter diesem Zungenbrecher verbirgt sich **Mirtazapin (Remergil®)**. Gerade seine am häufigsten zu beobachtenden Nebenwirkungen können in der Depressionsbehandlung erwünscht sein: Von der ersten Tablette an wirkt es schlafanstoßend. Es steigert den Appetit und führt häufig zu einer Gewichtszunahme, die besonders dann willkommen ist, wenn es zuvor im Rahmen der Depression durch Appetitverlust zu einer unerwünschten Gewichtsabnahme gekommen ist. Für alle anderen Patienten ist das eher ein Problem: Nicht jeder nimmt gerne an Gewicht zu unter Mirtazapin. Bei einem gar nicht so seltenen Plus von zehn oder zwanzig Kilogramm auf der Waage wollen viele Patienten das Mittel verständlicherweise absetzen, was auch sinnvoll ist, will man sich nicht weitere gesundheitliche Probleme durch Übergewicht aufhalsen. Sport und eine kalorienreduzierte Diät mit weitgehendem Verzicht auf Zucker und alkoholische Getränke können dem ein Stück weit entgegenwirken. Über anfänglichen Schwindel, Benommenheit sowie Kreislaufprobleme mit Gangunsicherheit gilt es insbesondere ältere Menschen aufzuklären. Albträume, Blutbildveränderungen oder das Restless-Legs-Syndrom sind weitere mögliche Nebenwirkungen. Sexuelle Funktionsstörungen treten dagegen normalerweise nicht auf.

e. andere

Die beiden MAO-Hemmer **Moclobemid (Aurorix®)** und **Tranylcypromin (Jatrosom®)** sind bewährte Mittel der Reserve. Sie sind eine empfehlenswerte Option, wenn mindestens zwei andere Antidepressiva zuvor nicht zu einer Remission[30] der Beschwerden geführt haben. Allerdings sind insbesondere bei der Einnahme von Jatrosom, welches erfahrungsgemäß das wirksamere Präparat von beiden ist, unbedingt einige Vorsichtsmaßnahmen einzuhalten. So muss der Speiseplan auf eine tyraminarme Kost umgestellt werden und am besten auf Alkohol gänzlich verzichtet werden. Tyramin kommt als natürlicher Begleitstoff in zahlreichen Nahrungsmitteln vor, deren Genuss entweder stark eingeschränkt werden muss oder sogar verboten ist. Es ist z. B. in verschiedenen Käsesorten, Sauerkraut, Salami oder in Rotwein enthalten und kann, wenn

---

[30] Vollständiger Rückgang.

es nicht zügig abgebaut wird, zu lebensgefährlichen Bluthochdruckkrisen führen. Diesen Abbau gewährleisten sogenannte Enzyme – das wiederum sind winzigste hochaktive „Fabriken" auf Eiweißbasis, die in unzähligen Variationen millionenfach unseren Organismus durchschwirren, um ihn letztlich am Leben zu erhalten. Funktioniert nur eine einzige Variante dieser hoch spezialisierten Maschinchen nicht einwandfrei, kann dies für die Betroffenen katastrophale Folgen haben und das AUS bedeuten. MAO-Hemmer hemmen nun jenes Enzym, das Tyramin abbaut und welches auf den klingenden Namen **Monoaminooxidase**, kurz, MAO, hört. Seiner Wirkung beraubt, kann dies bei Nichtbeachtung einer entsprechenden Diät zu den besagten Bluthochdruckkrisen führen, die schlimmstenfalls weitere Komplikationen bis hin zu tödlich verlaufenden Schlaganfällen nach sich ziehen können. Und die Liste der betroffenen Nahrungsmittel ist lang. Informieren Sie sich im Vorfeld gut, was Sie essen dürfen, welche Nahrungsmittel Sie meiden sollten und welche Alternativen erlaubt sind. Weitere mögliche Nebenwirkungen von MAO-Hemmern sind Kreislaufbeschwerden, Schwindel sowie innere Unruhe. Vor der ersten Einnahme von Jatrosom müssen aufgrund der Gefahr gravierender Wechselwirkungen (Serotoninsyndrom) das vormedizierte Antidepressivum ausgeschlichen und eine Karenzzeit von zwei bis fünf Wochen eingehalten werden. Und auch bei einem Wechsel von Jatrosom auf ein anderes Antidepressivum darf dieses erst nach Ablauf von zwei Wochen eingenommen werden. Mit anderen Antidepressiva und bestimmten Migränemitteln (v. a. aus der Gruppe der Triptane) darf es wegen der Gefahr der Auslösung eines **serotonergen Syndroms** nicht kombiniert werden. Das Serotoninsyndrom, das in der Regel mit Kopfschmerzen, Erbrechen und Durchfällen beginnt, im weiteren Verlauf mit hohem Fieber und Zittern einhergeht, kann in delirante Zustände mit Desorientiertheit, Bewusstseinstrübung und optischen Halluzinationen münden. Unbehandelt kann es zum Koma (Bewusstseinsverlust) und über epileptische Anfälle und Kreislaufversagen zum Tode führen. Es stellt daher eine seltene Notfallsituation dar.

MAO-Hemmer sind hochwirksame Substanzen, die trotz der genannten Vorsichtsmaßnahmen einen Therapieversuch als unbedingt lohnend erscheinen lassen! Zudem kommt es im Vergleich zu vielen anderen Antidepressiva deutlich seltener zu Gewichtszunahmen und zu keinen sexuellen Funktionsstörungen.

Das 2009 eingeführte **Agomelatin (Valdoxan®)**, das als sogenannter Melatoninrezeptoragonist über einen neuartigen Wirkmechanismus eine gute antidepressive Wirkung entfaltet, stellt eine weitere Option in der Behandlung von Depressionen dar. Die Einstiegsdosis ist mit 25 mg bereits antidepressiv wirksam und kann nach einem Monat ggf. auf 50 mg Einmaldosis am Abend gesteigert werden. Es ist insgesamt sehr nebenwirkungsarm. Jedoch müssen aufgrund sehr seltener Komplikationen in fest gelegten Zeitabständen und in einem Valdoxan-Pass zu dokumentierende Leberwertuntersuchungen durchgeführt werden, die nach Dosiserhöhung zu wiederholen sind.

Die antidepressive Wirkung von **Johanniskraut,** kurioserweise strukturell den SSRIs ähnelnd**,** als pflanzlichem Präparat wurde für leicht bis mittelgradige Depressionen in Studien wiederholt belegt. Doch Vorsicht! Pflanzlich ist nicht gleichbedeutend mit harmlos: Johanniskraut kann nicht nur zu Wechselwirkungen mit anderen Arzneien führen. Zum Beispiel wird die empfängnisverhütende Wirkung der Antibabypille abgeschwächt, so dass es zu ungewollten Schwangerschaften kommen kann. Zudem kann es über eine Photosensibilisierung leicht zu Sonnenbränden führen, weshalb auf eine Sonnenexposition verzichtet werden sollte. Es ist auf eine ausreichende Dosierung (900 mg zu niedrig dosiert tgl.) zu achten, da insbesondere frei verkäufliche Präparate häufig sind. Johanniskraut wird zurzeit aufgrund unbeantworteter Fragen hinsichtlich der Anwendungsdauer, nicht gut untersuchter Nebenwirkungen bei längerer Anwendung und möglicher Wechselwirkungen mit anderen Medikamenten nicht mehr als verlässliches Präparat zur Behandlung depressiver Störungen empfohlen.

Stimmungsstabilisierer

Stimmungsstabilisierer dienen dazu, nomen est omen, die Stimmung zu stabilisieren. Sie bewirken, dass künftige depressive oder manische Episoden entweder ganz verhindert werden oder aber deren Intensität und Krankheitsdauer abnehmen. Einige verstärken auch den antidepressiven Effekt von bereits verordneten Antidepressiva (sog. Augmentation). Herausragend in seiner Bedeutung ist hier das Lithium zu nennen, das in Form eines Salzes, dem **Lithiumcarbonat (Quilonum retard®),** eingenommen wird und eine Retardform mit langsamer Wirkstofffreisetzung darstellt. Es gilt zu Recht als der „Goldstandard" in der Behandlung der bipolaren affektiven Störung. Seine ausgezeichnete antimanische und auch antidepressive Wirkung sind wissenschaftlich gut belegt. Neben Clozapin, einem Antipsychotikum, ist es zudem das einzige Psychopharmakon, für das eine antisuizidale Wirkung nachgewiesen ist. Die ansonsten hohe Suizidrate sinkt bei der bipolaren Störung um den Faktor fünf. Als Rückfallschutz (Rezidivprophylaxe) sollte es in bestimmten Fällen dauerhaft eingenommen werden, wobei es leider nicht immer gut vertragen wird, so dass in diesen Fällen nach einer Alternative

Ausschau gehalten werden muss. Nebenwirkungen treten, wenn überhaupt, eher zu Beginn der Therapie auf: Zittern, Kopfschmerzen, Gewichtszunahme, vermehrter Durst und Harndrang, Konzentrations- oder Aufmerksamkeitsstörungen gehören zu den häufigeren, meist nach kurzer Zeit vorübergehenden Nebenwirkungen. Sexuelle Funktionsstörungen kommen vor, sind aber selten.

Die gefürchtetsten Nebenwirkungen unter Lithium, sozusagen das Nadelöhr, sind seltene, schwere Nierenschädigungen nach mehrjähriger Therapie, die im Nierenversagen enden und zur Dialysepflichtigkeit führen können. Um diese Nierenschäden nicht zu übersehen, müssen bestimmte Voruntersuchungen und anschließend mindestens jährliche Kontrollen der Nierenfunktion durchgeführt und Lithium notfalls abgesetzt werden. Wird eine beginnende Nierenschädigung frühzeitig erkannt, normalisieren sich die Werte jedoch in aller Regel nach geraumer Zeit wieder. Schilddrüsenfunktionsstörungen (Lithium kann zu einer Unterfunktion mit Kropfbildung führen) sind im Gegensatz dazu leicht zu behandeln und kein Absetzgrund. Wichtig zu wissen ist, dass es – sollte Lithium zur Behandlung einer bipolaren Störung eingenommen werden – nach plötzlichem Absetzen zu sogenannten Absetzmanien kommen kann.

Zudem limitiert es aufgrund relativ häufiger Wechselwirkungen den Einsatz zahlreicher anderer Medikamente. Beispiele für risikobehaftete Kombinationen sind: Schmerzmittel (NSAR = Nichtsteroidale Antirheumatika) wie **Ibuprofen (Ibuflam®)** oder **Diclofenac (Voltaren®)**, das zu den Morphinen gehörende **Tramadol**, Blutdrucksenker aus der Gruppe der ACE-Hemmer (**Elanapril, Lisinopril, Ramipril**) sowie die den Antibiotika zuzurechnenden **Tetracycline**. Diese Kombinationen können durch Interaktionen den Lithiumspiegel in bedenkliche Höhen treiben. Auch eine Änderung des Kaffeekonsums sowie die Einnahme harntreibender Mittel wie **HCT** (= Hydrochlorothiazid), **Furosemid** oder **Torasemid** haben Einfluss auf den Lithiumspiegel und können ihn in die Höhe treiben. Als Schmerzmittel unbedenklich gelten Paracetamol sowie Novaminsulfon (= Metamizol), Handelsname Novalgin®. Erscheint die Einnahme dieser Medikamente unumgänglich, sollten der Lithiumspiegel engmaschig kontrolliert und die Dosis ggf. vorübergehend reduziert werden.

Bei starkem Schwitzen oder Erbrechen, z. B. im Rahmen eines Infekts, sollten zusätzliche Blutspiegelkontrollen durchgeführt werden, um eine **Lithiumvergiftung** rechtzeitig zu erkennen. Erste Anzeichen hierfür können Übelkeit, Erbrechen und Zittern sein, unbehandelt gefolgt von einer Verlangsamung psychischer und motorischer Abläufe, einer verwaschenen, undeutlichen Sprache, Gangunsicherheit, Verwirrtheit bis hin zu Krampfanfällen, Bewusstseinstrübung, Herz-Kreislaufversagen und Tod.

Valproinsäure, auch **Valproat** genannt **(Ergenyl chrono®, Orfiril long®)**, **Carbamazepin (Tegretal®)** und **Lamotrigin (Lamictal®)** haben sowohl in der Psychiatrie als Stimmungsstabilisierer als auch in der Behandlung der Epilepsie als Antiepileptika in der Neurologie ihren festen Platz. Nicht nur wie hier in pharmakologischer Hinsicht, sondern auch hinsichtlich verschiedenster Krankheitsbilder kommt es zu wesentlichen Überschneidungen dieser beiden großen Fachgebiete. Da der epileptische Krampfanfall bereits in verschiedenen Zusammenhängen Erwähnung fand – sei dies in Form des Alkoholentzugskrampfanfalls, als schwere Komplikation nach abruptem Absetzen von lang und hoch dosiert eingenommen Benzodiazepinen (z. B. Diazepam, Lorazepam) oder aber als Symptom einer schweren Lithiumvergiftung im Endstadium – möchte ich in aller Kürze auf das Erscheinungsbild eingehen, welches im psychiatrischen Kontext eine Rolle spielt: Der sog. Grand-mal-Anfall. Bei diesem fallen die Betroffenen – in manchen Fällen nach einem kurzen Schrei – gleich einem gefällten Baum um und sind bewusstlos (die Epilepsie wurde früher auch als „Fallsucht" bezeichnet) und krampfen, wobei sie sich hinterher an nichts erinnern können. Der tonischen Phase, die wie bei einem gewöhnlichen Muskelkrampf nur in eine Richtung zieht, folgt die klonische, bei der die Muskeln abwechselnd in die eine und dann die andere Richtung ziehen, so dass die Betroffenen um sich schlagen. Die Gesamtdauer des epileptischen Anfalls sollte nicht über ein, maximal zwei Minuten betragen, sonst wird es äußerst gefährlich. Beim „Status epilepticus", bei dem ein Anfall dem nächsten folgt, ohne dass der Betroffene zwischenzeitlich wieder das Bewusstsein erlangt, ist eine weitere Behandlung auf der Intensivstation unumgänglich. Er hat selbst heute noch eine hohe Letalität. Nach einem Anfall, der sich in manchen Fällen in Gestalt einer Aura[31] ankündigt, so dass noch etwas Zeit verbleibt, entsprechende Vorsichtsmaßnahmen zu ergreifen oder Medikamente bereitzustellen, sind die Betroffenen häufig noch eine Zeitlang wie benommen. Mitunter ratlos um-sich-her-blickend, können sie manchmal nicht oder nicht in geordneten Sätzen sprechen. Viele sind noch nicht voll orientiert, so dass sie nicht allein gelassen werden dürfen, oder sie sind sehr erschöpft und schlafen ein. Insbesondere nach erstmaligem Auftreten eines Krampfanfalls gehören die Patienten in die Hände eines erfahrenen Neurologen, der weitere Unter-

---

[31] *Gr.:* „Lufthauch"; eine Sekunden bis wenige Minuten andauernde, bereits zum Anfallsgeschehen gehörende Zeitspanne besonderer Wahrnehmungen oder Empfindungen, die dem Patienten hinterher auch erinnerlich sind.

suchungen veranlassen wird, um bestimmte differenzialdiagnostische Aspekte abzuklären. Der Krampf selbst, bei dem die Augen geöffnet sind, geht, wenn er in typischer Weise abläuft, mit vermehrtem, manchmal durch Biss auf die Zunge auch blutigem Speichelfluss sowie Einnässen einher.

Carbamazepin und Lamotrigin kommen im psychiatrischen Kontext erst dann zum Einsatz, wenn Lithium keine ausreichende Wirkung entfaltet hat, es medizinische Gegenanzeigen gibt oder es nicht vertragen wird. Dann bilden sie jedoch häufig eine unverzichtbare Option in der Behandlung der bipolaren affektiven Störung, Jedoch ist Lamotrigin lediglich bei depressiver Auslenkung wirksam und ist unwirksam bei manischen Zuständen.

Ein wichtiger Warnhinweis: Alle genannten Stimmungsstabilisatoren können bei Schwangeren im ersten Trimenon, d. h. im ersten Drittel der Schwangerschaft, zu Missbildungen am Neugeborenen führen, wobei das Risiko unter Lithium lange Zeit überschätzt wurde. Nochmals sei hier aber darauf hingewiesen, dass VALPROAT absolut kontraindiziert ist.

Lamotrigin muss sehr langsam aufdosiert werden. Besondere Vorsicht ist hier geboten, insbesondere wenn noch weitere Medikamente eingenommen werden, da manchmal Hautveränderungen (Syndrom der „verbrühten Haut") auftreten, die einen akuten Notfall darstellen können. Da haben wir sie wieder: Die drei Grundsätze: „Primum non nocere, secundum cavere, tertium …" – mit dem Heilen ist es oft nicht weit her in der Medizin. Aber Leiden zu lindern sollte uns Ärzten in den meisten Fällen gelingen.

Antipsychotika

Ein Medikament gegen Borderline!? Das Wundermittel

Eine Polemik Das bei der Borderline-Persönlichkeit am häufigsten eingesetzte Medikament ist das Pantopen (*Name des Präparats geändert*). Pantopen gehört zur Gruppe der Antipsychotika. Sein Einsatz mag vielleicht bei bestimmten Begleiterkrankungen, die bei der Borderline-Persönlichkeit gelegentlich vorkommen, Sinn machen. Ansonsten ist es hinsichtlich seiner Grundsymptome mehr oder minder unwirksam und die Gabe nicht sinnvoll. Dennoch erfüllt es zweifellos einen guten Zweck: Es hilft den ärztlichen Kolleginnen und Kollegen, die nicht an diesen Psychotherapie-Hokuspokus glauben, im speziellen nicht an DBT, oder es schlicht nicht kennen, ein Stück aus deren Ohnmacht heraus und gibt ihnen das Gefühl: Man kann da etwas gegen machen, gegen diese Stimmungsschwankungen, gegen das Ritzen und die innere Leere: Man muss nur Pantopen regelmäßig schlucken, und schon wird man sich nicht mehr selbst verletzen, sondern ist ein rundum ausgeglichener Mensch und fühlt sich nicht mehr so allein.

Pantopen, das Wundermittel. Ein Allround-Talent sozusagen: Denn es hilft auch gegen fast alles andere, was in der Psychiatrie Rang und Namen hat: Es „heilt" Psychosen und hilft bei Manien, wird bei Depressionen und Zwangserkrankungen eingesetzt oder als Schlafmittel verordnet. Ich persönlich verwende es noch gegen Hämorrhoiden, Fußpilz und Haarausfall – mit mäßigem Erfolg.

Einzig und allein gegen Dummheit scheint es nicht zu wirken. Oder vielleicht gibt es diesbezüglich nur noch keine seriösen, also randomisierte placebokontrollierte Doppelblindstudien?! Wahrscheinlich ist niemand daran interessiert, Dummheit flächendeckend effektiv zu behandeln. Denn dann würde irgendwann jemand auf die gleichermaßen schlichte wie geniale Idee kommen müssen, Pantopen dem Trinkwasser zuzusetzen. Mit der logischen Konsequenz, dass Depressionen und Manien, Borderline-Störungen, Zwangserkrankungen und Psychosen jeglicher Art drastisch abnehmen würden. Zumindest wäre das anzunehmen.

Das wäre doch schrecklich!

Denn dann hätten die von den psychiatrischen Kliniken mühsam rekrutierten Psychiater und Psychotherapeuten in spe ja bald nichts mehr zu tun.

Eine steigende Arbeitslosigkeit und Akademikerarmut wären die Folgen, zugunsten einer Schwemme von Taxifahrern mit Doktortiteln – und sich Hände reibenden Internisten: Denn Pantopen macht viele dick, beziehungsweise noch dicker. Und Dicksein heißt meist irgendwann Bluthochdruck, Zuckerkrankheit, Herzinfarkt oder Schlaganfall.

Ach ja, Schlaganfall, die Domäne der Neurologen und Radiologen. Beide spielen sich hier gegenseitig in die Hände. Der eine stellt die Diagnose, der andere liefert das Bild dazu. Ihnen würde dieser Mehrwert natürlich auch gefallen. Und nicht nur, weil sie endlich die lästigen Psychiaterkollegen los wären, die nach ihrem vorherrschenden Weltbild nicht einmal in der Lage sind, Patienten mit einer Bluthochdruckkrise von Schlaganfallpatienten zu unterscheiden – und letzteren womöglich zu einer Psychotherapie raten würden, wenn diese nichts mehr sagen. Aber das würden sie natürlich niemals zugeben, schon gar nicht öffentlich. Aber man spürt es irgendwie. Man spürt es. Wir Psychiater sind in dieser Hinsicht sehr sensibel. Ohnehin scheinen Psychiater für manche gar keine richtigen Ärzte zu sein. Jedenfalls werde ich das Gefühl nicht los, dass gewisse Entscheidungsträger im Gesundheitswesen so denken könnten: Wie sonst wäre die sagenhafte Honorierung bestimmter ärztlicher Leistungen eines Psychiaters zu erklären?

Die Psychiatrie ist im Wesentlichen eine Sprechmedizin. Einen Verzweifelten, der seinen Arbeitsplatz verloren hat, dem gerade seine Frau weggelaufen oder dessen Kind gestorben ist, der möglicherweise in seinem Elend gar über einen Suizid nachdenkt, kann man nicht mit einem Medikament abspeisen. Man wird ihn vielleicht wöchentlich einbestellen und mit ihm reden müssen und die Verantwortung dafür zu tragen haben, wenn er doch eines Tages unerwartet von der Brücke springt.

Die gesetzlichen Krankenkassen honorieren das „Geplauder" der niedergelassenen Kollegen mit roundabout – XY Euro. So ganz genau werde ich Ihnen das jetzt nicht verraten. Sie würden es mir ohnehin nicht glauben. Nur so viel: Die Zahl liegt im mittleren zweistelligen EURO-Bereich (XY = zweistellig!) – plus minus X Euro (X = einstelliger EURO-Bereich). Es bleibt jedoch unterm Strich zweistellig. Pro Patienten. Und Quartal!

Daraus lässt sich nur eine Konsequenz ziehen: Nämlich die dringende Empfehlung an alle niedergelassenen Psychiater, sich zum Radiologen „umschulen „zu lassen,, dem, einmal einen Patienten in die Röhre geschoben, bis zu XYZ Euro winken (XYZ = hohe dreistellige Zahl!!). Manchmal sprudelt es sogar vierstellig (WXYZ = richtig viele EUROs!!!), und zwar nicht je Quartal oder Patient, sondern pro Untersuchung. Summarisch ergäbe dies aufs Jahr gesehen eine astronomisch hohe Zahl (LMNOPQRSTUVWXYZ = astronomisch hohe Zahl), die ein Psychiater kaum auszusprechen imstande wäre, da er gar nicht weiß, dass solch hohe Zahlen überhaupt existieren und erst recht nicht in EURO auf seinem Bankkonto! Während der Psychiater weiterhin seinen einwöchigen Jahresurlaub zeltend an der Ostsee verbringt (natürlich nur in der Nebensaison!), kann sich nach einem Jahr harter Arbeit der Radiologe endlich die bitter benötigte Luxusyacht auf den Seychellen leisten – für sein geplantes Sabbatjahr. Mit 32. Na also! Wenigstens eine Berufsgruppe, die auf ihre Gesundheit achtet!

Über Wirkungen und Nebenwirkungen

Zahllose Studien belegen die herausragende Wirksamkeit von **Antipsychotika**[32] in der Behandlung der Schizophrenie gegenüber Placebos.[33] Mit der Markteinführung des Chlorpromazins Anfang der 50er-Jahre gelang der entscheidende Durchbruch in der Behandlung der paranoiden Schizophrenie. Zunächst hielt man eine bestimmte Form der Bewegungsstörungen, die unter

---

[32] Weniger treffend auch als *Neuroleptika* bezeichnet.
[33] Scheinmedikamente.

der Medikation bei hohen Dosierungen regelhaft auftraten, als sicheres Indiz für deren antipsychotische Wirksamkeit. Dass dem nicht so ist, dass es sich bei diesen sogenannten **extrapyramidal-motorischen Störungen (EPMS oder EPS)** keineswegs um zwangsläufige, schicksalhaft an die antipsychotische Medikation gekoppelte Nebenwirkungen handelte, fand man erst viel später heraus. Heutzutage treten EPMS vornehmlich bei den „konventionellen" oder auch als „typisch" bezeichneten Antipsychotika auf. Sie können im Einzelfall sehr dramatisch aussehen. Meist bei zu schneller Dosissteigerung oder einer zu hoch gewählten Anfangsdosis besteht für ihr Auftreten ein erhöhtes Risiko. Bis zu 20 % der Patienten sollen betroffen sein, wobei die Ausgestaltung der EPMS im Einzelfall sehr variabel sein kann und es auch leichtere Formen gibt, die für Außenstehende kaum erkennbar sind, unter denen die Patienten aber dennoch leiden können. Die Bewegungsabläufe erscheinen ihnen dann nicht so selbstverständlich und flüssig wie bisher zu sein. Die Feinmotorik leidet, was sich z. B. an einem veränderten Schriftbild zeigen kann. Die Bewegungen verlieren ihre Selbstverständlichkeit, fühlen sich „gebunden" an. So belastend und beängstigend akut auftretende EPS manchmal auch aussehen mögen, so gut lassen sie sich mit **Biperiden (Akineton®)**, das langsam in eine Vene gespritzt wird, behandeln. Es gehört zu den letzten verbliebenen Wundern in der Medizin, wenn bereits unter dem Spritzen die Bewegungsstörungen wieder augenblicklich verschwinden und alles wieder beim Alten ist und die Patienten, noch fassungslos, ihrem Wundertäter aus Dankbarkeit am liebsten um den Hals fallen würden. Diese gelegentlich vorkommenden, als **Frühdykinesien** (*gr.: „dys-* = *"gestörte"* Bewegungen) bezeichneten Begleiterscheinungen treten in der Regel innerhalb der ersten acht Tage nach Ersteinnahme des Antipsychotikums auf. Manchmal bereits unter Standarddosierungen zeigen sie sich typischerweise in Form von Schluckstörungen, Blick- oder Zungenkrämpfen. Da EPMS auch unter den neueren Antipsychotika, wenngleich seltener auftreten können, lässt sich letztlich die ursprünglich beabsichtigte Unterscheidung zwischen alten „typischen" (= *Vorhandensein* von EPMS) und neuen „atypischen" (= *Fehlen* von EPMS) Antipsychotika nicht aufrechterhalten. Sie hat – obwohl bis heute gebräuchlich – historischen Charakter. Eine Sonderstellung nimmt in dieser Hinsicht ohnehin das **Clozapin (Leponex®)** ein: Als ein „altes" Präparat ist es dennoch insofern „atypisch", als dass es keinerlei EPMS verursacht.

Gefürchteter als die Frühdyskinesien, da schwieriger therapierbar, sind die **Spätdyskinesien.** Sie können nach mehrjähriger Einnahme insbesondere konventioneller Antipsychotika in Form von unwillkürlichen Bewegungen im Hals-/Rumpfbereich oder aber Saug-, Schmatz- und Zungenbewegungen zeigen auftreten. Stress verstärkt die Symptome. Ein erster Hinweis kann ein beim Herausstrecken sichtbares unruhiges „Beben" der Zungenoberfläche sein. Eine Dosisreduktion, Umsetzen auf **Clozapin** oder der Versuch einer medikamentösen Beeinflussung stellen mögliche, aber häufig nicht zufrieden stellende Behandlungsoptionen dar. Denn manchmal bleiben medikamentös nicht beeinflussbare Restsymptome bestehen. Mit dem seit April 2017 zurzeit lediglich in den USA zugelassenen **Valbenazin (Ingrezza®)** soll so etwas wie ein Durchbruch in der Behandlung von Spätdyskinesien gelungen sein. Erste Besserungen bereits nach zweiwöchiger Einnahme hätten abhängig von der Höhe der Dosierung sowie der Einnahmedauer von Valbenazin sogar noch weiter zugenommen, heißt es.

Ebenfalls zu den EPMS gerechnet werden die Sitz- und Stehunruhe, im Fachjargon als **Akathisie** bzw. **Tasikinese** bezeichnet. Das **Parkinsonoid**, das mit Bewegungsarmut, Zittern und Muskelsteifigkeit einhergeht, erinnert in seinem Erscheinungsbild an die parkinsonsche Erkrankung. Die Bewegungsabläufe wirken steif und „roboterhaft", die Mimik starr und die Haut salbenhaft, so dass der Gesichtsausdruck fälschlicherweise manchmal für Unfreundlichkeit gehalten wird. Nach Absetzen des Antipsychotikums bilden sich das Parkinsonoid sowie die Sitz- und Stehunruhe vollständig wieder zurück, während die Beschwerden medikamentös nicht immer gut behandelbar sind.

Sexuelle Funktionsstörungen sind unter der Behandlung mit Antipsychotika recht häufig. Unter den Atypika treten sie gelegentlich unter **Risperidon (Risperdal®)** und **Amisulprid (Solian®)** auf. Ein Antipsychotikum, das diese Nebenwirkungen nicht verursacht, ist **Aripiprazol (Abilify®)**. Sexuelle Funktionsstörungen können ein Grund sein, das Präparat zu wechseln, wobei bedacht werden sollte, dass jede Umstellung das Risiko eines erneuten Aufflammens der Psychose erhöht. Denn es ist im Einzelfall nicht vorhersagbar, ob das neue Präparat gleichermaßen wirksam ist wie das vorige. Einen Wechsel unter fachärztlicher Aufsicht vorzunehmen ist in jedem Fall dringend anzuraten, da ein eigenmächtiges Absetzen die Wahrscheinlichkeit eines Rückfalls ansonsten bei ca. 80 % läge. Langwierige stationäre Behandlungen, höhere Medikamentendosierungen und ein schlechteres Ansprechen der Therapie können die Folge sein. Der erste Schritt ist der, dass Sie sich überhaupt trauen, Ihr Anliegen mit Ihrem Behandler offen zu besprechen – und sich getrost abwimmeln lassen, falls er Ihr Anliegen nicht ernst nehmen und Sie abblitzen lassen sollte mit Äußerungen wie: „ Das sind keine Nebenwirkungen" oder „Da kann man nichts machen. Das müssen Sie jetzt einfach mal in Kauf nehmen." Dennoch sollten Sie mit dem Absetzen des Medikaments sehr zurückhaltend sein, bis Sie einen Facharzt gefunden haben, der Sie kompetent berät.

Ebenso belastend wie sexuelle Funktionsstörungen können **Gewichts-zunahmen** unter Psychopharmakatherapie sein. Insbesondere **Quetiapin** und stärker noch **Olanzapin** und **Clozapin** sind unter den Antipsychotika die üblichen Verdächtigen. Jedoch nimmt längst nicht jeder Patient unter den genannten Präparaten an Gewicht zu. Das ist individuell unterschiedlich. Neu aufgetretenes erhebliches Übergewicht begünstigt gewissermaßen auch sexuelle Funktionsstörungen, wenngleich nicht auf der Basis unmittelbarer zentralnervöser Medikamentenwirkungen: Denn wer fühlte sich in seiner Haut hinsichtlich seiner Attraktivität nicht beeinträchtigt, wenn er innerhalb kurzer Zeit zwanzig oder dreißig Kilos mehr auf die Waage brächte. Darüber hinaus kommt es unter Übergewicht eher zu Herz-/Kreislauferkrankungen, wie Herzinfarkt, Bluthochdruck oder Schlaganfall, und auch für Fett-stoffwechselstörungen und Diabetes mellitus (Zuckerkrankheit) steigt das Risiko bei einem stark erhöhten BMI rasant an.

Der Body-Maß-Index

Doch was beschreibt der Body-Maß-Index genau? Worin besteht seine geheime Botschaft? Genau genommen ist er eine Maßeinheit, die unmissver-ständlich sichtbar macht, was manch eine(r) lieber unter wallenden Gewändern im Verborgenen hält: Die exakte Kilogrammangabe, die sich hinter einem Quadratmeter Körperoberfläche in der Tiefe verbirgt. Sie zerrt ans Licht und führt vor Augen, dass aus dem Abnehmen wieder einmal nichts geworden ist.[34] Unsere guten Vorsätze? Schall und Rauch. Da heißt es, sich ehrlich machen, den Spiegel wieder angehängt und den Tatsachen ins Gesicht geschaut. Die wallenden Gewänder abgelegt, auf die Waage gestanden und losgelegt! Es ist *die* Chance für einen Neuanfang. Ein Neuanfang für ein Leben mit gesünderer Ernährung und mehr Bewegung. Nutzen wir sie![35]

Über das Danebenwirken

Darüber hinaus gäbe es weitere Nebenwirkungen, die zu kennen für Sie zumindest nicht uninteressant, die zu kennen für Ihren Psychiater jedoch unerlässlich wären.

Ich benutze an dieser Stelle bewusst den Konjunktiv: „Wären". Natürlich kann man das im Einzelfall nicht sicher wissen. Ob er sie kennt. Die Nebenwirkungen. Nicht alle natürlich. Das geht ja auch gar nicht. Alle kennt

---

[34] Es geht hier nicht um eine Wertung, sondern um gesundheitsrelevante Aspekte. Jede(r) möge so blei-ben, wie er/sie sich wohl fühlt.

[35] Dieses Pathos! Wie ich es gleichzeitig liebe und verabscheue!

die niemand. Ich meine, die wichtigsten. – einige der wichtigsten – zumindest. Oder überhaupt irgendeine – Nebenwirkung …– ich stelle ihn mir gerade vor, Ihren Psychiater. So vor meinem inneren Auge stelle ich ihn mir vor (vielleicht tu ich ihm jetzt auch unrecht und er ist eine „Sie") – ich stelle ihn mir vor, wie er so dasitzt in seinem Arztsessel und Ihren fragenden Blicken ausweicht – dann auf konkrete Ansprache hin nur versonnen-wissend lächelt, den Kopf leicht zur Seite neigt und dann – jetzt ganz Arzt – mit diesem Kopf verdächtig bedächtig zu nicken beginnt – um sich dann unversehens zu erheben und den nächsten Patienten hereinzurufen … – Was soll ich dazu noch sagen? Er spricht halt nicht gern darüber. Über manche Dinge spricht man eben nicht. So ist das nun einmal. Es scheint für manche geradezu etwas Pietätloses darin zu liegen, mit ihren Patienten über Medikamentennebenwirkungen zu sprechen. Schließlich geht es hier um Wirkungen und nicht um das „Danebenwirken". Also hören Sie mal. Wo kämen wir da hin. Wenn alle nur noch über das Daneben reden würden, anstatt die Dinge wirken zu lassen, wie sie kommen, den Dingen sozusagen ihren Lauf zu lassen, ihren freien natürlich. – Wirken sollen sie, die Medikamente! *Be*wirken wollen wir Ärzte – und wehe, wenn nicht, wenn sie nicht wirken. Die Medikamente. Und es funkt einem da wieder irgend so ein Patient mit seinen Fragen zu irgendwelchen Nebenwirkungen dazwischen. – Vollkommen daneben! – Daran sind Sie selbst schuld. Wenn sie nicht wirken, die Medikamente, weil Sie sich viel zu sehr um die Nebenwirkungen kümmern … – Oder nein, ich hab's: Sie haben sie gar nicht erst eingenommen. Dann können sie ja auch nicht wirken. die Medikamente. So viel steht fest, und ich verstehe etwas von Pharmakologie! Ich bin Arzt! – Warum interessieren Sie sich dann überhaupt für die Nebenwirkungen? Wo Sie sie doch gar nicht einnehmen? Verstehe ich jetzt nicht. –Vielleicht haben Sie sie auch auf dem Schwarzmarkt verkauft – Ihre Medikamente – auf Rezept?! Es soll ja alles Mögliche geben, sagt man jedenfalls, habe ich mal so gehört irgendwann …. – wie auch immer: Falls Sie noch nicht genug von diesem staubtrockenen, gähnend-langweiligen, nichtsdestoweniger aber sehr wichtigen Thema haben – denn es klärt Sie ja, wie gesagt, in der Regel niemand auf, von den YouTubern, die sich als Möchtegern-Ärzte ausgeben, einmal abgesehen – seltsamerweise finden die *dafür* immer Zeit, ihren Senf online zu stellen, egal was, Hauptsache Senf (na , ist wahrscheinlich alles werbefinanziert).

Jedenfalls können Sie – falls Sie noch nicht genug von den Wirkungen und Nebenwirkungen haben sollten – im Speziellen nicht von denjenigen, die mit der Lektüre dieses Buches mehr oder minder zwangsläufig verknüpft sein werden – die Informationen zu den Medikamenten, die Sie gerade händeringend suchen, den in diesem Kapitel verstreuten Erläuterungen zu den einzelnen

Präparaten entnehmen – (Doch verplempern Sie gerade Ihre wertvolle Zeit damit, diesen Blödsinn hier zu lesen!!). Unabhängig davon, könnte, wenn ich es so recht bedenke, vielleicht doch eine winzige – eine ganz winzige – Chance bestehen – und die sollten Sie unbedingt nutzen! – denn sie käme, wie ich die Chancen kenne, sicherlich nur einmal …– also gesetzt den Fall – ich meine – vielleicht wird Ihr Psychiater ja doch nicht nur bedächtig mit dem Kopf nicken oder Sie ratlos anschauen oder beides, – wenn Sie ihn ganz lieb bitten – Ihnen die Chancen und Risiken einer medikamentösen Behandlung Ihrer Schizophrenie zu erörtern und Sie über Alternativen (die es in diesem Fall ehrlicherweise nicht wirklich gibt) aufzuklären. Das Gros der Nebenwirkungen, so viel ist gewiss, erleben die meisten Patienten entweder gar nicht, wissen nicht, dass es sich überhaupt um ebensolche handelt, oder halten sie für mehr oder minder tolerabel. Andere sind zudem gut beherrschbar oder vorübergehender Natur, vor allem dann, wenn Sie die Präparate nolens volens, sozusagen postwendend, wieder absetzen. Denn Sie haben den Beipackzettel gelesen. Pardon! *Das* werden Sie jetzt bitteschön **nicht** tun! Nicht ohne Rücksprache! Doch mit wem nur? – Na, mit Ihrem behandelnden Arzt natürlich!

Eine weitere Art der Unterscheidung ist die in **hoch- und niederpotente Antipsychotika.** Hier wird zwischen der Stärke der antipsychotischen (wahnunterdrückenden) Potenz unterschieden. Dabei gilt: Je hochpotenter ein Präparat (je mehr „Chlorpromazin-Äquivalenten" es entspricht), desto weniger müde machend wirkt es – und umgekehrt: Je niederpotenter, d. h. je schwächer der antipsychotische, wahnunterdrückende Effekt, desto schläfriger machen sie. Als gut verträglich und relativ nebenwirkungsarm gelten **Melperon (Eunerpan®)** sowie **Pipamperon (Dipiperon®).** Beide Substanzen werden auf der sog. PRISCUS-Liste als empfehlenswerte Medikamente für Patienten im höheren Lebensalter geführt (näheres zur PRISCUS-Liste siehe im Anhang). Sie sind meist nebenwirkungsärmer und verursachen seltener Herz-Kreislaufbeschwerden, wie z. B. Herzrasen oder Schwindel, als andere niederpotente Antipsychotika. Auch aufgrund der daraus resultierenden erhöhten Sturzgefährdung gelten z. B. **Levomepromazin (Neurocil®)** oder **Promethazin (Atosil®)** als problematisch und werden für ältere Menschen nicht empfohlen.

Über Ecstasy und das (Un)-wesen von Statistiken

Jeder kennt Steigerungen von Adjektiven wie: „Gut, besser, am besten" oder „unfähig, unfähiger, am unfähigsten". Eine substantivische Steigerung wäre hingegen: „Notlüge, Lüge, Statistik". Laut Statistik sprechen an einer

Schizophrenie Erkrankte umso besser auf die Behandlung an, je plötzlicher und ausgeprägter das Wahnerleben auftritt, idealerweise ausgelöst durch Stress. Noch höher sind die Heilungschancen, wenn die Betroffenen sich dann ohne viel Aufhebens zum Psychiater begeben nach dem Motto: „Ich halte dich zwar für einen gefährlichen Alien. Nichtsdestotrotz verschreib mir mal schnell etwas, damit ich dich nicht mehr für einen gefährlichen Alien halte." Optimal stehen die Chancen für Frauen. Im Klartext heißt das: Die Ingredienzien für eine gelingende Therapie der Schizophrenie sind demnach Frauen, die unter Stress und sozusagen aus heiterem Himmel, sagen wir, ihren Chef für ein Monster oder ihren Ehemann für einen Trickbetrüger halten. Die sind richtig gut dran. Doch – was will uns Männern das sagen? – Was, wenn sie ein „Er", sozusagen er ein „Er" und keine „Sie" ist?

Die meisten von uns werden es kennen: Das Bedürfnis, einfach einmal jemandem blind vertrauen zu können, einem Guru zum Beispiel – was ja nichts anderes bedeutet als „Lehrer" – und fern jeglicher randomisierter placebokontrollierter Doppelblindstudien und Statistiken dessen Eingebungen zu folgen und sich ihm als eine Quelle immerwährender Glückseligkeit blind hinzugeben! – Aus tiefstem Herzen sehnen wir uns nach verlässlichen Werten, nach Orientierung. – Doch ist da niemand. So beten wir *sie* an: Die in Leitlinien gegossenen Statistiken. Und das Beste daran ist: Wir ersparen uns das Nachdenken. Denn das haben bereits andere für uns getan. Wir brauchen nur zu glauben – und zu hoffen. Allein – es reichen Glaube und Hoffnung nicht, wenn da nicht …! –

Stellen wir uns einmal folgendes Szenario vor: Ein Mann, 38 Jahre, von etwas gedrungener Statur, leichter Bauchansatz, Geheimratsecken: Kurz, ein Mann in seinen besten Jahren: Vielleicht eine Spur zu ungepflegt für einen Medizinstudenten im achtundzwanzigsten Semester. – … nun, bei manchen zieht es sich halt etwas, …– Jedenfalls besucht unser Medizinstudent gerade die Psychiatrie-Vorlesung über Psychosen, die er sich auch gewissenhaft anhört. Und plötzlich geschieht etwas. Nichts Ungewöhnliches. Denn immer wieder sind sich Medizinstudenten vor lauter Auswendiglernen von Dingen, die irgendwie falsch laufen im Körper, plötzlich absolut sicher, selbst an irgendetwas Unheilbarem – es handelt sich immer gleich um etwas Unheilbares – erkrankt zu sein. So auch bei unserem Medizinstudenten. „Ich habe doch auch schon einmal so etwas gehabt", denkt er beunruhigt, „solche Stimmen im Kopf. Das kenne ich." Und äußerst besorgt über diese Entdeckung, begibt er sich schnurstracks in die nächstgelegene psychiatrische Klinik und sitzt kurz darauf einem weiß bekittelten jungen Mann gegenüber – ein adretter Kerl, Ende zwanzig, groß, schlank, seit einer Woche

Assistenzarzt. Nach nur wenigen Sätzen unterbricht ihn dieser und setzt, seinen Triumph über sein Können nicht verhehlend, sein zukünftiges Chefarztlächeln auf. Dann entspinnt sich folgender Dialog. Assistenzarzt: „Ich weiß, was Sie sind": Darauf der Medizinstudent „Aha!" „Schizophren", erläutert der Assistenzarzt. „Ach so!" erwidert der Medizinstudent, erhebt sich, lässt seinen jungen Kollegen links liegen und verlässt die Klinik genauso schnurstracks, wie er sie zuvor betreten hat. Denn er weiß, was zu tun ist. Er hat aufgepasst in der Vorlesung, kennt die besagte Statistik mit den dazu gehörigen Leitlinien und möchte alles richtig machen. Vorbild sein. Wozu wird man sonst Arzt?

Zu Hause angelangt, zieht er sich zunächst einmal mehrere Joints rein, kippt eine Flasche Tequila hinterher – seine Leber ist durch das lange Studentendasein enorm gestählt! – dann wirft er seine Wochenration Ecstasy ein und geht tanzen. Drei Tage und Nächte lang tanzt er durch, um dann unvermittelt in die Nacht hinauszutreten und lauthals singend durch die Straßen zu ziehen. Er singt Adios Ninos: „Ich ging durch die Gärten der Traurigkeit, durch Finsternis und Licht: Helle Bilder, buntes Treiben, einsame Herzen, ich vergesse euch nicht …"

– Und nach und nach gehen in den Häusern die Lichter an und hinter geschlossenen Gardinen summt und brummt ein unsichtbarer Chor. – Unser Medizinstudent lauscht – und ist gerührt von so viel Anteilnahme. Er ist jetzt überwach, wie nie zuvor, seine Sinne: Messerscharf. Deutlich hört er ihr Schluchzen hinter den Gardinen. Und er fühlt die Not dieser Menschen, eines jeden von ihnen. „Sie vergießen Tränen über ihre nicht gelebten Leben", denkt er.

Überallhin ergießt sich der Tränenregen: Er umspült die Füße der Weinenden, sammelt sich in Tränenseen. Als Rinnsale fließt er unter den Türschwellen hindurch, bahnt sich seinen Weg durch die Straßen und Gärten. Er umspült die Füße unseres Medizinstudenten und – bald aus allen Häuserritzen quellend – schwillt er zu reißenden Sturzbächen und Flüssen an, bis die Tränenfluten die ganze Stadt überschwemmen. – So wird er es später berichten.

Schwimmend und singend schlägt er schließlich bei seiner Mutter auf – zumindest hält er sie für diese – und berichtet von seinen Erlebnissen wie von religiösen Offenbarungen. Und zum Schluss sagt er zu ihr (und das ist für die "Mutter" jetzt wirklich eine unerhörte Offenbarung): „Weißt du, Mama, im Grunde wollte ich immer so sein wie du: Eine Frau – woraufhin er kurz darauf, flankiert von zwei Pflegern, dem richtigen Chefarzt gegenübersitzt; diesmal auf der Geschlossenen. Der unterbricht ihn nach nur wenigen Sätzen und setzt, seinen Triumph über sein Können kaum verhehlend, sein Chefarztlächeln auf. Dann entspinnt sich folgender Dialog: Chefarzt: „Ich weiß, was Sie sind". Daraufhin der mittlerweile vollkommen verwahrloste, aber glückliche, Medizinstudent: „Schizophren?" Woraufhin der Chefarzt beleidigt aufsteht und erwidert: "Nun – … lassen wir das!". Dann lässt er ihn links liegen und begibt sich, ohne sich mit weiteren Details aufzuhalten, auf seinen Chefarztsessel, seine Anordnungen zu treffen. Von Ecstasy erfährt er nichts. Gefragt hat er nicht danach …

Und unser Medizinstudent? Der ist überglücklich. Er fühlt sich wie „Hans im Glück". Gern schluckt er den ihm vorgesetzten Medikamentencocktail, was immer dieser auch enthalten möchte. Denn eines weiß er genau: Laut Statistik lief bei ihm alles optimal: Maximaler Stress, knacke wahnhaft, sofort behandelt und dabei auch noch beinahe zur Frau mutiert. Bravo! Gut gemacht! – Ist das nicht irre? Sein Chefarzt fand das wohl auch alles ziemlich irre. Jedenfalls murmelte der im Weggehen noch etwas von „total verrückt" und irgendwelchen Symptomen – dass die „positiv" seien, oder so ähnlich. Positiv: Damit kann doch nur die Prognose gemeint sein, oder? Oder etwa nicht??

Wirkungseintritt und was behandelt wird

Unter „**Positiv- oder Plussymptomatik**" bei den Psychosen ist „positiv" im Sinne von „mehr als normal" zu verstehen. Dies betrifft Wahrnehmungen, die objektiv falsch sind und nur während der psychotischen Episode auftreten. Sie sind für die Betroffenen neu hinzugekommen, stellen ein „Plus" an Wahrnehmung dar, wenn auch ein pathologisches. Stimmenhören, Wahnwahrnehmungen, die bizarre und andere Wahnformen sowie die IchStörungen gehören dazu. Diese nicht selten von Angst begleiteten Symptome sind medikamentös meist gut behandelbar, vor allem dann, wenn sie akut und erstmals unter Stress auftreten und unverzüglich medikamentös behandelt werden. Das versuchte die Statistik uns zu sagen.

Der **Zeitpunkt des Wirkungseintritts** von Antipsychotika ist individuell unterschiedlich: Manchmal bereits innerhalb der ersten Stunden, manchmal aber auch erst nach Monaten (insbes. beim Clozapin). Die medikamentöse Therapie ist stets nur Teil eines Gesamtbehandlungsplans, der sämtliche relevanten Aspekte im Leben der Patienten berücksichtigt und professionelle Hilfen verschiedenster Berufsgruppen miteinander koordiniert.

Weit schwieriger als die Positivsymptome ist dagegen die meist erst im Verlauf der Erkrankung in den Vordergrund tretende „**Negativ- oder Minussymptomatik**" durch Medikamente beeinflussbar, kenntlich an einem „Weniger" als zuvor, und zwar auf sämtlichen Ebenen, die eine Persönlichkeit ausmachen. Die Differenziertheit der Gesamtpersönlichkeit leidet, die emotionale und geistige Wendigkeit, der Antrieb sowie die Fähigkeit, komplexe Sachverhalte zu überblicken, verändern sich mit der Zeit und nehmen bei langjährigen Verläufen und abhängig von der Anzahl vor allem unzureichend behandelter oder behandelbarer psychotischer Episoden allmählich ab, werden weniger. Daher „Minus-"Symptomatik. Von großer Bedeutung ist daher, als Facharzt mit seinen Patienten die individuell unterschiedlichen **Frühwarnzeichen** zu besprechen, die fast immer einem erneuten „Krankheitsschub" vorausgehen, um mittels der in einem gemeinsam erstellten **Notfallplan** hinterlegten Strategien noch vor dem vollen Ausbruch der erneuten Episode zügig und planvoll reagieren zu können. Hiervon ist im Wesentlichen die Prognose der Erkrankung abhängig, die unbehandelt viel eher zu bleibenden Schäden mit Einschränkungen in sämtlichen Lebensbereichen führt. Den beruflichen Anforderungen kann mit Fortschreiten der Erkrankungen häufig nicht mehr entsprochen werden. Viele sind auf einen geschützten Arbeitsplatz für Menschen mit seelischer Behinderung angewiesen. Oft kommt es zu Frühberentungen.

Die **Diagnose** einer **paranoiden Schizophrenie** darf erst gestellt werden, wenn Erstrangsymptome seit einem Monat oder länger vorliegen. Ein einziges dieser von Kurt Schneider[36] für die Diagnosestellung als erstrangig erkannten Symptome reicht aus, um das Vorliegen einer paranoiden Schizophrenie zu begründen. Hierunter fallen der **bizarre Wahn, Wahnwahrnehmungen** sowie die meisten der **Ich-Störungen**. Zu diesen wiederum gehört das Gefühl, fremdgesteuert zu werden, das eng einhergeht mit dem Gefühl des Gemachten (weiteres dazu siehe Kap. 7). Auch der Gedankenentzug, die Gedankeneingebung und das Gedankenlautwerden zählen zu den Ich-Störungen, bei denen das Einheitserleben des Ichs als integratives personales Ganzes, das zwischen Außen und Innen zu unterscheiden vermag, massiv gestört ist. Und auch **akustische Halluzinationen**, in Gestalt dialogisierender, imperativer oder kommentierender Stimmen, die über den Erkrankten reden, sein Tun und Denken kommentieren oder ihm Befehle erteilen, weisen auf eine Schizophrenie hin. Allerdings müssen zunächst andere Ursachen, die vergleichbare Beschwerden hervorrufen können, ausgeschlossen werden. Das können akute oder chronische Vergiftungen durch Drogen sowie zahlreiche endokrinologische, neurologische und internistische Erkrankungen sein. Eine zwingend durchzuführende Kernspintomografie (MRT)[37] des Gehirns kann auf Tumoren, Entzündungen und andere Erkrankungen des ZNS[38] hinwei-

---

[36] Dt. Psychiater (1887–1967).

[37] Magnetresonanztomographie.

[38] Zentrales Nervensystem: Gehirn und Rückenmark.

sen. Auch sie können zu Wahnerleben führen und einer Schizophrenie täuschend ähnlich sein.

Meist ist erst rückwirkend eine Prodromalphase[39] abgrenzbar. Diese umfasst einen Zeitraum von bis zu fünf Jahren vor dem eigentlichen Ausbruch der Schizophrenie mit zunächst unspezifischen Krankheitssymptomen. Die Betroffenen fühlen sich zunehmend überfordert, können sich nicht mehr gut konzentrieren oder sind schneller erschöpft als sonst. Die Leistungsfähigkeit nimmt ab. Häufig dominieren depressive Symptome das Bild. Späterhin folgen meist flüchtige, wahnhaft anmutende Ideen, Ängste oder Befürchtungen, die im weiteren Verlauf in eine Wahnstimmung münden können: Die Patienten wirken verunsichert, als „läge etwas in der Luft", „braute sich etwas gegen sie zusammen" – ein nur schwer fasslicher und von Ängsten begleiteter Zustand. Damit einher geht häufig ein „Leistungsknick": Die Schule oder die Ausbildung werden abgebrochen oder sie fühlen sich außerstande, ihrer bisherigen beruflichen Tätigkeit nachzugehen.

Die Erforschung dieser dem Ausbruch einer Schizophrenie vorangehenden Frühzeichen begleitet eine Diskussion über den bestmöglichen Zeitpunkt, zu dem eine medikamentöse Behandlung begonnen werden sollte. Das hat insofern eine hohe Relevanz, als dass sich nur durch eine rasche Eindämmung der Psychose Folgeschäden begrenzen und die Chancen für eine weitgehend normale Lebensführung verbessern lassen.

Die **Dauer der medikamentösen Behandlung** hängt von verschiedensten Faktoren ab. Als Richtschnur gilt, dass nach Erstmanifestation[40] und Rückgang der Beschwerden die Antipsychotika für weitere zwei Jahre und nach einer zweiten Episode sogar fünf Jahre lang eingenommen werden sollten. Die daran anschließende, möglichst durch einen Facharzt für Psychiatrie zu überwachende Ausschleichphase sollte in der Regel sehr behutsam über mindestens ein weiteres Jahr und gegen Ende besonders kleinschrittig erfolgen. Im Falle weiterer psychotischer Episoden ist man mit einer dauerhaften medikamentösen Therapie als Rückfallschutz gut beraten, wobei auf lange Sicht meist niedrigere Dosierungen ausreichend sind. Tendenziell plädieren viele Experten eher für eine längere als eine kürzere Einnahme der Antipsychotika, da die Rückfallquote auch nach fachgerechtem Ausschleichen der Medikation höher liegt als unter einer stabilen Erhaltungsdosis. Ein Rezidiv[41] entwickelt sich meist innerhalb der ersten vier bis acht Monate nach Absetzen der Antipsychotika, kann aber auch nach Jahrzehnten noch

---

[39] Vorläuferstadium.
[40] Erste Krankheitsphase.
[41] Rückfall.

auftreten. Auslöser wie ungewöhnliche Belastungen oder Stress lassen sich dabei nicht immer ausmachen.

Weitere **Anwendungsgebiete** hochpotenter Antipsychotika (AP) sind neben den Schizophrenien bipolare Störungen sowie die wahnhaften Depressionen. Außerdem werden sie, wie an anderer Stelle bereits dargestellt, auch bei nicht-wahnhaften Depressionen eingesetzt, um den antidepressiven Effekt im Sinne einer Augmentation zu verstärken. Weitere Einsatzgebiete sind Verhaltensstörungen bei Demenz und Intelligenzminderung sowie m.E. Zwangserkrankungen, wobei sie hier nicht das Mittel der ersten Wahl sind (das wäre eine Verhaltenstherapie. Die zweite Wahl stellt ein medikamentöser Behandlungsversuch mit einem Antidepressivum aus der Gruppe der SSRIs dar). Niedrig dosiert werden Antipsychotika auch als Einschlafhilfe bei Schlafstörungen eingesetzt, ohne dass man eine Abhängigkeit zu befürchten wäre. Jedoch besteht auch hier nach langjähriger Einnahme das Risiko extrapyramidaler Bewegungsstörungen mit unkontrolliertem Schulterzucken oder Grimassieren. Zugelassen für die meisten der genannten Indikationen ist das Quetiapin. Bei Zwangserkrankungen sowie Verhaltensstörungen im Rahmen einer Demenz ist jedoch Risperidon das Mittel der Wahl.

Die „konventionellen" hochpotenten Antipsychotika (KAP)

Zu nennen wäre hier das hochwirksame **Haloperidol (Haldol®),** das als Tablette oder Saft eingenommen wird, intramuskulär gespritzt und auch intravenös verabreicht werden kann, wobei Letzteres aufgrund des Risikos der Auslösung von Herzrhythmusstörungen jedoch nur unter Monitorkontrolle erlaubt ist. –. Andere hochpotente „Konventionelle" sind das **Flupentixol (Fluanxol®)** und das **Zuclopenthixol (Ciatyl-Z-Acuphase®),** Letzteres mit sehr langer Wirkdauer und starkem beruhigenden Effekt. Es kommt bei agitierten Patienten noch zum Einsatz. Sämtliche genannten Präparate liegen auch als **Depotform** vor, wobei sie je nach Präparat und Krankheitsausprägung alle 2 bis 4 Wochen in den Gesäßmuskel gespritzt werden Als mögliche Nebenwirkungen sind unter vielen anderen Herzrhythmusstörungen zu nennen sowie Harnverhalt, Sehstörungen, Verstopfung und eine Absenkung der Krampfschwelle.

Atypika

(Beispiele unter Hinweis auf einige Besonderheiten)

- **Risperidon (Risperdal®)**, Vorteil: In **Depotformen als Spritze** erhältlich als **Risperdal consta®** (alle 2 Wochen), **Xeplion®** (alle 4 Wochen; Wirkstoff ist wie beim Trevicta® das Paliperidon) und neuerdings das **Trevicta®** (Gabe nur alle drei Monate). Als Nebenwirkungen sind in höheren Dosen EPS (insbes. das Parkinsonoid), sexuelle Funktionsstörungen mit Brustentwicklung (Gynäkomastie) beim Mann bzw. Menstruationsstörungen und Milchfluss bei der Frau zu nennen.

- **Quetiapin retard (Seroquel prolong®)**, Vorteil: Vielseitig einsetzbar; Nachteil: Keine Depotform vorliegend. Nebenwirkung: u. a. Gewichtszunahme.

- **Olanzapin (Zyprexa®)**, Vorteil: Gute sedierende Wirkung, daher häufig Einsatz bei akuten Manien; Nebenwirkung: Gewichtszunahme.

- **Amisulprid (Solian®)**, Vorteil: Meist nicht müde machend. Da es nicht in der Leber abgebaut wird, gibt es so gut wie keine Wechselwirkungen mit anderen Medikamenten. Nebenwirkungen: Ähnlich wie Risperidon, im Unterschied zu diesem eher kein Parkinsonoid, sondern Sitzunruhe (Akathisie)

- **Aripiprazol (Abilify®)** gehört den neueren Präparaten an, das 2004 mit dem Anspruch auf den Markt kam, aufgrund seiner besonderen Eigenschaften verstärkt auch gegen die Minussymptomatik bei Psychosen zu helfen. Es ist im Allgemeinen sehr gut verträglich und mit Abilify maintena® auch als Depotform erhältlich. (Gabe intramuskulär alle 4 Wochen). Als Nebenwirkungen können u. a. Schlafstörungen, Magen-Darm-Beschwerden und Sitzunruhe auftreten. Aripiprazol soll nicht nur den antipsychotischen Effekt verstärken, sondern auch die metabolischen Auswirkungen, die mit der Einnahme von Clozapin einhergehen können, wie Gewichtszunahme und Auslösung eines Diabetes mellitus (Zuckerkrankheit), abmildern. Die Kombination zweier Antipsychotika ist nicht effektiver als eine Monotherapie, ist jedoch nebenwirkungsträchtiger. Eine der wenigen Ausnahmen ist die Kombination von Aripiprazol mit Clozapin. Eine Besonderheit ist die im Vergleich zu anderen Präparaten relativ lange Halbwertszeit, mit der Folge, dass eine konstante Wirkstoffkonzentration im Blut erst relativ spät vorliegt. Bei einer Umstellung auf Aripiprazol muss das Vormedikament daher zwei Wochen lang zusätzlich weiterhin eingenommen werden, bevor es ausgeschlichen werden darf. Ansonsten entsteht eine therapeutische Lücke mit dem Risiko eines kurzfristigen Aufflammens der Psychose.

- **Ziprasidon (Zeldox®)**, Vorteile: Keine. Nachteile: Im Vergleich zu anderen Atypika größeres Risiko von EKG-Veränderungen (QTc-Zeit-Verlängerungen); es soll nur zusammen mit fetthaltiger Nahrung (500kcal) ausreichend vom Organismus aufgenommen werden; Einnahmezeitpunkte sind morgens und abends während der Mahlzeiten. Eine Depotform existiert nicht; als Neueindosierung ist es eher nicht zu empfehlen.

- **Cariprazin (Reagila®),** seit April 2018 zur Behandlung der Schizophrenie zugelassen, soll gegenüber anderen Antipsychotika Vorteile hinsichtlich einer Verbesserung der Minussymptomatik haben.
- **Clozapin: Das Atypischste unter den Atypischen**

Eine Sonderstellung als Mittel der Reserve stellt das Clozapin dar. Es ist für die Patienten mit einer therapieresistenten Schizophrenie, deren Symptome trotz fachgerechter Anwendung mindestens zweier anderer Antipsychotika, davon ein Atypikum, nicht zurückgegangen sind, eine weitere Chance: Bei etwa der Hälfte dieser Patienten kommt es unter der Behandlung mit Clozapin zu einem spürbaren Rückgang der Positivsymptomatik.

Es wurde vorübergehend wegen teils tödlich verlaufender Agranulozytosen eine Zeit lang vom Markt genommen und später unter strengen Sicherheitsauflagen erneut zugelassen. Diese fordern u. a., monatliche Kontrollen des „großen" Blutbilds durchzuführen. Der Agranulozytose – ein fast vollständiges Zum-Erliegen-Kommen der Körperabwehr – liegt beim Clozapin eine allergische Reaktion zu Grunde und führt zu einem rasanten Abfall der weißen Blutkörperchen. Vorkommen: 1 %.

Weitere Nebenwirkung können in seltenen Fällen eine Schädigung des Herzmuskels sein, häufiger sind dagegen **Verstopfung** sowie ein gesteigerter **Speichelfluss,** der sich mithilfe von Pirenzepin (Gastrozepin®) oft nur lindern lässt, sowie eine mitunter erhebliche **Gewichtszunahme.**

Tranquilizer und Z-Substanzen

Benzodiazepine (BZD) sind Tranquilizer, die in der Behandlung schwerer psychischer Störungen nach wie vor ihren festen Platz haben, leider aber immer noch als „Beruhigungspillen" oder „Schlaftabletten" viel zu häufig verordnet bzw. eingenommen werden. Sinnvoll eingesetzt leisten sie z. B. wertvolle Dienste zur kurzfristigen Eindämmung von Ängsten (Lorazepam) oder in der Dämpfung von Erregungszuständen im Rahmen von Psychosen und Manien. Sie wirken angstlösend, schlafanbahnend, muskelentspannend und krampflösend mit je nach Substanz unterschiedlicher Gewichtung. Vertreter sind **Oxazepam (Adumbran®), Diazepam (Valium®), Bromazepam (Bromazenil®)** oder **Lorazepam (Tavor®).** BZD wirken zudem atemdepressiv. Sie können über eine hemmende Wirkung auf das Atemzentrum im Gehirn die Atmung hemmen, was schlimmstenfalls in einem Atemstillstand enden kann. Zu beachten ist zudem das Abhängigkeitsrisiko aller BZD. Dieses zeigt sich u. a. in einem mit der Einnahmedauer zunehmenden Wirkverlust mit Zwang zur Dosissteigerung. Abruptes Absetzen kann dann zu sehr unangenehmen bis hin zu lebensbedrohlichen Entzugssymptomen führen. Wiederum sind ältere Menschen besonders gefährdet. Es kann bei ihnen u. a. zu Gedächtnisstörungen führen oder aber vorbestehende verschlimmern und die Sturzgefahr erhöhen. Falls alternativlos, sollten BZD nur kurzzeitig eingenommen werden, die Dosis niedrig gehalten und nach längerer Gabe über mehrere Monate ausgeschlichen werden. Von einer aktiven Teilnahme am Straßenverkehr ist unter der Einnahme von BZD dringend abzuraten, da die Reaktionszeiten erheblich verlängert sein können.

Die sogenannten **Z-Substanzen Zolpidem**, das aufgrund seiner sehr kurzen Wirkdauer nur zur vorübergehenden Behandlung von Einschlafstörungen indiziert ist, sowie das länger wirksame **Zopiclon** haben ein im Vergleich zu den BZD deutlich geringeres Nebenwirkungspotential und führen darüber hinaus nur viel seltener zu einer Abhängigkeit. Dennoch gilt auch hier Vorsicht bei längerer Einnahme walten zu lassen und die Empfehlung, bei anhaltenden Schlafstörungen zunächst zu versuchen, den zahlreichen möglichen Ursachen auf die Spur zu kommen. Abgesehen von einer fundierten Diagnostik hinsichtlich der Art der Schlafstörung, sollte immer eine Depression, ein Schlaf-Apnoe-Syndrom[42] oder ein Restless-Legs-Syndrom[43] ausgeschlossen werden.

Gegen Depressionen wirken Z-Substanzen und Benzodiazepine nicht.

Weiterführende Literatur

„Intensivkurs Psychiatrie" von K. Lieb, S. Frauenknecht und S. Brunnhuber in seiner 8. Auflage von 2016 und seiner 10. Auflage von 2018
„Therapie psychischer Erkrankungen" 2017 in seiner 12. Auflage und 2018 in seiner 13. Auflage, herausgegeben von U. Voderholzer und F. Hohagen. Die genannten Fachbücher sind bei Urban & Fischer im ELSEVIER Verlag erschienen.
„Kompendium der Psychiatrischen Pharmakotherapie" in seiner 11. Auflage von 2016 und 12. Auflage von 2018 erschienen im Springer Verlag, herausgegeben von O. Benkert und H. Hippius
Manual zur „Dokumentation psychiatrischer Befunde", 9. Auflage 2016a, Verlag Hogrefe. Einige Angaben zum Thema „Suizidalität" entnahm ich den „Psychiatrischen

---

[42] Wiederholtes Aussetzen der Atmung im Schlaf über 10 sec. Dauer.
[43] Quälende nächtliche Beinunruhe, die den Schlaf stört und beim Gehen deutlich abnimmt.

Manual zur „Dokumentation psychiatrischer Befunde“, 9. Auflage 2016b, Verlag Hogrefe.

Taschenführer zur ICD-10-Klassifikation psychischer Störungen 7. Überarbeitete Auflage Huber Verlag 2014 herausgegeben von H. Dilling und H.J. Freyberger

Einblick ins Gehirn: Psychiatrie als angewandte klinische Neurowissenschaft von Dieter F. Braus, Thieme 2014 3. aktualisierte Auflage

Verhaltensneurologie und Neuropsychiatrie, Muskeln und Sport, J. Michael Hufnagl in Muskelverletzungen im Sport 2. Auflage 2014

7

Ein bisschen Fachsimpeln gefällig? Anmerkungen zu einigen psychiatrischen Grundbegriffen
Ein satirischer Auftakt

Wissen Sie, was ich glaube, was das Wichtigste ist, wenn Sie es mit einem Arzt, in unserem Falle mit einem Psychiater, zu tun haben? Na, was meinen Sie? Ich persönlich fände es am wichtigsten, dass Sie verstehen, was er sagt. Noch besser wäre es natürlich, Sie verstünden, was er meint. Denn was nützt Ihnen alle Sympathie, wenn Ihr Psychiater beispielsweise am Ende der ersten gemeinsamen Kennenlernsitzung Ihnen möglicherweise etwas ganz Entscheidendes mitteilen will, und Sie verstehen nur „Bahnhof"? Schließlich geht es hier um die Frage: Liegt bei Ihnen eine psychische Störung vor oder nicht. Und falls nicht, warum nicht?

Sie schauen Ihrem Psychiater am Ende dieser Sitzung daher hoch erregt und hoch gespannt in die Augen – jedenfalls versuchen sie es immer wieder, lächeln ihn probeweise sogar an, wenn sich sein Kopf doch einmal für den Bruchteil einer Sekunde von seiner Akte erhebt und sein Blick Sie zu streifen scheint – und erwarten ungeduldig sein Urteil.

Doch scheint er sich zunächst noch zu sammeln. Dann holt er tief Luft und seinen Kopf aus der Beugestarre, sucht Ihren Blick – und ist einen kurzen Moment erstaunt darüber, wer ihm da eigentlich gegenübersitzt. Dann teilt er Ihnen folgendes mit: „Sie haben eine hypoman ausgelenkte bipolare affektive Störung mit rapid cycling,[1] der ursächlich vor dem Hintergrund hereditärer Ursachen, d. h. einer genetisch begründbaren Ätiologie, eine neuronale

---

[1] Jährlich insgesamt vier oder mehr depressive und/oder manische Episoden.

Elektronisches Zusatzmaterial Die elektronische Version dieses Kapitels enthält Zusatzmaterial, das berechtigten Benutzern zur Verfügung steht https://doi.org/10.1007/978-3-662-59074-4_7. Die Videos lassen sich mit Hilfe der SN More Media App abspielen, wenn Sie die gekennzeichneten Abbildungen mit der App scannen.

Netzwerkstörung zugrunde liegt, die einhergeht mit einer erheblichen Dysbalance verschiedener Neurotransmittersysteme im synaptischen Spalt im Areal der cerebralen Neurone."

Und? Wie reagieren Sie darauf? Sie werden Ihren Psychiater vermutlich freundlich und dankbar anlächeln und ihm antworten: „Na, das habe ich mir doch schon alles so in etwa gedacht. Vielen Dank, Herr Doktor für das nette Gespräch und auf Wiedersehen." Und Sie gehen raus, verlassen die Arztpraxis, kommen zu Ihrem Partner oder Ihrer Partnerin oder Ihrem Hund oder zu allen dreien. Und diese sind auch schon mächtig gespannt und fragen Sie dann: „Und? Wie war er?" Und Sie? Sie zucken mit den Achseln und sagen: „Keine Ahnung. Er spricht anscheinend kein Deutsch. Ich habe jedenfalls nichts verstanden."

Um diesem Dilemma vorzubeugen, möchte ich Ihnen folgendes Vorgehen ans Herz legen:

Wenn Sie gegenüber Ihrem Psychiater oder Psychotherapeuten bestehen und im Zweifelsfall auch ernst genommen werden wollen, sollten Sie einige psychiatrische Grundbegriffe kennen. Damit können Sie punkten, ihn möglicherweise verblüffen oder, falls nötig, dazu bringen, Sie sogar anzusehen. Falls er sich anschicken sollte, Ihnen ohne weiteren Kommentar ein Medikament zu verordnen, Sie aber weder verstanden haben, weshalb wieso warum, noch etwas über mögliche Nebenwirkungen erfahren haben und überhaupt Zweifel bestehen sollten, ob Medikamente das Richtige in Ihrer Situation sind: Dann fragen Sie ihn doch ganz beiläufig einfach Folgendes: „Gibt es eigentlich zu dem Medikament randomisierte placebokontrollierte Doppelblindstudien, die seine Wirksamkeit belegen?"

Dann wird ihm sicher vor Schreck der Stift aus der Hand fallen. Denn er wittert natürlich sofort einen Fachkollegen, das heißt Konkurrenz, wird fieberhaft nachdenken, wie er sich jetzt herauswinden könnte, ohne sich um Kopf und Kragen zu reden, wird dann drei Mal tief durchatmen und schlucken – das erkennen Sie an dem nervösen Auf und Ab seines Kehlkopfes – den Kopf von seiner Akte heben und stammeln: „Wie bitte?"

Sie: „Gibt es eigentlich zu dem Medikament randomisierte placebokontrollierte Doppelblindstudien, die seine Wirksamkeit belegen?" *Er:* „Aber ich bitte Sie, entschuldigen Sie, wie war noch gleich Ihr Name? Doktor – äh – nein, kein Doktor? Macht nichts, ich habe ja auch keinen Doktortitel Welcher Fakultät gehören Sie doch gleich an? Eben wusste ich es noch. – Sie werden es kennen. Der Stress. Die vielen schwierigen Patienten. Sie verstehen das sicher, Frau Kollegin. Da vergisst man schon einmal ein Detail. – Wie bitte? – Ach natürlich. Wie konnte mir das entfallen. An der Uni Münster sind Sie tätig. Klar! Professorin für … nein? Keine Professorin? – Raumpflege? Sagten Sie Professorin für … äh, ich meine, ich verstehe nicht. Sie sind Raumpflegerin? Oder – oder was haben Sie gerade gesagt?!" Und ab diesem Moment haben Sie – ob Raumpflegerin, Fußpflegerin oder Altenpflegerin – die Oberhand. Und Sie werden die Richtung des Gespräches bestimmen, denn Ihr Psychiater ist ab jetzt gewarnt.

Denn er hat realisiert:

Sie kennen sich aus! Sie wissen, was Sie wollen.

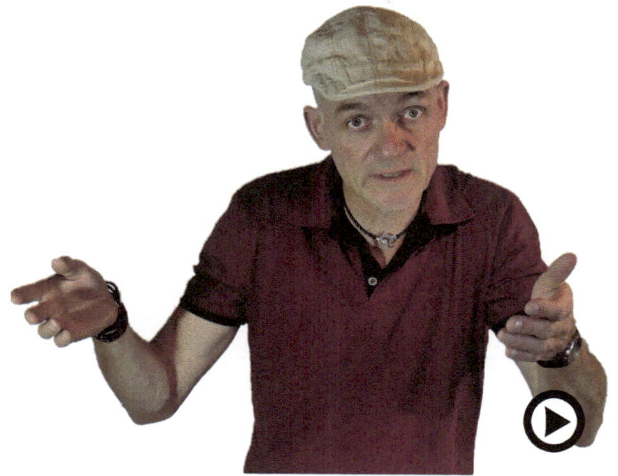

Psychologe, Psychotherapeut oder Psychiater?

Psychotherapeut, Psychologe oder Psychiater?: Unterschiede und Gemeinsamkeiten – eine Glosse

Sicherlich interessiert es Sie, wer oder was ich überhaupt bin? Jedenfalls scheint dies den ein oder anderen meiner Patienten immer wieder zu bewegen, und sie sprechen mich dann in etwa wie folgt an:

„Sie als Psychologe wissen sicherlich doch auch … "
„Pardon!", sage ich. „Ich bin Psychiater."
„Ach, aber Sie sind doch auch Psychologe. "
„Nein, ich bin Arzt", entgegne ich.
„Aber mein Psychotherapeut ist Psychologe. "
„Ja, ich bin auch Psychotherapeut. "
„Also, was sind Sie denn nun? Psychotherapeut, Arzt
oder Psychologe?"
„Ich bin Psychiater. "
„Jetzt verstehe ich gar nichts mehr".

Oje! Mein Anliegen ist es, nun endlich Licht ins Dunkel zu bringen und Sie sozusagen ein für alle Mal aufzuklären:

Ein Psychiater ist ein Arzt. Genauer gesagt, ein Seelenarzt. Zudem eine Facharztbezeichnung. Und mit der Anerkennung als Facharzt darf er endlich – bar jeglicher oberärztlicher Kontrolle – Rezepte unterschreiben, wovon er mit zunehmender Begeisterung auch bald Gebrauch machen wird. Er hat Medizin studiert, Minimum sechs Jahrem mit Open End. In dieser Zeit lernt er bis zum Examen bis zu 10.000 Seiten Fachliteratur auswendig, wobei die wichtigste Frage, die ihn als Medizinstudent bewegt, nicht die ist, „warum?", sondern „bis wann?"[2] Wenn er diese Hürde genommen hat, weiß er alles, aber kann – nichts! Was nun folgt, ist der Beginn der eigentlichen Lehrzeit, die man mit „learning by doing" überschreiben könnte. Während dieser für alle Seiten spannenden Abenteuerreise zeichnet der zuständige Oberarzt für alles verantwortlich, was seine Assistenzärzte unterlassen, verwechseln, durcheinanderbringen und versäumen, wobei die Newcomer unter ihnen sich meist nur mit Zeichensprache verständigen können, weil jeder von ihnen einen anderen Dialekt spricht, darunter meist aber keine deutschen. Es herrscht also die reinste babylonische Sprachverwirrung, was den Vorteil hat, dass jeder das versteht, was er verstehen will.

Die Assistenzarztzeit ist angelegt auf fünf Jahre, wobei sie sich auf manchmal zehn oder sogar fünfzehn Jahre ausdehnen kann. Während dieser Zeit erlangt der vor sich hin alternde Kollege seine Befähigung zum Facharzt für Psychiatrie und Psychotherapie, die an zahlreiche Weiterbildungsinhalte geknüpft ist. Und wenn er die entsprechenden Nachweise zusammengesammelt hat, meldet er sich zur Facharztprüfung an, bei der ein Gremium aus Experten unter dem Dach der zuständigen Landesärztekammer ein sogenanntes „kollegiales[3] Gespräch" mit dem Prüfling führen wird. An dessen Ende spricht der prüfende Kollege den eben noch zu prüfenden Fast-Kollegen als Kollegen an, schüttelt diesem die Hand und überreicht ihm mit einem kollegialen Augenzwinkern die Urkunde mit der Anerkennung zum Facharzt für Psychiatrie und Psychotherapie.

Und die Psychologen?

Ja, die Psychologen, besser gesagt, die Psychologinnen, in unserer Klinik arbeiten fast nur Psychologinnen, warum auch immer – die Psychologinnen studieren, praktizieren, examinieren und supervidieren über Tausende von Stunden, und dies alles nach ihrem abgeschlossenen Masterstudiengang

---

[2] Wieder so ne olle Kamelle!!

[3] Dazu sage ich jetzt nichts!

Psychologie, und zwar selbst finanziert, so dass sie am Ende alles wissen – und anscheinend auch alles können. Jedenfalls sind sie so voll gestopft mit Wissen, dass ihnen nichts anderes übrig bleibt, als es selbst zu glauben. Vergleicht man den Umfang der Ausbildung zum psychologischen Psychotherapeuten mit dem zum ärztlichen Psychotherapeuten, so ist es, als vergleiche man einen Mercedes der S-Klasse mit einem VW-Käfer.

Wer von Ihnen kennt keinen VW-Käfer mehr? Er ist klein, laut und langsam und existiert nur noch als Oldtimer. Na gut, nach der Reform der Ausbildungsinhalte vor einigen Jahren haben sich die ärztlichen Kollegen zu einem Mini gemausert.

Aber – und nun folgt das große Aber!

Wenn Sie einen Psychotherapieplatz bei einem ärztlichen Psychotherapeuten ergattert haben sollten – und auch darauf warten Sie ja häufig ein halbes Jahr und länger – muss das kein Nachteil sein. Denn manch ein Patient steigt lieber in einen gemächlichen Oldtimer oder zieht einen wendigen Mini vor, der in der Lage ist, ohne sich eine Beule zu holen, sich durch kleinste Gassen und Nebenstraßen zu schlängeln, und der von Beginn an gelernt hat, zu improvisieren und aus der Not eine Tugend zu machen. Und dies mit dem einzigen Ziel, seinen Patienten überall hin zu begleiten und ihm auch auf den verschlungensten Pfaden noch folgen zu können.

Der Mercedes erfährt dagegen seine Sternstunde, wenn die Autobahn frei ist. Er startet rasant durch, wenn alles nach Plan läuft, und hat auch für alle Eventualitäten eine in komplizierten Gebrauchsanweisungen hinterlegte Lösung in petto. Den Elchtest hat er mit Bravour bestanden. Er hat ihn mit 250 Sachen umgenagelt. Jedoch ist er zu sperrig meist unfähig zu improvisieren, sobald die Straßen eng und verwinkelt in abgelegenere Regionen führen, die zu befahren er sich nicht traut. Denn laut Bedienungsanleitung ist das nicht vorgesehen. Die Neulinge unter ihnen fahren daher am liebsten weiter nach Plan – laufen dabei aber Gefahr, ihre Patienten gelegentlich aus dem Blick zu verlieren.

Doch zurück ins Hier und Jetzt: Ich bin während meiner Berufslaufbahn vielen kompetenten ärztlichen und psychologischen Psychotherapeuten begegnet, die durch persönliches Engagement und Lebenserfahrung einen hohen Grad an Kompetenz erworben haben und denen ich als Patient sofort mein Herz ausschütten würde.

Am Ende ist es, wie bereits an anderer Stelle erwähnt, das Wichtigste, dass die Chemie stimmt.

Der psychische Befund

Vorbemerkungen

Ich beschränke mich im Folgenden auf diejenigen Fachbegriffe des psychischen Befundes, die einen Bezug zu den in diesem Buch behandelten Störungsbildern aufweisen. Dabei ist es nicht mein Anliegen, alle Aspekte erschöpfend zu beleuchten. Vielmehr geht es mir darum, einen ersten Überblick über die Vielfalt psychischer Befunde zu verschaffen, die – wie Sie sehen werden – durchaus nicht immer pathologisch sein müssen. Im Gegenteil. Auch psychisch Gesunde werden sich an der ein oder anderen Stelle wiederfinden. In diesem Fall empfiehlt es sich wie bei einem Feueralarm vorzugehen: Das heißt: Ruhe bewahren! Denn in der Regel handelt es sich um einen Fehlalarm. Einzelne vorübergehende Symptome sind zudem meist ohne jeden Krankheitswert.

Die in weiten Teilen satirisch überzeichneten Erläuterungen und Fallbeispiele, die zumeist unserem Alltag entnommen sind, sollen den ansonsten stellenweise sicherlich etwas schwer verdaulichen Stoff bekömmlicher machen und verdeutlichen, auf welch dünnem Eis wir uns als vermeintlich psychisch Gesunde bewegen.

Falls Ihnen gerade überhaupt nicht zum Lachen zu Mute ist und Sie lediglich auf sachdienliche Informationen aus sein sollten, können Sie die durch den geänderten Schrifttypus kenntlich gemachten Passagen auch einfach überspringen und sich auf diese Weise zum nächsten Kapitel hinüberhangeln. Und ich garantiere Ihnen: Sie werden fortan nichts mehr zu lachen haben. Um die Auswirkungen dieses Vorgehens bereits im Vorfeld der Buchveröffentlichung besser einschätzen zu können, haben wir keine Kosten und Mühen gescheut und randomisierte placebokontrollierte Doppelblindstudien durchgeführt. Das Ergebnis war selbst für uns frappierend: 85 % der Probanden aus der Verumgruppe[4] nickten nach kürzester Zeit ein. Andere litten über viele Stunden hinweg unter quälendem Zwangsgähnen. Bei 33 % der Teilnehmer gab es nach durchschnittlich 4,2 Minuten humorbefreiter Lektüre bedauerlicherweise Kollateralschäden: Es kam zu nicht mehr zu behebenden Partnerschaftskonflikten, denen – und das ist wirklich ein Kuriosum – durchweg enorme, ja geradezu ungewöhnlich ausdrucksstarke Magen-/Darmstörungen vorangingen, auf deren Einzelheiten ich an dieser Stelle nicht näher eingehen möchte. Und last but not least wurden rund 12,4 % der zuvor kerngesunden Versuchskaninchen aufgrund drohender Suizidgedanken vorü-

---

[4] Diejenigen Probanden, die das „echte", zu untersuchende Merkmal oder Präparat erhalten. In diesem Fall diejenigen, die die satirischen Alltagsbeispiele nicht lesen wollen.

bergehend stationär behandelt – gut die Hälfte davon per Zwangseinweisung. Jedoch – und das freute uns als Team alle ganz besonders – blieb die gesamte Mannschaft die kompletten drei Monate über unfixiert. Doch gibt es noch eine weitere gute Nachricht, die ich Ihnen nicht vorenthalten möchte: Verstorben ist unseres Wissens bislang noch niemand. Obwohl der ein oder andere mit dem Gedanken gespielt haben soll sich umzubringen, bestand kein wirklicher Grund zur Sorge. Denn wie gesagt sind die Probanden ganz spielerisch mit diesen Gedanken umgegangen. Aber auch hier wussten wir Rat: Wir stellten ihnen nach Entlassung ein Freiexemplar dieses Buches in Aussicht – als Mängelexemplar und leihweise natürlich nur. Das half. Also: Toi toi toi. Halten Sie die Ohren steif, achten Sie auf Ihr Bauchgefühl und machen Sie im Übrigen, was Sie wollen.

Alle anderen, sozusagen die Hardcore-Bücherwürmer unter Ihnen, die aus Angst etwas zu verpassen, ohne nachzudenken alles lesen, was ihnen in die Finger bzw. vor die Augen kommt, fragen bitte zu Risiken und Nebenwirkungen *nicht* ihren Arzt oder Apotheker. Vielmehr sollten Sie – für den äußersten Notfall, sozusagen als ultimatives Gegenmittel – ein staubtrockenes Sachbuch ohne jegliches Geschnörkel bereithalten, welches in der Lage ist, aus dem Ruder geratene Lach- (oder auch Wein-)krämpfe ad hoc und nachhaltig zu unterbinden. Erste Hilfe kann hier die Lektüre des selbst für den aufgeklärten „Bildungsbürgerlaien" vollkommen unverständlichen Buches leisten, das die Arbeitsgemeinschaft für Methodik und Dokumentation in der Psychiatrie (AMDP), Verlag Hogrefe, in seiner 9. Auflage 2016 herausgegeben hat.[5] (Bitte auf keinen Fall die Fußnote lesen!!).

Halten Sie dieses Kapitel indes tapfer durch, werden Sie sich am Ende reich belohnt fühlen. Denn Sie werden auf Ihrem Weg zum seriösen Hobbypsychiater ein gutes Stück vorangekommen sein. Bevor Sie jedoch mit Diagnosen um sich werfen, wäre es ratsam, zunächst den psychischen Befund korrekt erheben zu können. Daher mein kollegialer Rat: Üben Sie! Allerorten fehlen gute Psychiater! Daher ist jeder, der von „Psyche" so viel versteht, dass er diesen aus dem Griechischen stammenden Fachterminus flüssig, fehlerfrei und beseelt(!) dreimal nacheinander und ohne zu lachen aufsagen kann in unserem Team herzlich willkommen. – Sagen Sie jetzt nichts. Es herrscht Ärztemangel! Da muss man eine gewisse Kompromissbereitschaft zeigen. Auch als Patient. Lachen Sie nicht. Denn Sie könnten schon morgen dieser Patient sein. Dann spätestens vergeht Ihnen das Lachen. Todsicher. Und sollten Sie mit Ihrer Diagnose doch einmal falsch liegen: Verzweifeln Sie nicht! Denken Sie positiv!

---

[5] Dementi: Das Buch ist in Wirklichkeit hervorragend geschrieben, aufschlussreich und auch für den interessierten Laien gut lesbar!!!

Auch das kann man lernen. Zum Beispiel so: Stellen Sie sich morgens gleich nach dem Aufstehen für ca. zehn Minuten vor einen Wandspiegel und – versuchen Sie trotzdem zu lächeln. Dann verbinden Sie sich mit Ihrem Wurzelchakra, holen tief Luft und sagen zu der Person im Wandspiegel zwölfmal nacheinander: „Ja!" – Und falls Sie das auch nicht glücklich machen sollte, lesen oder kaufen Sie dieses Buch ein zweites und drittes Mal. Streichen Sie die wichtigsten Passagen an und die falschen durch. Reißen Sie einzelne Seiten heraus oder gleich ganze Kapitel und legen Sie diese nachts unter Ihr Kopfkissen. Gehen Sie dann am nächsten Morgen zu Ihrem Arzt oder Apotheker und bitten ihn, Sie abzufragen – natürlich nur auf eigenes Risiko – was er gerne tun wird. Denn auch ihr Arzt oder Apotheker wissen: Es ist noch kein Meister vom Himmel gefallen. Und ich versichere Ihnen: Sie werden sich diese einmalige Gelegenheit sich fortzubilden nicht entgehen lassen. Und Sie? Sie werden glücklich sein. Todsicher.

a Formale Denkstörungen

Die Art und Weise, w i e die Betroffenen denken, ist gestört.

Eingeengtes Denken Das Denken erscheint unbeweglich, kreist unentwegt um ein und dasselbe Thema. Die Betroffenen sind bei schwerer Ausprägung durch die Verhaftung an bestimmte Inhalte kaum in der Lage, einem Gespräch zu folgen. Vorkommen: Im Rahmen verschiedener psychischer Störungen, wie z. B. der Depression, bei Psychosen oder auch nach außergewöhnlichen Belastungen und Traumata.

> Frisch Verliebten ergeht es meist nicht anders. Und auch wenn Ihr Denken nur noch um d a s eine – bedauerlicherweise astronomisch teure und somit vollkommen unerschwingliche – Paar Schuhe kreist ist Ihr Denken eingeengt.

Denkhemmung Das Denken ist wie blockiert, der Kopf „leer". Man ist außerstande, einen klaren Gedanken zu fassen. Vorkommen: U. a. bei schweren depressiven Syndromen.

> Anzutreffen ist sie auch bei unerwarteten und. emotional aufgeladenen Ereignissen, beispielsweise, wenn Ihre Partnerin oder Ihr Partner Sie in flagranti mit jemandem anderen erwischt. Dann werden Sie vermutlich zur Salzsäule erstarren, unfähig, auch nur einen einzigen klaren Gedanken zu fassen: Eine Denkhemmung bemächtigt sich Ihrer. Und dann – gnade Ihnen Gott.

Ideenflüchtiges Denken Die Betroffenen haben einen ungewöhnlich großen Ideenreichtum, führen ihre Gedankengänge jedoch meist nicht zu Ende. Ein Einfall oder Plan löst nahtlos den nächsten ab. Vorkommen: In der Manie.

Diesmal ein schönes Beispiel aus dem Alltag: Angenommen, Sie machen einen Millionengewinn. Dann wird es vermutlich nicht lange dauern, und Sie werden sich den Kopf zermartern, wie Sie Ihren Reichtum am originellsten unter die Leute bringen könnten. Tausend Ideen kommen Ihnen in den Sinn und lösen einander ab. In einem Anflug herzergreifenden Mitgefühls erwägen Sie sogar, einen "Hilfsfond für obdachlose Ehemänner" ins Leben zu rufen, um dann die Gründung einer "Stiftung für irregeleitete Chefärzte" zu favorisieren und sich am Ende für eine „Beratungsstelle für erfolglos dichtende und schriftstellernde Psychiater" zu entscheiden. Doch was jetzt gilt, ist fünf Minuten später wieder passé. Nichts von alledem wird zu Ende gedacht, geschweige denn umgesetzt. Schlussendlich geben Sie auf und es bleibt – Ihren edelsten Absichten zum Trotz – alles beim Alten und Ihr Millionengewinn auf Ihrem Konto. Schade!

Bei der **assoziativen Lockerung** kommen die Betroffenen vom Hundertsten zum Tausendsten, wobei sie von einem Thema zum nächsten springen. Die Gedankengänge sind noch nachvollziehbar, wenngleich die Bezüge meist vage bleiben. Der Übergang ins inkohärente Denken ist fließend. Vorkommen: In der Manie, aber in unterschiedlicher Ausprägung auch bei Gesunden.

Viele Menschen verstehen einen Dialog nicht als ein Gespräch, in dem es zunächst einmal darum geht, zuzuhören und auf das Gehörte einzugehen. Vielmehr scannen sie es unbewusst nach Stichworten ab, die sie augenblicklich aufgreifen, um ihre eigenen Geschichten an den Mann oder an die Frau zu bringen – selbst dann, wenn sie damit vollkommen neben dem eigentlichen Thema liegen. Anschließend reden sie, ohne Luft zu holen, kommen vom Hölzchen aufs Stöckchen und sind für die nächsten zwei Stunden ihr eigener Stichwortgeber. Auf diese Weise kommen sie von der Erkrankung der Schwiegermutter auf den kranken Dackel der Nachbarin zu sprechen, dann auf einen Zeitungsartikel über Kampfhunde, um schließlich über den Unsinn, den man in Zeitungen zu lesen bekäme, zu lamentieren. „Gerade gestern erst lese ich doch tatsächlich über einen vereinsamten Schweizer, der in einer animistischen Zeremonie das Empire State Building geheiratet haben soll – und dessen Namen angenommen hat". Er heißt jetzt Alois Empire-State-Building-Füssli. Man stelle sich das einmal vor. Du liebe Güte. Ach, überhaupt, die vielen alleinstehenden Menschen, die sollte man gar nicht erst ansprechen, die haben ja überhaupt niemanden zum Reden, die Ärmsten, bei denen kommt man gar nicht mehr zu Wort. Und was man sich da alles anhören muss!

Neulich erzählte mir doch eine alleinstehende Frau – zumindest stand sie mutterseelenallein an der Kasse – äußerst besorgt und aufs höchste erregt vom Hodenhochstand ihres Zwergkaninchens, das operiert werden müsse. Also wen interessiert denn der Hodenhochstand von so 'nem ollen Karnickel. Mann o Mann. Also ne, da bin ich dann doch gegangen. Das musste ich mir nicht auch noch alles anhören … – Hallo? – Hallo? Bist du noch dran? Hallo? Komisch. Es tutet nur … seltsam! – Die hat doch wohl nicht etwa …?

Auf **inkohärentes Denken** trifft man bei der wahnhaften Depression, der „verworrenen" Manie sowie den Schizophrenien. Die Gedankenbrücken sind nicht mehr nachvollziehbar. Die Sätze und Satzteile stehen zusammenhanglos nebeneinander. Beispiel: „Der Ring fällt über weg, die Leitplanke leuchtet, verloren, habe verloren, zu spät, sieben Jahre sind vorbei" (s. Kap. 5).

Oder: Angenommen, Sie befinden sich im Vollrausch hinterm Steuer und geraten in eine Polizeikontrolle. Im dritten Anlauf gelingt es Ihnen endlich, den Beamten folgendes entgegenzulallen. Sie sagen: „… habe, bin unterwegs, nur ein kleines … ach Mensch, wie dumm von mir … dann bleibt mal schön gesund. Hier kommt Hans im Glück! Macht's gut, Ihr zwei Hübschen – ciao, Ihr Mineralwassergesichter, Ihr!" Und dann – geben Sie Gas. Und? Alles Bluff, ein Spiel mit dem Feuer oder ein Beispiel für inkohärentes Denken? – In jedem Fall für Situationsverkennung. Denn die Beamten sind schneller. Doch egal, was hier zutreffen sollte: Beides, sowohl das inkohärente Denken als auch die Situationsverkennung stellen ernst zu nehmende psychopathologische Befunde dar.

Gedankendrängen gehört – wie auch die assoziative Lockerung – zu den charakteristischen formalen Denkstörungen des Manikers. Der Kopf ist voller Gedanken, die ihm allesamt wichtig erscheinen und gar nicht so schnell ausgesprochen werden können, wie sie entstehen.

Ein bei Kindern vor dem Medien- „GAU" häufig anzutreffendes Phänomen, wenn diese gar nicht so schnell von ihren Erlebnissen berichten konnten, wie sich ihre überstürzenden Gedanken sortieren ließen.

Gedankenabreißen Die Betroffenen brechen einen begonnenen Satz unvermittelt ab, wissen nicht mehr, wie sie ihn angefangen haben und was sie sagen wollten. Mitunter wirken sie ratlos oder wie abwesend, als befänden sie sich in einer anderen Welt. Vorkommen: Bei den Schizophrenien, unter dem Eindruck von Wahnerleben oder Stimmenhören sowie bei unerwarteten und/ oder emotional bedeutsamen Ereignissen, z. B. bei ausgeprägter Prüfungsangst.

Neologismen sind Wortneuschöpfungen, die für Außenstehende keinen nachvollziehbaren Sinn ergeben. Beim „Psychotiker" im Reim-Text stellen „Eisbärengel" und „Baumwollbengel" solche Neologismen dar. Vorkommen: Außer bei Schizophrenien auch im Rahmen neurologischer Erkrankungen, z. B. nach Schlaganfällen mit Beeinträchtigung des Sprachzentrums.

Kinder sind besonders kreative „Wortneuschöpfer": Einmal taufte meine damals vierjährige Tochter eine Kohlmeise, die sie auf unserem Balkon entdeckt hatte, kurzerhand in „Lauchvogel" um. Die richtige Bezeichnung war ihr entfallen. Aber: Was ist schon „richtig"?

Verbigerationen (a) und Perseverationen (b) Sinnloses Wiederholen einzelner Worte (a), auch wenn der Untersucher etwas völlig anderes erfragt hat: Die Patienten kleben sozusagen an dem Wort oder Gedanken fest und müssen es immer wieder aussprechen (b).
Vorkommen: Im Rahmen von Psychosen.

Perseverationen begegnen wir immer wieder bei Politkern. Dabei handelt es sich um entfernte Verwandte der Gattung Homo sapiens, die zu der Familie der Wiederkäuer gehören, dem Herdentrieb folgen und augenblicklich eine Kehrtwende machen, sobald jemand laut in die Hände klatscht. Dabei perseverieren sie ihre mühsam auswendig gelernten Satzbausteine solange, bis selbst schwerst Demente sie angewidert und wie aus dem FF herbeten können.

Vorbeireden Hier wird eine nicht zum Thema oder der Fragestellung passende Antwort gegeben, obwohl der Untersucher sich vergewissern konnte, dass der Patient die Frage richtig verstanden hat. Vorkommen: Bei den Schizophrenien sowie bei einem schlechten Gewissen.

Frage: „Mit wem hast Du die letzte Nacht verbracht?". Antwort: „In München ist immer schlechtes Wetter."

Grübeln Im Gegensatz zum Sich-Sorgen, bei dem es um Zukünftiges geht, ist das Grübeln in die Vergangenheit gerichtet. Die Gedanken kreisen um zurückliegende Ereignisse, ohne zu einem Ergebnis zu kommen. Vorkommen: z. B. bei der Depression.

Auch wenn Sie sich beim besten Willen nicht erinnern können, welche Ausreden Sie Ihrer Partnerin oder Ihrem Partner bereits aufgetischt haben und welche sozusagen noch frisch sind, kann dies zu Grübelattacken führen. Daher mein Rat: Notieren Sie sich, welche Lüge Sie wann und bei welcher Gelegenheit wem gegenüber bereits benutzt haben. Fertigen Sie Listen an und haken Sie sie der

Reihe nach ab. Sorgen Sie rechtzeitig für Nachschub. Und wie gesagt: Notieren Sie sich die Namen.

Denkverlangsamung Die Denkabläufe sind auffallend schleppend. Im Gegensatz zur Denkhemmung bemerkt dies der depressive Patient in der Regel jedoch nicht selbst. Vorkommen: Bei Depressionen, Demenzen und Intelligenzminderung.

Manchmal kann eine Denkverlangsamung auch ganz praktisch sein, z. B. wenn es gilt, in besonders delikaten Situationen Zeit zu gewinnen: Sie bewahrt Sie möglicherweise davor, sich vorschnell dumm zu verplappern und sich selbst reinzureiten. Sie kann aber auch recht unpraktisch sein, z. B. wenn Ihr Denken mit zunehmendem Promillegehalt immer langsamer wird, bis es letztlich zum Erliegen kommt – und der rettende Einfall ausbleibt. Dann sind Sie erledigt!

b Inhaltliche Denkstörungen

Die Gedankeninhalte, das, w a s gedacht wird, ist gestört.

Ein Wahn ist eine subjektive, vom Glauben und Meinen der Mitmenschen des jeweiligen Kulturkreises deutlich abweichende Wirklichkeitsüberzeugung, die objektiv falsch ist und sich nicht durch logische Argumente oder gegenteilige Erfahrungen korrigieren lässt. Sie bestimmt die Lebenswirklichkeit der Betroffenen in bedeutender Weise.

Eine Wahnwahrnehmung deutet eine korrekte Wahrnehmung wahnhaft um, indem dieser eine besondere subjektive Bedeutung beigemessen wird und in nicht nachvollziehbarer Art und Weise auf sich bezogen wird.

Beim Psychotiker im Kap. 5 sind dies die ihm auf der A7 entgegenkommenden und aufblendenden Autos. Inhaltlich liegt hier ein **Beziehungswahn** vor. Ein weiteres Beispiel hierfür wäre, wenn ein zufällig vorbeifahrender Leichenwagen als ein untrügliches Zeichen dafür gesehen wird, dass der eigene Tod unmittelbar bevorstehe.

Wahnstimmung: Sie geht einem manifesten Wahnerleben nicht selten voraus. Die Betroffenen haben das unbestimmte Gefühl, dass etwas nicht stimme oder etwas Unheilvolles in der Luft liege.

Angenommen, Sie schleichen sich nach einem Rendezvous wie ein Dieb mitten in der Nacht in Ihr eigenes Haus und halten im Flur inne, um zu horchen, ob die Luft rein ist. Plötzlich entdecken Sie, dass im Schlafzimmer Licht brennt.

Für einen kurzen Moment unterliegen Sie der Versuchung, eine entrüstete Miene aufzusetzen und nachzuschauen. Um halb vier! Wer bitteschön hat, um diese Zeit noch wach zu sein oder gar im Haus herumzuscharwenzeln? – Bis Ihnen siedend heiß einfällt, dass Sie es selbst gerade tun und vermutlich auch der Grund sind für das Schlafzimmerlicht. Und schwupps – liegt eine wahnsinnig unheilvolle Stimmung in der Luft, und ein ungutes Gefühl bemächtigt sich Ihrer. Noch ist es mucksmäuschenstill. Man(n) könnte eine Stecknadel fallen hören. Die Luft ist zum Schneiden. – Eine Wahnstimmung? Aber meine Damen und Herren! Ich bitte Sie! Nicht doch! Es handelt sich hier lediglich um die Ruhe vor dem Sturm. Und da heißt es: Rette sich, wer kann!

Wahneinfälle sind spontane wahnhafte Gedanken oder Einfälle von relativ kurzer Dauer. Wenn sie anhalten, spricht man von Wahngedanken. Ein **Wahngedanke** liegt z. B. vor, wenn jemand davon überzeugt ist, dass die Mafia ihn mit Kameras beobachte und er an dieser Überzeugung festhält. Vorkommen: Bei Psychosen.

Wahneinfälle begegnen uns erneut in der Politik: Immer wieder trifft man auf Politiker, die sich aus heiterem Himmel, sozusagen ohne Sinn und Verstand für klug, universell gebildet und kompetent halten, obwohl bereits die nackten Fakten eine ganz andere Sprache sprechen. Dramatisch wird es, wenn sie dann auf Zuruf von oben so mir nichts dir nichts die Ressorts wechseln wie andere ihre Hemden: Und das, obwohl sie sich mit Familie, Soziales, Gesundheit, Arbeit, Senioren, Frauen, Jugend und Innereien bis dato niemals tiefergehend beschäftigt haben und folglich davon auch nicht mehr verstehen können als ein Axolotl[6] von Algebra. Was für wahnsinnige Einfälle sind das denn! Verfügten sie auch nur über ein Fünkchen gesunden Menschenverstands, würden sie derartige Zurufe von oben dankend ablehnen und diese Art Angelegenheiten dem nächstbeste Axolotl überlassen. Denn sie können doch überhaupt keinen blassen Schimmer von diesen ganzen Ressorts haben. Die wissen doch noch nicht einmal, was ein Axolotl ist. Nicht einmal das wissen sie. Mann oh Mann.

Wahnsysteme beschreiben aufeinander bezogene Wahninhalte in der Art, dass ein Wahninhalt einen anderen zu erklären bzw. plausibel zu machen versucht. Vorkommen: Psychosen. Ein Wahnsystem liegt z. B. vor, wenn ein Patient der Überzeugung ist, dass die Stimmen, die er hört, über einen Chip im Ohr von der Drogenmafia gesendet werden. Dieser Chip sei ihm von seiner Frau eingesetzt worden, nachdem sie ihm einen Schlaftrunk verabreicht habe. Ihr gemeinsamer Hausarzt, mit dem sie unter einer Decke stecke, sei bei diesem Komplott der eigentliche Drahtzieher.

---

[6] Mexikanischer Schwanzlurch aus der Familie der Querzahnmolche (Ambystomatidae).

Oder nehmen wir an, Sie haben etwas ausgefressen, etwas das Ihre Beziehung kosten könnte. Und Rede und Antwort stehend, sind Sie im Begriff, sich um Kopf und Kragen zu reden. Dann werden Sie – im verzweifelten Bemühen, Ihren Kopf doch noch aus der Schlinge zu ziehen – vermutlich immer absonderlichere Geschichten erfinden, gegen die sich die Wahnsysteme eines Psychotikers wie goldige Gute-Nacht-Geschichtchen ausnehmen. – Jedoch handelte es sich in diesem Fall nicht um Wahnerleben, sondern um blanke Notwehr.

Bizarrer Wahn Dessen Inhalte sind – wie der Name bereits vermuten lässt – bizarr und nicht nur nicht nachvollziehbar, sondern stehen dem nachprüfbaren Wissen und den Erfahrungen der Mitwelt konträr gegenüber. Er stellt einen wegweisenden Befund für das Vorliegen einer paranoiden Schizophrenie dar.

Zum Beispiel handelte es sich bei der Überzeugung, mittels der eigenen Gedanken das Wetter beeinflussen zu können, um bizarren Wahn, da dies jenseits des Möglichen läge.

Oder jemand berichtet aus heiterem Himmel, dass dessen Hund plötzlich zu sprechen begonnen hätte. Das Sprechen habe ihm sein ebenfalls sprechender Wellensittich beigebracht, der von einem durchgeknallten Wissenschaftler, dessen Name selbstverständlich geheim bleiben müsse, genmanipuliert worden sei. Dieser komische Vogel verfüge jetzt über einen IQ von 140, der damit doppelt so hoch liege wie sein eigener. Er sei der Kopf eines weltweit agierenden tierischen Netzwerks, das sich zum Ziel gesetzt habe, die Weltherrschaft an sich zu reißen. Weiter berichtet dieser mysteriöse Jemand, dass er als Einziger in der Lage sei, die Geheimsprache dieses seltsamen Duos zu entschlüsseln. Ihm falle dabei eine entscheidende Schlüsselrolle zu. Worin diese bestünde, versuche er gerade erst herauszufinden. – Das klingt doch total irre, nicht wahr? Äußerst bizarr und verworren zugleich! Ein richtiges Wahnsystem. (Falls es Sie langweilen sollte, besteht jetzt noch die Möglichkeit auszusteigen: Lesen Sie einfach auf der übernächsten Seite weiter oder wechseln Sie das Buch.). Eine weibliche Stimme, die er zwar hören, aber nicht sehen könne, erteile ihm Befehle, was im Einzelnen genau zu tun sei. Alles unter strengster Geheimhaltung, versteht sich. Während er dies erzählt, wendet er sich immer wieder um, als müsse er sich vergewissern, dass ihm niemand auflauere und hinterrücks anfalle – ein Wellensittich zum Beispiel. Flüsternd fährt er mit seinem Bericht fort, so dass er kaum noch zu verstehen ist: Über verschachtelte Frequenzen der Weltraum-Hintergrundstrahlung, mittels derer Außerirdische einer bislang unentdeckten Galaxie im Windschatten des Andromedanebels an auserwählten Menschen und sogar Tieren Genmanipulationen vornähmen. Diese würden dadurch nicht nur hochintelligent, sondern auch unsterblich. Sie versetzten sie darüber hinaus sogar in die Lage, über eine Entfernung von über hundert Kilometern die

Gedanken ihrer Opfer zu lesen – und diese allmählich zu transformieren. Ohne dass Mensch und Tier dies selbst bemerkten, würden sie unaufhaltsam ihres freien Willens beraubt, um am Ende, wie von unsichtbaren Fäden gesteuert, den Aliens als deren Marionetten zu dienen. Dabei verfolgten diese nur ein einziges Ziel: Den Umsturz der bestehenden Weltordnung und die Inthronisierung einer tierischen Weltregierung – mit einem Wellensittich an der Spitze.

So wie dieses „Fallbeispiel" vom „Sprechenden Wellensittich", das ein Wahnsystem mit aufeinander bezogenen Wahninhalten darstellt und eine paranoide Schizophrenie begründen würde, könnte vielleicht ein Fantasy-Roman beginnen. Indes muten die Wahnsysteme, denen wir als Psychiater im Klinikalltag begegnen, mitunter vergleichbar skurril an. Nur handeln diese nicht von einem Fantasy-Roman, sondern spiegeln die subjektiven Erlebensweisen von Patienten wider, die an einer Psychose leiden.

Der Beeinträchtigungs- und Verfolgungswahn sind weitgehend selbsterklärend und bei der paranoiden Schizophrenie häufig anzutreffen. Jedoch stellen sie meist keine Erstrangkriterien dar, da ihre Inhalte selten so bizarr sind, dass sie außerhalb des überhaupt Denkbaren liegen. Sie sind daher auch nicht in jedem Fall beweisend für das Vorliegen einer Schizophrenie, sondern treten auch bei anderen psychischen Störungen auf. Der Vergiftungswahn gehört hierher oder das Gefühl, mit Videokameras überwacht zu werden und sich bedroht zu fühlen. Eine reale Grundlage haben diese Wahrnehmungen meist nicht. Sie sind objektiv falsch.

Im Folgenden schildere ich Verhältnisse aus unserer gesellschaftlichen Mitte, die manchen von uns bereits in den Wahnsinn getrieben haben, denen rechtschaffene Bürgerinnen und Bürger von Staatswegen alljährlich machtlos ausgesetzt sind, ohne Aussicht, sich diesen entziehen zu können, es sei denn durch Flucht auf die Bahamas:

Wenn Sie sich verfolgt oder beeinträchtigt fühlten, weil Sie gewissermaßen aus „Versehen" – Steuern hinterzogen haben und die Steuerfahnder Ihnen jetzt im Nacken sitzen sollten, wäre dies sicher ein beklagenswerter Zustand. Jedoch handelte es sich hier mitnichten um einen Verfolgungs- oder Beeinträchtigungswahn. Denn dem Geschehen läge nicht nur ein konkretes Ereignis zu Grunde, sondern diesem folgte auch eine reale Konsequenz. Beides ist beim Wahn in der Regel nicht gegeben. Zudem gelten kleine Unregelmäßigkeiten bei der Steuererklärung für das Gros der Menschen unseres Kulturkreises als Kavaliersdelikte. Es handelte sich also um einen allgemein akzeptierten und vollkommen nachvollziehbaren Vorgang. Nichts an Ihrem Verhalten wäre bizarr oder gar wahnhaft. Vielmehr würde man Sie im Kampf gegen Ihre Peiniger unterstützen und zum Durchhalten ermutigen. Tausende Likes und Durchhalteparolen Ihren Mut bewundern. Tausende Likes würden alsbald Ihr Smartphone lahmlegen, Unterstützervereine gegründet, Großdemos organisiert und Hungerstreiks begonnen und wieder abgebrochen werden – bis es Ihnen endlich nach dem Vorbild etlicher börsennotierter Großkonzerne gelungen sein wird, Ihre Verfolger abzuschütteln, auszutricksen – am Ende gar den Spieß umzudrehen und eine Steuerrückzahlung auszuhandeln.

Aus psychiatrischer Sicht wäre vielmehr das Vorgehen mancher Steuerbehörden als bizarr einzustufen. Die Rädelsführer dieser die Existenz des **redlichen kleinen Steuerhinterziehers** und damit das Gemeinwohl gefährdenden Verfasser jener Verordnungen und Gesetze gehörten dringend behandelt und zwar, wenn gutes Zureden nicht nützt, notfalls gegen deren Willen. Denn wir haben es hier mit Wahnerleben zu tun, einen besonders schweren Fall von Kontrollwahn, der den redlichen kleinen Steuerhinterzieher in seiner Existenz massiv bedroht. Der Kontrollwahn gehört übrigens zu den Erstrangsymptomen nach Kurt Schneider. Das wiederum spräche für das Vorliegen einer … doch psst! – Wir werden abgehört …

Größenwahn   („Ich bin Napoleon, was sag ich, bin Brad Pitt in Linas Schoss" – (s. Kap. 3) „Der Maniker") ist charakteristisch für eine „synthyme"[7] Wahnbildung bei der Manie. Manche Maniker halten sich für Jesus oder Gott oder sind der festen Überzeugung, Gedanken lesen zu können.

Besonders anfällig für Größenwahn sind Menschen in Machtpositionen, also Spitzenpolitiker, Topmanager und – Chefärzte. Es tut mir leid. Aber so ist es nun einmal um Euch bestellt, liebe Chefärzte. Um viele von Euch! Um einige zumindest – doch, doch, auf jeden Fall um den ein oder anderen. Da bin ich mir ganz sicher … – glaube ich … – – (Chefärztinnen kenne ich übrigens keine. Daher lasse ich die möglicherweise weiblichen Chefärzte – deren stillschweigendes Einverständnis vorausgesetzt – klammheimlich unter den Tisch fallen und dort liegen.) – Auch wenn Ihr selbst die Folgen Eures Tuns meist nicht bemerkt; so werdet Ihr Euch bestimmt noch an jene Zeiten erinnern, als Ihr selbst tief unten in der Hierarchie standet und herumheultet und Euch einsam und verloren fühltet in den langen, nach Desinfektionsmittel riechenden Krankenhausfluren. Als Ihr vor den Patientenbetten standet und auf den Boden schautet, weil Ihr nicht wusstet, was Ihr sagen und schon gar nicht, was Ihr tun solltet. Und dann von Eurem Chefarzt am Krankenbett vor all den anderen zur Schnecke gemacht wurdet, weil Ihr irgendeine seiner spitzfindigen Fragen nicht sofort beantworten konntet. – Doch vielleicht gehe ich jetzt auch zu hart ins Gericht mit Euch und der ein oder andere hat wirklich alles vergessen. Als Arzt reicht letztlich ein Kurzzeitgedächtnis zum Durchwurschteln – und zum beharr-

---

[7] Zur jeweiligen Gestimmtheit/zum Affekt passend.

lichen „Weiter-so" reicht sogar das Rückenmark. Das spart den Kopf aus und steuert Handlungen reflexartig, barrierefrei. Gelitten wird wie stets von unten nach oben – je höher der Rang, desto weniger und umgekehrt. Wie gut es doch tut, die in jungen Jahren erduldeten Gemeinheiten endlich an die unteren Etagen weitergeben zu können! – Das nennt man gelingende Psychohygiene[8] auf höchster Ebene – und niedrigstem Niveau.

Der „gute" Ruf „Ein Mensch, den es nach Ruhm gelüstet, besteigt, mit großem Mut gerüstet ein ..."[9] - Pöstchen.

Kaum etwas ist größer als der Wunsch, einer Ära seinen Stempel aufzudrücken. Zumindest für Menschen in Machtpositionen. Es ist dem Größenwahn immanent, mit diesem untrennbar verwoben, ein Grundbedürfnis sozusagen, – wie das Atmen frischer Bergluft in den Anden Südamerikas oder das Schlafen an den weißen Sandstränden der Karibik. – Sie wollen der Nachwelt etwas Bleibendes hinterlassen, etwas, das für alle Zeiten unauslöschlich mit deren Namen verbunden bleibt. Und sei es, dass der ein oder andere Jahre später noch den Kopf leicht zur Seite neigen und sich versonnenen Blickes seiner andächtig erinnern wird: „Ach ja, unser guter alter Chef. Der war noch vom alten Schlage: So ein richtig durchtriebenes A .... – Gott hab ihn selig." Das ist besser als nichts. – Besser ein hundsmiserabler Ruf als in vollkommener Dunkelheit zu versinken. Vergessen der Name, die schönen Titel, ausgelöscht aus der kollektiven Erinnerung mit dem Tag des Abschieds aus der Firma, dem Kanzleramt oder der Klinik.

Vorerst jedoch wird weiter gelitten. Schlimmstenfalls finden sich allesamt zur Behandlung ihres kollektiven „Burn-outs", pardon, ihrer kollektiven Depression, wieder ein: Die Assistenzärzte, die Krankenschwestern und Pfleger und sämtliche Verwaltungsangestellten. In der Gruppentherapie. Bei ihren unliebsamen Psychiaterkollegen – als Pulk.

Schuldwahn, Verarmungswahn, hypochondrischer Wahn und nihilistischer Wahn sind ebenfalls weitgehend selbsterklärend. Diese vier Arten der Wahnbildungen finden sich gelegentlich bei der schweren Depression, die dann mit einem hohen Suizidrisiko einhergeht. Beim nihilistischen Wahn erleben sich die Betroffenen wie als nicht existent, sie fühlen sich als Nichts, wie abgestorben. Beim hypochondrischen Wahn sind sie davon überzeugt, trotz fehlender medizinischer Anhaltspunkte schwer erkrankt zu sein. Die Überzeugung, untilgbare Schuld auf sich geladen zu haben, kann ebenfalls wahnhafte Ausmaße annehmen, die das Fühlen und Denken derart beein-

---

[8] Um das psychische Wohlergehen bemüht sein, hier um das eigene.
[9] Anfang des Gedichtes „Das Sprungbrett" von Eugen Roth (1895 – 1976).

trächtigen, dass sich alles nur noch um dieses eine Thema dreht. Für Außenstehende sind weder der Inhalt noch die Intensität der Gedanken und Gefühle nachvollziehbar.

> Anders verhielte es sich, sollten Sie sich schuldig fühlen und diesem Gefühl läge ein nachvollziehbares Geschehen zugrunde – ein Seitensprung mit der besten Freundin Ihrer Partnerin zum Beispiel. In diesem Fall handelte es sich jedoch keineswegs um wahnhaftes Schulderleben, sondern um ein wahnsinnig schlechtes Gewissen.

Als Wahndynamik wird die Intensität der mit dem jeweiligen Wahninhalt verbundenen Gefühlsäußerungen bezeichnet. Sie als Behandler mit zu berücksichtigen, ist von großer Wichtigkeit für die Planung der nächsten Therapieschritte: Ein hohes Ausmaß an Angst erhöht beim Depressiven mit einem Versündigungswahn das Suizidrisiko und beim Schizophrenen die Fremdgefährdung, insbesondere, wenn dieser sich gleichzeitig bedroht fühlt.

c Sinnestäuschungen

Im Gegensatz zu den **Illusionen oder illusionären Verkennungen**, bei denen etwas real Existierendes verkannt wird (z. B. wird ein Busch im Halbdunkel für eine hockende Person gehalten), liegt den **Halluzinationen** keine reale, gegenständliche Quelle zu Grunde. Für den an einer paranoiden Schizophrenie Erkrankten sind **akustische Halluzinationen** in Form **dialogisierender,**[10] **imperativer**[11] oder meist abwertender **kommentierender Stimmen** charakteristisch. Zwar leidet nicht jeder Schizophrene unter Stimmenhören. Dennoch beweisen sie wie auch die anderen Erstrangkriterien das Vorliegen einer paranoiden Schizophrenie oder machen sie – halten diese über einen bestimmten Zeitraum an und sind lebensbestimmend – sehr wahrscheinlich. Auch bei der „Manie mit psychotischen Symptomen" oder der wahnhaften Depression kann es zum Stimmenhören kommen. Die Art der Stimmen und das, was sie sagen, passt jedoch in aller Regel zu der jeweiligen Gestimmtheit der Betroffenen: Der Maniker wähnt dann beispielsweise die Stimme Gottes zu hören, die ihn beauftrage, Maßnahmen zur Errettung der Menschheit zu ergreifen. Der Patient mit einer wahnhaften Depression vernimmt hingegen vielleicht eher eine Stimme aus dem Jenseits, die ihm unaufhörlich Vorhaltungen macht und ihn verurteilt. Auf Stimmenhören trifft man im

---

[10] Sich miteinander und über den Betreffenden unterhaltend.

[11] Befehle erteilender.

Alltag recht häufig als ein unangenehmes Phänomen: Es sind die Stimmen, die unaufhörlich beleidigen und auf einen einreden, die auf Schritt und Tritt die Handlungen dieser armseligen Gestalten kommentieren und ihnen Befehle erteilen. „Bring endlich den Müll raus. Eine Salatsoße musst Du noch machen! Und kümmere Dich um die Steuererklärung. Du kriegst ja heute überhaupt nichts auf die Reihe. Und was sollen Deine Socken hier? Alles lässt Du herumliegen. Weg damit!". Ihnen ist diese Stimme seit langem vertraut. Sie haben sich mit ihr arrangiert. Daher schenken Sie ihr auch keine weitere Beachtung. Vorkommen: In langjährigen Ehen und Partnerschaften – kurz vor dem Aus".

Optische Halluzinationen stellen eine Form visueller Fehlwahrnehmungen dar, die bei den Schizophrenien – aber auch bei Demenzen, im Drogenentzug oder Intoxikationen,[12] im Rahmen eines Alkoholentzugsdelirs oder bei schweren Traumafolgestörungen vorkommen können. Erkennen die Betroffenen den Charakter der Halluzination, spricht man von **Pseudohalluzinationen.**

Darüber hinaus sollten die **Körperhalluzinationen (Coenästhesien)** nicht unerwähnt bleiben. Hier werden entweder Körperempfindungen, wie Berührungen, halluziniert. Oder aber es besteht eine Störung des **Leibempfindens:** Die Betroffenen haben hier z. B. das Gefühl, es fließe elektrischer Strom durch sie hindurch.

d Ich-Störungen

Was ist eine „Ich-Störung"? Woraus besteht das „Ich"? Was macht es aus? Wie kann es gestört sein? Je mehr ich darüber nachdenke, desto schwieriger erscheint es mir, eine gute Antwort darauf parat zu haben, ohne dabei ins Straucheln zu geraten. Ist das „Ich" ein geisteswissenschaftliches Konstrukt? Ist es empirisch belegbar? Vielleicht beides? Bildet es sich als Summe unserer Lebenserfahrung mit der Zeit erst heraus und bestimmt maßgeblich unser Selbst-Bewusstsein? Oder ist es uns als „Beigabe" in die Wiege gelegt, sozusagen als das wesentliche Merkmal in der Unterscheidung zum Tier? Können nur wir als Menschen unterscheiden zwischen: Hier bin ich und dort bist Du? Heerscharen von Hirnforschern, Evolutionsbiologen, Philosophen ringen nach Umschreibungen und Definitionen, streiten und schreiben Abhandlungen und ganze Bücher zu diesem Thema.

Daher sei dazu hier nur folgendes angemerkt:

In der Psychiatrie meint der Begriff „Ich-Störung" eine Störung des personalen Einheitserlebens. Die integrative Funktion aller Erlebnisse des

---

[12] Vergiftungen.

Individuums in der Zeit, auch „Ich-Haftigkeit" genannt, ist gestört. Die Betroffenen erleben sich im Kern ihrer Persönlichkeit nicht mehr als Einheit. Sie fühlen sich z. B. von einer fremden Macht gesteuert und fremdbestimmt, leiden unter **Fremdbeeinflussungserleben**: Die Bewegungen, Absichten und Gefühle werden als nicht aus sich selbst kommend, sondern als „gemacht" erlebt. Der psychopathologisch beschreibende Begriff „**Gefühl des Gemachten**" bringt dies treffend zum Ausdruck. Betrifft das „Gefühl des Gemachten" das Denken selbst, spricht man von **Gedankeneingebung**. Auch wenn die eigenen Gedanken für Außenstehende hörbar oder lesbar erscheinen, handelt es sich um eine charakteristische Ich-Störung. Die Gedanken gehören dem Denkenden nicht mehr allein, werden unfreiwillig mit anderen geteilt – **Gedankenlautwerden** oder **Gedankenausbreitung** lauten die dazugehörigen Fachtermini. Beim **Gedankenentzug** sind die Patienten davon überzeugt, die eigenen Gedanken würden ihnen weggenommmen oder gestohlen. Während jede dieser Ich-Störungen als **Erstrangsymptome nach Kurt Schneider** für sich allein quasi das Vorliegen einer Schizophrenie bereits beweisen kann, kommen das **Derealisations-** und das **Depersonalisationserleben** außer bei verschiedenen psychischen Störungen gelegentlich auch bei Gesunden vor. Hier werden entweder die Umgebung und das Zeiterleben als unwirklich, wie im Traum, erlebt. Beim Depersonalisationserleben werden dagegen die eigenen Gefühle, Bewegungen oder Handlungen als fremdartig wahrgenommen. Vorkommen: z. B. bei extremer Übermüdung oder Stress.

e Störungen des Affekts

Hier liegen Störungen der Gefühle oder Stimmungen vor. Beurteilt wird durch direkte Verhaltensbeobachtung und Befragung des Zu-Untersuchenden oder auch dessen Angehöriger, die emotionale Schwingungsfähigkeit sowie die Auslenkbarkeit und Situationsangemessenheit der geäußerten Affekte.

Parathymie („danebenliegende Gestimmtheit"): Das gezeigte Gefühl erscheint zu dem Geschilderten unpassend: Ein Patient, der von einem schrecklichen Ereignis berichtet und gleichzeitig lacht, obwohl er selbst zutiefst betroffen ist, ohne sich über das Geschehene lustig machen zu wollen, reagiert parathym. Vorkommen: Paranoide Schizophrenie. Abzugrenzen wäre das Verlegenheitslächeln.

Der Depressive leidet dagegen unter **Freudlosigkeit, verminderter emotionaler Schwingungsfähigkeit, Affektarmut** oder **Affektstarrheit**. Beim **Gefühl der Gefühllosigkeit** erleben sich diejenigen wie unter einer Glocke, abgeschnitten von ihren Emotionen und ihrer Mitwelt. Sie fühlen nichts mehr. Damit einher gehen nicht selten erhebliche **Schuldgefühle sowie eine erhöhte Suizidgefährdung.**

Affektarmut: Es werden nur wenige verschiedene Gefühle gezeigt.

Risikofaktoren: Medien-Dauerberieselung zu Hause und unterwegs sowie die rund um die Uhr laufende „Kiste" mit einer LIVE-Schaltung zu den „Neuesten Horrormeldungen aus aller Welt". – Und dann: Alle drei Tage die heiß ersehnte, 72-Stunden-Mega-Nonstopp-Lanparty mit den abgefahrensten „Ballerspielen"! Auf diese Weise werden selbst die lebendigsten unserer Mitbürgerinnen und Mitbürger immer mehr abstumpfen und zu allem und jedem Ja und Amen sagen – um am Ende vollends zu verstummen. Ist die gesamte Familie whats-app-infiziert, herrscht Grabesstille am Mittagstisch, die nur noch durch das gelegentliche Aufstoßen eines übersäuerten Magens gestört wird oder wenn das WLAN den Geist aufgibt. Dann allerdings ist es schnell vorbei mit der Affektarmut und der Grabesstille.

Hingegen ist bei Patienten, die im psychiatrischen Sinn unter einer Affektarmut leiden – „unabhängig von einem funktionierenden WLAN oder rülpsenden Tischgenossinnen und -genossen" – in einer sehr umfänglichen Art und Weise die Vielfalt der gezeigten Gefühlsäußerungen verringert. Sie empfinden sich als emotional unlebendig, gefühlsarm, unbeteiligt. Vorkommen: Bei unterschiedlichen psychischen Störungen.

In dieser geschilderten Variante ist sie charakteristisch für die Depression. Aber auch Schizophrene oder Maniker können manchmal nur wenige unterschiedliche Affekte wahrnehmen und äußern: Der Maniker ist euphorisch oder gereizt, der Depressive eher niederschlagen und traurig.

Affektstarrheit: Die Intensität der gezeigten Gefühle ist reduziert.

Nicht selten geht Affektstarrheit mit einer mega cool gechillten krass abhängenden Null-Bock-Haltung einher. Risikogruppe: Meist handelt es sich um Zeitgenossinnen und -genossen jüngeren Datums, die mit einem Übermaß an Überfluss, Überdruss und Überhaupt zu kämpfen haben. Diagnostisch wegweisend ist hier ein hochgradig gelangweilter, um vollkommene Ausdruckslosigkeit bemühter „Komm-mir-nicht-damit-ey-Alter-Du-bist-selbst-eine-abgestandene-Witz"-Gesichtsausdruck. Beachten Sie bitte an dieser Stelle die typischen grammatikalischen Besonderheiten. Sie sagen etwas über den Schweregrad der emotionalen Starre aus.

Neben rollenden Augenbewegungen mit einer deutlichen Tendenz nach oben sind undefinierbare Grunzlaute aus der Nasennebenhöhlenregion charakteristisch und prognostisch ungünstig – für die so Angegrunzten zumindest. Erfahrene Diagnostiker könnten diesen Lauten mit einer Portion „Goodwill" so etwas wie: „Ey, verpiss dich, Alter" entnehmen. Ich benutze hier bewusst den Konjunktiv: „Könnten". Denn manchmal bin ich mir selbst nicht sicher. Trotz meiner langjährigen Berufserfahrung. Manchmal klingt es nach etwas viel Schlimmerem. In solch kritischen Momenten muss ich immer an meine frühere leitende Oberärztin denken. Die war streng, aber gut. Sie hatte mich seinerzeit gerettet. Lesen Sie selbst. Es steht in diesem Buch, schwarz auf weiß. Es ist die Geschichte von dem katatonen Patienten, mit der Schizophrenie. Meiner leitenden Oberärztin ist es zu verdanken, dass ich noch lebe und diesen ganzen Unsinn hier niederschreiben kann. (Falls Sie jetzt spontan den Impuls verspüren sollten, empört aufzuspringen, weil Sie der Auffassung sind, Sie hätte mich doch lieber …) – ich sage dazu nur eines: Wenden Sie sich an sie. Es ist ihre Schuld, nicht meine! Natürlich hätte sie mich damals auch drin lassen können. In dem Zimmer. Mit dem katatonen Patienten. Und ich versichere Ihnen: Solch ein Bewegungssturm kann äußerst unangenehm werden. Wenn derjenige aus seiner Bewegungsstarre heraus plötzlich beginnt um sich zu schlagen. Ein Spaß ist das nicht. Für mich jedenfalls nicht. So etwas kann leicht einmal ins Auge gehen. – Auf alle Fälle suche ich bei solch kritischen Grunzlauten vorsichtshalber lieber das Weite. Psychiater hin oder her. Das nützt in diesen Situationen auch nicht so wirklich.

Bleibt die Frage, ob unsere Sprösslinge selbst unter ihrer zur Schau gestellten Affektstarrheit leiden? Obwohl es nicht den Anschein hat: Eine gewisse Unsicherheit bleibt. Einbestellen tue ich sie jedenfalls nicht! Ich schicke sie zu einem meiner niedergelassenen Kollegen.

Diejenigen, die wirklich unter einer Affektstarrheit leiden, die an einer Depression erkrankten Patienten, erleben diese als eine auf ganzer Linie reduzierte Auslenkbarkeit und Intensität ihrer Gefühle. Alles fühlt sich gleich an. Freude, Ärger oder Traurigkeit werden kaum mehr als solche wahrgenommen, wobei dies den Betreffenden häufig quälend bewusst ist.

Euphorie: Die Stimmung erscheint auf eine unnatürliche Art und Weise gehoben. Vorkommen: z. B. im Rahmen einer Manie. Man könnte „Bäume ausreißen", ununterbrochen Luftsprünge machen oder ist unaufhörlich am Witzereißen.

Oder man möchte „die ganze Welt umarmen", fühlt sich wie frisch verliebt – nur eben als Dauerzustand und ohne, dass da jemand wäre, der sich angesprochen fühlen dürfte. (Ein Liebeswahn wäre an dieser Stelle sicherlich von Nutzen. Doch ist dies ein anderes Thema.)

Ambivalenz bezeichnet das gleichzeitige Nebeneinander gegensätzlicher Gefühle.

Ein Beispiel aus dem Leben: „Ach, Schatzilein, was soll ich heute bloß anziehen? Das lila Top zur neuen schwarzen Jeans oder doch lieber das kleine Schwarze mit dem Mini? Aber das ist doch schon wieder out, oder? Nun sag halt auch mal etwas! Entscheide Du! Ich bin da ganz ambivalent!" Eine alltägliche Szene vor dem aus allen Nähten platzenden Kleiderschrank. Doch ist diese Art der Entschlussunfähigkeit hier nicht gemeint.

Ambivalenz im psychopathologischen Sinne wird dagegen von den Betroffenen als sehr quälend empfunden. Sie gehörte nach einer früheren Definition der Schizophrenie nach E. Bleuler (um 1911) in Grund- und akzessorischer[13] Symptome sogar zu deren wesentlichen Grundsymptomen. Vorkommen: Bei den Schizophrenien.

Bei der Ambitendenz handelt es sich um gegensätzliche Handlungsimpulse, zum Beispiel das gleichzeitige Reichen und Zurückziehen der Hand bei der Begrüßung.

Ein weiteres Beispiel für Ambitendenz ist die Hand, die, kurz bevor diese auf die Wange des Partners oder der Partnerin klatscht, im letzten Moment zurückzuckt. Vorkommen, z. B. wenn den wohlsituierten, stets um verfeinerte Konversations- und Umgangsformen bemühten Damen oder Herren bei der aufreibenden Herrichtung ihrer Abendtoilette der Kragen platzt, weil ihnen statt einer einfühlsamen, feinste Farbnuancen gegeneinander abwägenden Stilberatung Satzbausteine entgegenschallen, derart wie: „Ach Krümelchen, dieser Fummel; bezaubernd, wirklich bezaubernd siehst Du darin aus – wie immer". „Wie bitte, was hast Du gesagt? Krümelchen? Ich?" – „Äh … Ich … Ich meinte, ich wollte doch nur, sei mir nicht böse, du weißt es ja noch nicht…".––Auf den Inhalt der nun folgenden Unterredung werde ich aus Gründen des guten Stils jetzt nicht (näher) eingehen. Doch so viel sei an dieser Stelle gesagt: Sicher ist es gut, seinem Ärger hin und wieder Luft zu verschaffen. Aber doch bitte nicht so, meine Damen und Herren! Ein gut gesetzter Fußtritt zur rechten Zeit am rechten Ort wäre hier viel effektiver, nachhaltiger – und auch gesünder! Und auf Ihre Gesundheit sollten Sie nun wirklich ein Auge haben!

Dagegen ist die Ambitendenz bei psychisch Kranken ein quälender Dauerzustand, der einfachste Handlungen verunmöglichen kann, so dass die Betroffenen mitunter in einer Zwischenposition verharren. Vorkommen: Schizophrenie.

---

[13] Zusätzlicher, zweitrangiger.

Affektlabilität: Ein ungewöhnlich geringer Reiz genügt, damit ein Gefühl in sein Gegenteil umschwenkt: Lachen wechselt unvermittelt ins Weinen.

> Vorkommen: In Situationen, in denen Ihre Partnerin oder Ihr Partner Ihnen mit der Ankündigung, Sie wegen einer neuen Liebschaft verlassen zu wollen, zuvorkommt. Denn: Sie haben längst jemand anderen. Sie hatten es lediglich versäumt, sie oder ihn davon in Kenntnis zu setzen. Nun sind Sie so aufgeregt, dass Sie nicht wissen, ob Ihnen zum Lachen oder Weinen zumute ist und probieren beides.

Affektinkontinenz: Zustand kaum beherrschbarer Gefühlsausbrüche, wie unkontrollierbares Weinen oder brüllende Freude, ausgelöst durch geringste Anlässe. Vorkommen: Verschiedene psychische Störungen sowie bei Intelligenzminderung und Dementen anzutreffen.

> Pubertierende jeden Alters (12-99) lachen sich manchmal bei kleinsten Albernheiten in Grund und Boden, was zu akuter Luftnot führen kann – erkennbar an einer tiefblauen Gesichtsverfärbung, hervorquellenden Augen und rötlich- weißem Schaum vor dem Mund. Hier haben wir es mit einem akuten Notfall zu tun: Als Mittel der Wahl und mitunter lebensrettend sollte in diesem Fall ein besonders schlechter, peinlicher oder geschmackloser Witz zur Hand sein, der in der Lage ist, jegliches Lachen augenblicklich zum Ersterben zu bringen. Für die nächsten vierundzwanzig Stunden herrscht Lachverbot.

Ratlosigkeit: Hier ist nicht die Unfähigkeit gemeint, sich zu etwas zu entscheiden, z. B. wenn ich in einem Restaurant die Speisekarte studiere und vollkommen ratlos, was ich bestellen soll, dieses schlussendlich entnervt und hungrig wieder verlasse.

Vielmehr bezeichnet Ratlosigkeit einen psychischen Zustand, in dem die Betroffenen sich verunsichert und hilflos fühlen und sich im Hier und Jetzt nicht mehr zurechtfinden, wie perplex wirken. Vorkommen: Bei den psychotischen und den schweren depressiven Störungen.

Störung der Vitalgefühle: Hierunter versteht man das allgemeine Empfinden der Kraft- und Energielosigkeit. Vorkommen: Im Rahmen von Depressionen.

> Folgendes Szenario: *Die Vorgeschichte*: Eine Ehekrise im finalen Stadium. Für eine Wiederbelebung ist der Zug bereits abgefahren. *Der Status quo:* Ihre Partnerin oder Ihr Partner ist Ihrer ständigen Lügereien überdrüssig. *Die Handlung:* Sie werden durch den besagten, gut gesetzten Fußtritt vor die Tür

bugsiert und hausen nunmehr als Obdachloser unter einer Brücke. Nicht allein, nein, das sicher nicht. Denn diese Locations sind heiß begehrt und umkämpft. Mit Zimperlichkeit kommt man da nicht sehr weit. Alles in allem handelt es sich also um ein recht ungewohntes und ziemlich ungemütliches Ambiente. *Die Folgen*: Ihre Psyche reagiert mit einer Störung der Vitalgefühle: Sie fühlen sich kraft- und energielos, zerschlagen und irgendwie unlebendiger als Sie es gewohnt sind. Kurz: Sie befinden sich in einem beklagenswerten Zustand. *Das Happy End:* Sie hören plötzlich Ihre innere Stimme, die Ihnen sagt: Vergiss die Brücke und nimm ein Hotel. Und Sie? Sie vergessen die Brücke und machen sich auf den Weg. Auf Ihren Weg. Ins Hotel.

Depressive Patienten, die unter einer Störung der Vitalgefühle leiden, fühlen sich dagegen *jeglichem* Unterfangen gegenüber energielos, zerschlagen und unlebendig. Was ihnen früher leicht von der Hand ging, fällt ihnen nun schwer. Als müssten sie ständig mit viel Gepäck einen Berg besteigen, ohne Aussicht, jemals den Gipfel zu erreichen.

f Antriebsstörungen

Sie spielen beim Maniker im Sinne einer **Antriebssteigerung,** bei der Depression hingegen in Gestalt einer **Antriebsarmut** oder **Antriebsminderung** diagnostisch eine herausragende Rolle. Während Maniker meist voller Tatendrang sind, sich energiegeladen fühlen und Bäume ausreißen könnten, empfinden sich Depressive dagegen als matt, einfalls- und initiativlos, so dass sie manchmal das Bett tagelang kaum verlassen und selbst einfachste Verrichtungen, wie die Körperpflege vernachlässigen. Liegt eine **Antriebshemmung** vor, fehlt es ihnen nicht am Wollen. Sie fühlen sich wie ausgebremst in ihrer Initiative. Es kommt ihnen vor, als schöben sie eine Wand vor sich her. Vor Erschöpfung und Kraftlosigkeit wird gerade Begonnenes wieder abgebrochen, was sie stets von Neuem frustriert. Dabei bestätigen sich ihre selbstschädigenden Denkmuster in der Art sich selbst erfüllender Prophezeiungen: „Ich wusste immer schon, dass ich ein Versager bin und nichts auf die Reihe bekomme". Die Folge: Die **Initiativlosigkeit** nimmt weiter zu. Eine weitere Umdrehung auf der Abwärtsspirale der Depression ist getan. Im Verein mit dem ohnehin **niedrigen Selbstwertgefühl** erfolgt letztlich der totale soziale Rückzug. Belebende Impulse und Anregungen von außen? Keine mehr. Der Teufelskreis bleibt auf diese Weise am Laufen bis am Ende nichts mehr geht. Finito. Endstation: Die unterste Windung der Abwärtsspirale ist erreicht.

Psychose, Schizophrenie, Paranoia oder einfach nur Wahnsinn?

Die **paranoide**[14] **Schizophrenie** ist die häufigste Unterform der Schizophrenien. Die Schizophrenien wiederum gehören zur Gruppe der Psychosen. Ursprünglich konzipiert in Abgrenzung zur Neurose,[15] finden sich unter ihrem Dach psychische Erkrankungen und Zustände wieder, bei denen das Fühlen, Denken und Handeln sowie die Deutung der Realität erheblich gestört sind. Psychotische Zustände findet man jedoch nicht nur bei Erkrankungen aus dem schizophrenen Formenkreis, sondern z. B. auch bei der **wahnhaften Depression:** Der Schuld-, Versündigungs- und Verarmungswahn sowie der hypochondrische und nihilistische Wahn sind hier die charakteristischen Wahnbildungen. Der **Maniker** entwickelt hingegen nicht selten einen Größenwahn. Auch bei anderen psychischen Störungen wie den **Demenzen**, bei **Vergiftungen** durch Alkohol oder Drogen oder bei anhaltendem Schlafentzug kann es zu psychotischem Erleben kommen. Bei der **Borderline-Persönlichkeit** zählt vorübergehendes psychotisches Erleben im Rahmen hoher Anspannungszustände sogar zu den neun Diagnosekriterien.

Der Begriff **„Paranoia"** [16]wird in der Psychiatrie nicht verwendet. Umgangssprachlich wird er unreflektiert auf Personen angewandt, die in Abgrenzung zu sich selbst für „verrückt" erklärt werden sollen. Aus dem Griechischen stammend lässt sich „Paranoia" mit „wider den Verstand", „wahnsinnig" oder „verrückt" übersetzen.

Ob und für wen **Wahn Sinn** ergibt, ist eine Frage der Perspektive. Versetzte man sich versuchsweise einmal in diejenige eines Psychotikers, so würde man vielleicht besser verstehen, was diesen umtreibt und ängstigt. Dessen Sichtweisen, die oft ohne Umschweife preisgegeben werden und nicht selten von den abenteuerlichsten Verschwörungstheorien handeln, von Zusammenhängen, die nur er in ihrer ganzen Tragweite zu erfassen vermag, würden auf diese Weise sicherlich plausibler werden. Oft sind Angehörige oder Freunde im ersten Moment derart irritiert, dass sie glauben, sich verhört oder etwas nicht richtig verstanden zu haben und wechseln das Thema. Bis sie eines Tages zu ahnen beginnen, dass etwas nicht stimmt, wenn die Betreffenden nicht aufhören, die absonderlichsten Geschichten zu erzählen. Für niemanden mehr nachvollziehbar, beharren diese auf ihren Überzeugungen und zei-

---

[14] Paranoid (gr.) = „am Verstand vorbei" – in Zusammenhang mit Schizophrenie immer wahnhaft.

[15] S. S. 94.

[16] Siehe auch Fußnote 79.

gen sich unbeeindruckt gegenüber den offenkundigsten Gegebenheiten, die belegen, dass deren Wahrnehmungen objektiv falsch sind.

Abgesehen von dem üblichen Alltagswahnsinn auf psychiatrischen Akutstationen begegnen wir dem **Wahnsinn** im wörtlichen Sinne bei der äußerst seltenen, in den 90er-Jahren weltweit für Aufsehen und erstmals in Großbritannien beobachteten Unterform der Creutzfeld-Jakobschen-Erkrankung: Dem **Rinderwahnsinn** (BSE). Dieser befällt durch Ansteckung über den Verzehr infizierten Rindfleischs vor allem junge Menschen. Er ist unheilbar und hat eine katastrophale Prognose: Als Prionen bezeichnete eiweißähnliche Erreger „zerfressen" in rasantem Tempo das Gehirn, das löchrig wie ein Schwamm letztlich zerfällt. Die Erkrankung führt über vielfältige neurologische und psychische Auffälligkeiten, darunter psychotische Zustände, innerhalb kürzester Zeit in die Demenz und meist binnen eines Jahres zum Tode. In Deutschland hat es bisher jedoch – dem riesigen Bohai um diese äußerst seltene Erkrankung zum Trotz – bislang nie einen Fall von Rinderwahnsinn gegeben. Diese Tatsache ist möglicherweise der ungewöhnlich langen Inkubationszeit – das ist die Zeit von der Ansteckung bis zum Ausbruch der Erkrankung – geschuldet und kann sich daher noch ändern. In Großbritannien wurden dagegen in einem Jahr mehr als hundert Fälle diagnostiziert.

Die Wahn-Definition nach C. Scharfetter

Eine gute Zusammenfassung dessen, was einen „Wahn" ausmacht, lieferte der Schweizer Psychiater und Psychopathologe C. Scharfetter (1936–2012): Demnach sei ein Wahn eine private Wirklichkeitsüberzeugung, die die Lebensführung behindert. Er muss aus dem sozialen und kulturellen Kontext heraus bewertet werden, ist objektiv falsch und bestimmt maßgeblich das Erleben und Verhalten eines Menschen. Die eigene Person steht stets im Zentrum des Geschehens. „Es geht immer um mich!" Ein Wahn ist starr und unflexibel. Er isoliert und entfremdet von der Mitwelt. Demnach stellt ein Wahn eine „Störung der Mitweltlichkeit des Menschen" dar.

Die katatone Schizophrenie

Katatonie, griechisch κατάτονος (katátonos) bedeutet „bewegungs"- oder „emotionslos". Die **katatone Schizophrenie** ist ein seltenes, potenziell lebensbedrohliches Krankheitsbild. Ca. 7 % aller an Schizophrenie Erkrankten entwickeln im Verlauf ihres Lebens eine katatone Symptomatik. Die Patienten reagieren dann nicht mehr auf Ansprache. Sie sind stuporös, das heißt wach, aber bewegungsstarr. Die Augen geöffnet, verharren sie in beängstigendem

Schweigen. Manche entwickeln eine **Katalepsie**. Dabei handelt es sich um sog. **Haltungsstereotypien**, bei denen abnorme Körperhaltungen über einen längeren Zeitraum beibehalten werden, ohne dass die Muskeln ermüden. Die „**wächserne Biegsamkeit**", die „flexibilitas cerea", beschreibt einen Zustand, in dem passive Bewegungen sich für den Untersucher anfühlen, als würden sie gegen einen wächsernen Widerstand ausgeführt werden.

Die Gliedmaßen verharren dann manchmal über Stunden in der Haltung, in die sie vom Untersucher gebracht wurden. Beim „**oreiller psychique**",[17] wird der Kopf von der Unterlage abgehoben gehalten, als läge er auf einem Kopfkissen. Dieser Zustand kann übergehen in die seltene, potenziell lebensbedrohliche „**perniziöse Katatonie**",[18] die mit hohem Fieber, Kreislaufstörungen und inneren Blutungen einhergehen kann und einen psychiatrischen Notfall darstellt. Die Elektrokrampftherapie (EKT), die dieses lebensbedrohliche Zustandsbild in der Regel schnell und effektiv zu durchbrechen vermag, kann hier lebensrettend sein. Die Bewegungsstarre kann unvermittelt in einen Bewegungssturm übergehen, in dem die Betroffenen, raptusartig[19] ungerichtete Aggressionen zeigen, gegen Wände und Türen rennen oder jemanden angreifen.

Ich selbst befand mich zu Beginn meiner Assistenzarztzeit einmal in einer brenzligen Situation: Ich untersuchte einen Patienten mit großer Beharrlichkeit, nicht erkennend, dass dieser sich in einem katatonen Zustand befand. Ich war dabei, den psychischen Befund zu erheben und wollte an einigermaßen brauchbare Informationen kommen. Jedoch blieb der Patient starr und stumm. Er starrte mich nur unentwegt an. Die leitende Oberärztin holte mich letztlich aus dem Untersuchungszimmer heraus und gab mir unmissverständlich zu verstehen, wie gefährlich die Situation war, in der ich mich befunden hatte. Wie es ihr am Ende gelang, erinnere ich nicht mehr. Jedenfalls schaffte sie es, dem Patienten ein Antipsychotikum und ein Beruhigungsmittel zu verabreichen, so dass dessen Anspannung sich löste und Schlimmeres verhütet wurde.

Bei der sehr seltenen **hebephrenen**[20] **Schizophrenie** stehen Störungen des Gefühlsausdrucks sowie des Antriebs im Vordergrund. Während der Affekt heiter-läppisch, flach und situationsunangemessen erscheint, kann der Antrieb bis hin zur vollkommenen Apathie[21] reduziert sein. Häufig können die Betroffenen alltägliche Dinge, wie das Zubereiten einfacher Mahlzeiten oder das Ankleiden nicht mehr ohne Hilfe organisieren. Die Denkprozesse sind erheb-

---

[17] *frz.*: Psychisches Kopfkissen, auch bei M. Parkinson vorkommend.

[18] *„bösartige Bewegungsstarre"*.

[19] Plötzlich, ohne Vorwarnung.

[20] Hebe (gr.): Göttin der Jugend; phrén (gr.): Zwerchfell.

[21] Umfassende Initiativlosigkeit.

lich gestört. Erstrangsymptome, wie Ich-Störungen, Wahnwahrnehmungen oder das Stimmenhören treten meist völlig in den Hintergrund oder bleiben unbestimmt und flüchtig. Die Prognose ist ungünstig, die Behandlung schwierig. Die Beeinflussbarkeit durch Medikamente oder andere Maßnahmen ist meist unbefriedigend.

Sonstige Begriffsklärungen

DBT

Neuere Untersuchungen ergaben, dass die Prognose der Borderline-Störung auf längere Sicht gar nicht so schlecht ist: Die Beschwerden nehmen mit zunehmendem Lebensalter ab. Es kommt sogar zu Spontanheilungen. Auf Medikamente kann normalerweise vollends verzichtet werden. Sie sind Notfallsituationen oder der Behandlung begleitender Erkrankungen, wie einer ADS[22] oder einer Depression vorbehalten. Die langfristig höchste Effektivität hinsichtlich einer Besserung der Beschwerden hat ein Psychotherapieverfahren: Die DBT.

Die **D**ialektisch **B**ehaviorale **T**herapie ist ein vornehmlich auf der Verhaltenstherapie fußendes Therapieverfahren, das auch achtsamkeitsbasierte Elemente aus der ZEN-Meditation mit integriert. Es ist ein im Allgemeinen auf zwei Jahre angelegtes schwerpunktmäßig für das ambulante und teilstationäre Setting konzipiertes Therapieverfahren. Längere stationäre Behandlungen sollten demzufolge eher die Ausnahme bleiben. Sie dienen in erster Linie der Krisenintervention bei akuter Suizidalität oder zur Behandlung und Vorbeugung schwerer Selbstverletzungen.

Das dialektische Grundprinzip zeigt sich bereits in der therapeutischen Grundhaltung, indem einerseits die Situation, wie sie sich für die Betroffenen aktuell darstellt, vom Behandler validiert, d. h. vor dem Hintergrund von deren Biografie und der individuellen Lernerfahrung wertschätzend wahr- und angenommen wird. Auf der anderen Seite wird die Eigenverantwortlichkeit für das Fortkommen im Therapieprozess betont und gestärkt. Dem Therapeuten fällt hierbei die wichtige Aufgabe zu, seinen Patienten dabei zur Seite zu stehen und sie in deren Bemühen, etwas zu verändern, immer wieder zu bestärken und zu ermutigen. Dabei wird von bestimmten Grundannahmen ausgegangen, die den Therapeuten in der Arbeit mit seinen Patienten unter-

---

[22] AD(H)S = **A**ufmerksamkeits- (**H**yperaktivitäts-)**S**yndrom des Erwachsenenalters, eine in der Kindheit beginnende Störung des Verhaltens und der Emotionen mit den Kernsymptomen Aufmerksamkeitsstörungen, Impulsivität und Hyperaktivität, häufig gepaart mit emotionaler Instabilität.

stützen sollen. Eine dieser Grundannahmen unterstellt den Betroffenen einen unbedingt guten Willen in dem Bemühen, das Beste aus ihrer verheerenden Situation zu machen. Sie wollen sich „verbessern", nur dass sie sich dafür viel stärker anstrengen und an sich arbeiten müssen als andere. Das ist nachvollziehbar ungerecht.

In der Regel wird folgendermaßen vorgegangen: Zunächst gilt es, die den emotionalen Wechselbädern und Anspannungszuständen zu Grunde liegenden Gefühle wahrzunehmen und sie einer emotionalen Qualität wie z. B. „Ärger", „Wut", „Traurigkeit", „Hass", „Freude", „Scham" oder „Ekel" zuzuordnen. In einem weiteren Schritt wird erlernt, deren Situationsangemessenheit zu prüfen. Wird die Gefühlsqualität als angemessen bewertet, diese aber als zu intensiv ausgeprägt erkannt, wird das Gefühl mittels bestimmter, auch „Skills" genannter Fertigkeiten abgeschwächt. Wird es hingegen hinsichtlich seiner Qualität und Intensität als situationsangemessen erachtet, wird versucht, es handlungsleitend zum Ausdruck zu bringen. In einem ständigen Auf und Ab ringen Patienten und Therapeuten nun darum, gemeinsam Wege zu erkunden, wie dies im konkreten Fall aussehen kann. Dabei helfen u. a. schriftliche Verhaltensanalysen, auf deren Grundlage genau geschaut wird, wie es zu einem bestimmten Problemverhalten kommen konnte, welche Bedingungen dazu geführt hatten und welche Maßnahmen zu ergreifen wären, um künftig eine vergleichbare Situation angemessener zu meistern. Sich trotz der unvermeidlichen Rückschläge nicht entmutigen zu lassen, sondern sich immer wieder von neuem auf den Weg zu machen mit dem Ziel, Alternativen zu Verhaltensweisen einzuüben, die den Betroffenen bisher geschadet haben, stellt eine enorme und nicht hoch genug einzuschätzende Leistung dar.

Zusammenfassend ließe sich etwas scherenschnittartig festhalten, dass die zentralen Anliegen der DBT der Abbau von emotionalem Stress, eine Stabilisierung des Selbstwertgefühls sowie die Verbesserung der Beziehungsfähigkeit sind. Vielfältige konzeptuelle Anpassungen erweiterten inzwischen die Einsatzmöglichkeiten der DBT als Therapieform für verschiedenste weitere Krankheitsbilder wie z. B. die (komplexe) Traumastörung (PTBS).

Die Begründer der Dialektischen Behavioralen Therapie:

Marsha Linehan, eine 1943 geborene US-amerikanische Psychologin, ist die Begründerin dieser in den 80er-Jahren entwickelten neuartigen Therapieform für Menschen mit einer Borderline-Persönlichkeit. Nachdem sie sich mit 17 selbst verletzt hatte, wurde sie 1961 in eine psychiatrische Klinik eingeliefert und dort über zwei Jahre lang unter der Diagnose „Schizophrenie" mit Psychopharmaka, Psychoanalyse und Elektrokrampftherapie behandelt. Es handelte sich um eine Fehldiagnose.

Heute ist sie eine weltweit anerkannte und berühmte Therapeutin, die mit der Entwicklung der **D**ialektischen **B**ehavioralen **T**herapie (DBT) die Therapie der Borderline-Persönlichkeit von Grund auf revolutioniert hat.

Martin Bohus, Professor für Psychosomatik und Psychotherapeutische Medizin an der Ruprecht-Karls-Universität Heidelberg und wissenschaftlicher Direktor des Zentralinstituts für Seelische Gesundheit in Mannheim, hat dieses Trainingsprogramm in vielerlei Hinsicht inhaltlich wie konzeptuell erweitert und erneuert. Insbesondere werden die Patienten verstärkt zur Selbsthilfe angeleitet und die Übernahme von Eigenverantwortlichkeit für das Vorankommen im Therapieprozess gefördert. Die Module „Umgang mit Gefühlen" und „Selbstwert" mit eigens darauf abgestimmten Skills wurden neu konzipiert und sind seit langem wesentliche Bausteine dieser von ihm weiter entwickelten Therapieform. Diese ist in einem Dachverband organisiert, bietet Ausbildungen für Psychologen und Ärzte an und unterhält ein weit verzweigtes Netzwerk, das sich in ständigem Austausch befindet und regelmäßige Treffen auf Bundesebene veranstaltet.

ICD-10

International Statistical Classification of Diseases and Related Health Problems (Internationale statistische Klassifikation der Krankheiten und verwandter Gesundheitsprobleme in seiner 10. Auflage). Hier wie auch in dem im amerikanischen Sprachraum gebräuchlichen Diagnosesystem DSM-5[23] werden die einzelnen psychischen Störungen mit ihren charakteristischen Symptomen beschrieben und mit Kennziffern hinter einem bestimmten Buchstaben versehen. Für das Kapitel „Psychische Erkrankungen" ist dies der Buchstabe „F". Zum Beispiel wird mit F20.0 die Diagnose einer paranoiden Schizophrenie oder mit F32.2 eine schwere depressive Episode verschlüsselt, wobei die Ziffer nach dem Punkt zusätzliche Informationen, wie z. B. den Schweregrad, kodiert. Im Juni 2018 wurde das ICD-11 in Genf vorgestellt. In jahrelangen Diskussionen wurde es von international tätigen Expertenteams über viele Jahre entwickelt. Offiziell ab 2022 soll es verbindlich als Diagnosesystem eingeführt werden. Einige grundlegende Neuerungen und auch Präzisierungen hinsichtlich der Diagnostik wird es mit sich bringen. Einige Diagnosen werden hinzukommen, andere zu sogenannten „Spektrumsstörungen" zusammengefasst, wieder andere

---

[23] Diagnostic and Statistical Manual of mental Disorders (**DSM**; englisch für „Diagnostischer und statistischer Leitfaden psychischer Störungen"). Es stellt das dominierende psychiatrische Klassifikationssystem in den USA dar (Wikipedia).

kurzerhand gestrichen. Wo diese neu definierten Krankheitsbilder, die erst mit dem ICD11 das Licht der Welt erblickt haben werden, zuvor untergekommen sind, entzieht sich meiner Detailkenntnis. Man darf also gespannt sein, was da im Einzelnen auf uns Ärzte, Psychologen und die Patienten zukommen wird.

DSM-5

Das Diagnostic and Statistical Manual of Mental Disorders („diagnostischer und statistischer Leitfaden psychischer Störungen" in seiner 5. Auflage) ist das amerikanische Pendant zum ICD 10. Es beschreibt die Symptomatik und die Ausprägung der Störungen unter Abgrenzung ähnlicher Diagnosen. Es wird in unserer Klinik vereinzelt ebenfalls zu diagnostischen Zwecken herangezogen. Die emotional instabilen Persönlichkeiten,[24] werden hier z. B. treffender beschrieben als im ICD-10.

NPsychKG

Die Gesetze über Hilfen und Schutzmaßnahmen für psychisch Kranke sind Ländersache und nicht bundeseinheitlich geregelt. Für das Land Niedersachsen gilt das NPsychKG (zuletzt geändert am 21. September 2017 durch den Nds. Landtag): Artikel 1 § 1

Nr. 1: Das Gesetz beschreibt die „Hilfen für Personen, die eine psychische Krankheit oder eine seelische Behinderung haben oder hatten oder bei denen Anzeichen für eine solche Krankheit oder Behinderung bestehen, wobei psychische Krankheiten im Sinne dieses Gesetzes auch psychische Störungen von erheblichem Ausmaß mit Krankheitswert sind."

§ 18 Vorläufige Einweisung

„Kann eine gerichtliche Entscheidung nicht rechtzeitig herbeigeführt werden, so kann die zuständige Behörde die betroffene Person längstens bis zum Ablauf des folgenden Tages vorläufig in ein geeignetes Krankenhaus einweisen, wenn die Voraussetzungen des § 16 durch das Zeugnis einer Ärztin oder eines Arztes mit Erfahrung auf dem Gebiet der Psychiatrie dargelegt werden, dem ein frühestens am Vortage erhobener Befund zugrunde liegt".

§ 16 Voraussetzung der Unterbringung

„Die Unterbringung einer Person ist nach diesem Gesetz nur zulässig, wenn von ihr infolge ihrer Krankheit oder Behinderung im Sinne des § 1 Nr. 1 eine

---

[24] Zwei Ausprägungen: *„impulsiver Typ"* und *„Borderline-Typ"*.

gegenwärtige erhebliche Gefahr für sich oder andere ausgeht und diese Gefahr auf andere Weise nicht abgewendet werden kann."

Kommentar: Es handelt sich bei der Unterbringung nach dem Niedersächsischen NPsychKG ausdrücklich um eine Schutzmaßnahme mit dem Ziel, die öffentliche Ordnung aufrecht zu erhalten. Voraussetzungen für seine Anwendung sind das Vorliegen einer psychiatrischen Erkrankung im Sinne des Gesetzes und eine nicht durch andere geeignete Maßnahmen abwendbare akute Eigen- und/oder Fremdgefährdung. Ein ärztliches Attest muss eine solche Gefährdung bescheinigen. Sollten Medikamente unter Zwang verabreicht werden müssen, bedarf es einer gesonderten richterlichen Genehmigung. Unumgängliche Fixierungsmaßnahmen im akuten Notstand bedürfen eines unverzüglichen richterlichen Beschlusses, wenn diese länger als 30 Minuten andauern. Ein Unterbringungsbeschluss wird längstens für sechs Wochen verfügt. Er muss bei Wegfall der entsprechenden Voraussetzungen durch das Gericht früher wieder aufgehoben werden und ist ärztlicherseits zu beantragen. Er kann einmalig um weitere sechs Wochen verlängert werden. Danach muss ein vom Gericht bestimmter externer Facharzt ein ausführliches Gutachten anfertigen, welches die Notwendigkeit einer weiteren Unterbringung gegen den erklärten Patientenwillen stichhaltig begründet.

Ein Patient kann aber auch nach § 1906 des **Bürgerlichen Gesetzbuches (BGB)** gegen seinen Willen in einer psychiatrischen Klinik untergebracht und behandelt werden, und zwar dann, wenn eine chronische Selbstgefährdung durch eine unbehandelte psychische Erkrankung vorliegt. Dies wäre z. B. der Fall, wenn ein Patient aufgrund einer schwergradigen Depression nichts mehr isst und trinkt und ein erheblicher gesundheitlicher Schaden droht. Oder wenn ein Maniker sich anschickt, sein Hab und Gut zu verschenken oder aber ein Auto nach dem anderen kauft und sich dabei hoch verschuldet bzw. seine Existenzgrundlage aufs Spiel setzt. Und auch, wenn ein durch seine Wahnvorstellungen oder Stimmenhören verängstigter, an einer paranoider Schizophrenie Erkrankter sich in seiner Wohnung verbarrikadiert und zunehmend verwahrlost.

Voraussetzung für eine Unterbringung in einer psychiatrischen Klinik nach BGB § 1906 ist, dass ein juristischer Betreuer beim zuständigen Amtsgericht einen entsprechenden Antrag stellt. Wenden Sie sich ggf. an die „Betreuungsabteilung" Ihres örtlichen Amtsgerichts, deren Mitarbeiter Sie bei Fragen rund um die Einrichtung einer juristischen Betreuung kompetent beraten können. Die gefürchtete generelle „Entmündigung" gibt es nicht mehr. Die Aufgabe der juristischen Betreuer besteht vielmehr darin, im Falle einer vorübergehenden oder dauerhaften Unfähigkeit ihrer Mandanten deren Interessen ausschließlich zu deren Vorteil wahrzunehmen. Es geht darum, sie in den Bereichen zu unterstützen und beizustehen, in denen sie sich aufgrund ihrer Erkrankung überfordert fühlen. Dabei werden die einzelnen Aufgabenkreise, für die ein Unterstützungsbedarf besteht, explizit aufgeführt. Zentrale Aufgabenkreise sind „Gesundheitsfürsorge", „Aufenthaltsbestimmung", „Vermögenssorge" mit oder ohne „Einwilligungsvorbehalt", „Wohnungsangelegenheiten", „Postangelegenheiten", „Unterbringung" oder „unterbringungsähnliche Maßnahmen". Der „Einwilligungsvorbehalt" hätte z. B. bei „unserem Maniker" in Kap. 3 insofern eine hohe juristische Relevanz gehabt, als dass die Autokäufe ohne Zustimmung seines Rechtsbetreuers, der diesen Aufgabenkreis für ihn in der manischen Phase wahrnimmt, als Rechtsgeschäfte ungültig gewesen wären und problemlos hätten rückabgewickelt werden können.

Hinsichtlich der Personenwahl des juristischen Betreuers wird zunächst versucht, den Wünschen der Betroffenen zu entsprechen. Beantragt der gesetzliche Betreuer bei Gericht eine Unterbringung, entscheidet dieses unter Würdigung der rechtlichen und medizinischen Voraussetzungen, ob dem Antrag stattgegeben wird. Es fordert dafür ein ärztliches Zeugnis oder in bestimmten Fällen ein medizinisches Gutachten. Kommt es zu einer zwangsweisen Klinikeinweisung macht sich ein Richter zeitnah vor Ort selbst ein Bild und spricht mit dem Patienten, bevor er darüber entscheidet.

Zwangsmaßnahmen wie Fixierungen, Zimmereinschluss oder eine Zwangsmedikation müssen grundsätzlich bei Gericht gesondert beantragt und ärztlich begründet werden. Auch sie werden nur befristet genehmigt.

Weiterführende Literatur

Arbeitsgemeinschaft für Methodik und Dokumentation in der Psychiatrie (AMDP), Verlag Hogrefe, in seiner 9. Auflage 2016
Taschenführer zur ICD-10-Klassifikation psychischer Störungen 7. Überarbeitete Auflage Huber Verlag 2014 herausgegeben von H. Dilling und H.J. Freyberger
„Intensivkurs Psychiatrie" von K. Lieb, S. Frauenknecht und S. Brunnhuber in seiner 8. Auflage von 2016 und seiner 10. Auflage von 2018

8

Zwischen Ratlosigkeit und Aktionismus: Die Angehörigen

Angehörige psychisch Kranker werden in ihrer Not meist nicht ausreichend wahrgenommen. Viele von ihnen fühlen sich mit der Situation überfordert. Sie sind ratlos und wissen nicht, wie sie sich verhalten sollen und ihren Angehörigen oder Freunden beistehen können. Häufig überschütten sie sie mit ihren Sorgen und gut gemeinten Ratschlägen. Was tun? Was ist richtig, was falsch?

Zwar gibt es inzwischen in vielen Kliniken auch für Angehörige psychisch Kranker sog. Psychoedukationsgruppen. Dabei handelt es sich um – meist von Ärzten und Sozialarbeitern geleitete – Informationsveranstaltungen zu bestimmten psychischen Störungsbildern. Jedoch finden diese häufig nicht den Zulauf, den man erwarten würde: Einer der Gründe liegt sicherlich auch hier wieder in der Sorge vor Stigmatisierung. Der Informationsbedarf wächst indes angesichts der zunehmend als wesensverändert wahrgenommenen Angehörigen stetig und proportional zur eigenen gefühlten Hilflosigkeit an.

Es erscheint mir unmöglich, allgemeingültige Ratschläge zu erteilen, die auch nur annähernd den vielfältigen Konstellationen und Besonderheiten im Umgang mit psychisch Kranken gerecht werden könnten. Daher kann es sich bei den folgenden Ausführungen lediglich um Hinweise handeln, die als das Resultat meiner Lebenserfahrung und meiner langjährigen Tätigkeit als Psychiater gelten und im Einzelfall sorgsam zu überprüfen sind.

Elektronisches Zusatzmaterial Die elektronische Version dieses Kapitels enthält Zusatzmaterial, das berechtigten Benutzern zur Verfügung steht https://doi.org/10.1007/978-3-662-59074-4_8. Die Videos lassen sich mit Hilfe der SN More Media App abspielen, wenn Sie die gekennzeichneten Abbildungen mit der App scannen.

C. Petermann, *Kann man einem Psychiater trauen?*,
https://doi.org/10.1007/978-3-662-59074-4_8

Der „worst case"

Im Falle einer akuten Eigen- oder Fremdgefährdung, d. h. wenn Ihre Angehörigen einen Suizid ankündigen oder sie beginnen sollten, Sie oder andere ernstlich zu bedrohen, sie möglicherweise anfangen das Mobiliar zu zertrümmern, ist das Hinzuziehen der Polizei meist unumgänglich. Diese wird Maßnahmen ergreifen, um die Situation zu deeskalieren und die, falls dies nicht gelingen sollte, in letzter Konsequenz zu einer Einweisung in eine psychiatrische Klinik führen werden. (siehe auch im Anhang unter: „Was tun, wenn Gefahr im Verzug ist?").

Bedenkenswertes zur Behandlung

Sowohl an einer **Depression** Erkrankte als auch Frauen und Männer, die an einer **bipolaren affektiven Störung** oder an einer **Schizophrenie** erkrankt sind, sollten von einer Fachärztin oder einem Facharzt für Psychiatrie behandelt werden. Wenn dies nicht möglich sein sollte – entweder weil dazu bisher die Einsicht fehlte, es nicht gelang, einen Facharzttermin zu ergattern oder aber eine ambivalente Haltung demgegenüber besteht – können Sie Ihre Angehörigen versuchen behutsam dazu zu motivieren, sich einer fachärztlichen Untersuchung zu unterziehen. Seien Sie bei der Organisation eines Ersttermins behilflich und bieten Sie ihnen an, sie dorthin zu begleiten. Drängen Sie sich aber auf der anderen Seite auch nicht zu sehr auf.

Auch hinsichtlich einer regelmäßigen Medikamenteneinnahme können Sie Hilfestellung leisten: Erinnern Sie sie daran oder helfen Sie beim Stellen der Medikamente für den Folgetag. Sie werden dafür u. U. viel Einfühlungsvermögen und Geduld benötigen. Auf keinen Fall sollte deswegen ein Streit vom Zaun gebrochen werden. Denn dann würden Sie – je nach Störungsbild – von Ihren Angehörigen schneller als Sie denken als Gegner und nicht als Verbündeter wahrgenommen werden. Und das wäre schlimm. Denn vertrauensvolle Beziehungen stellen zweifellos eine wichtige Basis auf dem Weg zur Gesundung dar.

Ebenso wichtig ist es, dass Sie sich nicht permanent überfordern, gut auf Ihre Grenzen achten und dabei Sorge tragen, dass Sie diese auch einhalten. Planen Sie ausreichend Zeit ein, um sich zu regenerieren: Denn was nützt eine Mutter, ein Vater oder ein Ehepartner, die selbst am Rande ihrer Kräfte jonglieren, womöglich angesichts andauernder Selbstüberforderung zunehmend unleidlich werden und gereizt reagieren? Oder schlimmstenfalls selbst erkranken? Dazu möchte ich Ihnen das folgende metaphorische Beispiel erzählen: Stellen Sie sich vor, Sie sitzen zusammen mit Ihrem Kind in einem Flugzeug. Es kommt zu einem plötzlichen Sauerstoff- oder Luftdruckabfall, woraufhin Ihnen die Atemmaske von oben herunter vor Ihr Gesicht fällt. Wer von Ihnen beiden sollte zuerst die Maske aufsetzen? Ihr Kind oder Sie? Sie werden jetzt vielleicht antworten: „Natürlich mein Kind!". Das erscheint im ersten Moment auch naheliegend zu sein. Allerdings werden Sie Ihrer Tochter oder Ihrem Sohn nicht helfen können, wenn Sie aufgrund des Sauerstoffmangels bewusstlos geworden sind. Das bedeutet: Hilfe für andere ist nur dann effektiv möglich, wenn Sie selbst dabei nicht ernstlich erkranken und auf sich und Ihre Grenzen achten.

Generell sollte frühzeitig daran gedacht werden, sich Unterstützung von außen zu holen. Das könnte z. B. eine Haushaltshilfe sein oder ein Pflegedienst zur Medikamentenausgabe. Die aufsuchend tätige APP[1] hält sicher die umfangreichsten Angebote bereit. Hierbei handelt es sich um psychiatrisch geschulte Mitarbeiterinnen und Mitarbeiter, die zum einen an der Krankheitsakzeptanz und der Behandlungsbereitschaft mit den Betroffenen arbeiten können. Zum anderen spielen Themenfelder wie der Umgang mit Krisensituationen oder die Wiedererlangung und Förderung der Selbstständigkeit zwecks Verbleibs im häuslichen Umfeld eine wichtige Rolle. Die Dauer ist zunächst auf vier Monate beschränkt, kann bei der Krankenkasse nach einer gewissen Frist aber erneut beantragt werden. Sollten Ihre Angehörigen in einer Klinik behandelt werden, sprechen Sie dies mit den zuständigen Sozialarbeitern durch. Im ambulanten Setting wird Sie sicher Ihr niedergelassener Facharzt dahingehend kompetent beraten und weiterhelfen können.

Was tun ...

... wenn Angehörige oder Freunde depressiv erkrankt sind?

Der Umgang mit an einer **Depression** erkrankten Angehörigen sollte von einer stützenden, Mut machenden Grundhaltung geprägt sein: Denn Depressionen sind behandelbar. Sie haben nicht nur einen Anfang, sondern fast immer auch ein Ende. Manchmal bleiben jedoch auch Restbeschwerden zurück oder sie nehmen einen chronischen Verlauf. Signalisieren Sie: „Ich bin an deiner Seite und weiß: Eine Depression ist behandelbar. Sie wird

---

[1] Ambulante psychiatrische Pflege.

vorübergehen. Ich werde dich auf deinem Weg dorthin begleiten. Dabei muss ich jedoch auch auf meine eigenen Grenzen achten. Ich tue, was ich kann. Aber mich selbst aus dem Blick zu verlieren, hieße, mich selbst aufzugeben. Dann würde vielleicht auch ich erkranken. Davon hätten wir beide nichts. – Außerdem versichere ich dir, dass ich dich zu nichts drängen und Versuche unterlassen werde, dich mit hilflosen Worten aufzumuntern und von dir Aktivitäten zu erwarten, zu denen du dich aktuell nicht aufraffen kannst. Denn ich weiß, dass es dir nicht an gutem Willen mangelt, sondern dass du in einer schweren Krise bist und daher deinen täglichen „Verpflichtungen" momentan nicht nachkommen kannst. Wenn Du es könntest, würdest Du es tun. Dessen bin ich gewiss. Ich bin zuversichtlich, dass deine verlorene Lebensfreude wiederkommen wird. Es braucht nur seine Zeit. Lass uns gemeinsam diese Zeit nehmen!"

Vereinbaren Sie Gesprächstermine mit dem behandelnden Facharzt, sprechen Sie mit dem Psychotherapeuten und klären Sie, wie Sie sich verhalten sollten. Denn das kann je nach Stadium und der individuellen Ausgestaltung der Depression sehr unterschiedlich sein.

… wenn Angehörige oder Freunde an einer Schizophrenie oder bipolaren Störung erkrankt sind?

Gleiches gilt für Patienten mit einer **Schizophrenie**-Diagnose oder solche, die an einer **bipolaren affektiven Störung** erkrankt sind: Besonders zu Beginn der Erkrankung, bei Erstmanifestation, sind die Betroffenen in bis zu 90 % der Fälle nicht krankheitseinsichtig. Dafür, eine fachärztliche Behandlung in Anspruch zu nehmen, sind sie entweder nicht motiviert oder sie fühlen sich dazu nicht imstande. Geschweige denn, dass eine Bereitschaft zu einer regelmäßigen Medikamenteneinnahme vorhanden wäre. Den Tag zu strukturieren, gelingt ihnen meist immer schlechter. Auch hier greifen die bereits erwähnten ambulanten Hilfen, wie z. B. die APP (ambulante psychiatrische Pflege) oder die GESO (Gesellschaft für soziale Hilfen mbH), die regional unterschiedlich ausgestaltet sind. Zu deren Kernaufgaben gehört auch der Aufbau einer Tagesstruktur und die Förderung der Krankheitsakzeptanz. Nach einer längeren Krankheitsphase sollte darüber hinaus rechtzeitig an die Installation weiterer psychosozialer Hilfen, wie z. B. an eine ambulante oder stationäre Rehabilitation sowie an Wiedereingliederungsmaßen in das gesellschaftliche oder berufliche Leben gedacht werden. Das sog. Hamburger

Modell z. B. ermöglicht den beruflichen Wiedereinstieg mit schrittweiser Erhöhung der täglichen Arbeitszeit auf das ursprüngliche Niveau. Ihr behandelnder Facharzt bzw. die zuständigen Sozialarbeiter werden Sie sicherlich dahingehend beraten können, wobei beim zuständigen Versicherungsträger zunächst ein entsprechender Antrag gestellt und der Arbeitgeber zustimmen muss.

… wenn Angehörige oder Freunde akut wahnhaft sind, sie möglicherweise sich oder andere gefährden?

Wie Sie sich im Falle akuter Selbst- oder Fremdgefährdung verhalten können, wurde bereits angesprochen. Wählen Sie bei unmittelbar drohender Gefahr die **Notfallrufnummer 112** und schildern Sie den Kolleginnen oder Kollegen der Rettungsleitstelle nach Nennung Ihres Namens sowie des Ortes des Geschehens Ihre Beobachtungen und bitten Sie sie um Hilfe.

Für weniger dramatische Fälle steht Ihnen der Sozialpsychiatrische Dienst zur Seite, der im zuständigen Gesundheitsamt angesiedelt ist. Dessen Mitarbeiterinnen und Mitarbeiter machen sich in aller Regel vor Ort ein Bild und können nötigenfalls entsprechende Schritte bis hin zu Zwangsmaßnahmen mit Einweisung in ein Fachkrankenhaus einleiten. Neben anderem psychiatrisch geschultem Personal ist dort meist auch ein Facharzt oder eine Fachärztin für Psychiatrie und Psychotherapie tätig.

Im **akuten Wahn** sollten Sie nicht über Wahrnehmungen diskutieren, die Ihnen bizarr vorkommen oder die objektiv falsch sind. Möglicherweise sind diese Teil eines komplexen, für Gesunde nicht nachvollziehbaren Wahnsystems. Setzen Sie stattdessen alles daran, das Vertrauen Ihrer Angehörigen nicht zu verlieren. Das bedeutet nicht, dass Sie deren Wahnwahrnehmungen bestätigen sollten. Lassen Sie es im Zweifelsfall offen, werten Sie nicht und nehmen Sie die Wahrnehmungen und Interpretationen als deren momentanes Erleben hin. Und noch etwas: Unternehmen Sie besser keine Versuche, Ihre Angehörigen mit Bachblüten, homöopathischen Kügelchen, Akupressur oder anderen Formen von Handauflegen „heilen" zu wollen. Auch gut gemeinte Ratschläge fruchten hier nichts. Überlassen Sie die Behandlung den Fachleuten und Ärzten Ihrer zuständigen Fachklinik oder den niedergelassenen Kollegen.

Es sei nicht genug betont: Schüren Sie nicht das Misstrauen Ihrer Angehörigen, und vermeiden Sie, wenn irgend möglich, Teil deren

Wahnsystems zu werden. Dies ist sicher manchmal leichter gesagt als getan. Ganz vermeidbar wird es leider nicht immer sein.

Falls bereits eine **juristische Betreuung** bestehen oder beim zuständigen Amtsgericht angeregt worden sein sollte, ist dies eine wichtige Voraussetzung dafür, eine Behandlung in einer Klinik notfalls auch gegen den Willen der Betroffenen zu erzwingen. Informieren Sie den Rechtsbetreuer, falls Ihre Angehörigen nicht bereit sein sollten, im Erkrankungsfall einen Facharzt aufzusuchen oder einer Vorstellung in einer psychiatrischen Klinik zuzustimmen. Diese können nach dem Betreuungsgesetz, gemäß § 1906, beim zuständigen Amtsgericht eine Unterbringung zur Heilbehandlung in einer psychiatrischen Klinik anregen und ärztlich prüfen lassen – vorausgesetzt, sie verfügen über die Aufgabenkreise „Gesundheitsfürsorge", „Aufenthaltsbestimmung" und „Unterbringung". Das letzte Wort hat in jedem Fall der zuständige Richter, der diesem Antrag durchaus nicht immer folgen muss. Ich rate zudem nahen Angehörigen dringend davon ab, die juristische Betreuung für an einer **Schizophrenie** oder **bipolar affektiven Störung** erkrankte Familienmitglieder zu übernehmen. Zwar sparen Sie Kosten, wenn Sie diese Mammutaufgabe selbst übernehmen. Jedoch laufen Sie Gefahr, als Elternteil oder Lebenspartner emotional zu dicht am Geschehen zu sein und in Gewissenskonflikte zu geraten: Die innere Distanz zu wahren, um im Krisenfall die gebotenen Schritte zu veranlassen und im Notfall auch gegen den erklärten Willen Ihrer Angehörigen zu entscheiden, ist eine immense Herausforderung, der nur wenige gewachsen sind. Darüber hinaus könnten Sie sie in deren Wahn gegen sich aufbringen und sich in erhebliche Gefahren hineinmanövrieren.

Einen **Maniker** in der akuten euphorischen oder gereizten Manie zum Aufsuchen eines Arztes zu motivieren, ist meist ein aussichtsloses Unterfangen. Vielleicht sprechen Sie mit ihm darüber im Vorfeld einer erneuten Episode, d. h. im symptomfreien Intervall, und entwickeln – nach Möglichkeit unter Mitwirkung des behandelnden Facharztes – zusammen einen **Notfallplan**. Dieser sollte auch einen Fahrplan hinsichtlich des Einsatzes von Zwangsmaßnahmen umfassen. Wichtig erscheint mir – und dies gilt gleichermaßen für Patienten mit einer **Schizophreniediagnose** – die Frühwarnzeichen zu erkennen, die fast regelhaft vor Ausbruch einer erneuten Episode auftreten und die individuell unterschiedlich ausgeprägt sein können. Näheres dazu finden Sie in den entsprechenden Kapiteln. Ziel ist es, den Zeitpunkt nicht zu verpassen, zu dem die Betroffenen noch ausreichend steuerungsfähig sind. Die Krise kann dann nicht selten durch die Einnahme eines Notfallmedikamentes, durch Reizabschirmung oder eine Dosisanpassung der bisherigen Medikation zügig eingedämmt werden. Durch rechtzeitiges Handeln kann häufig ein stationärer Klinikaufenthalt vermieden werden.

Sollten manische Angehörige Sie in Grund und Boden reden und Sie nicht mehr den Gedankengängen folgen können, hilft nur eine Strategie: Lassen Sie sie in Ruhe. Versuchen Sie gar nicht erst, alles verstehen zu wollen. Fragen Sie nicht lange nach und diskutieren Sie vor allem nicht über Inhalte. Es könnte ansonsten schnell laut und gereizt zugehen, gar zu Handgreiflichkeiten kommen, womit niemandem gedient wäre. Die Logorrhö, der übermäßige Redefluss, erschöpft sich meist von selbst, tuckert aus, bis sie zum Erliegen kommt und wieder Ruhe herrscht – vorläufig wenigstens. Im Übrigen achten Sie auf Ihr Bauchgefühl, das hoffentlich nicht erst Alarm schlagen wird, wenn Ihre Angehörigen beginnen, die Wohnungseinrichtung zu zerlegen. Denn spätestens dann hieße es „die eigene Haut zu retten" und „die Beine in die Hand zu nehmen".

… wenn Angehörige oder Freunde eine Borderline-Persönlichkeit sind?

Die Borderline-Persönlichkeit gehört nach ICD-10 und DSM-5 zu den sog. „Persönlichkeitsstörungen". Wie ich mich zu dem Begriff als solches positioniere und warum wir ihn in unserer Klinik nicht verwenden, habe ich bereits an anderer Stelle deutlich zu machen versucht. Um die Diagnose einer Persönlichkeits-„störung" stellen zu dürfen, müssen die Auffälligkeiten in verschiedenen relevanten Lebensbereichen deutlich werden und zu erheblichen Beeinträchtigungen in Beziehungen und/oder Leiden führen und bis ins Kindes- oder Jugendalter zurück verfolgbar sein. Die Erlebensweisen werden daher, auch wenn sie in erheblichem Ausmaß von allgemein geltenden Normen abweichen, als mehr oder weniger überdauernd und zu sich gehörend, als „ich-synthon", erlebt. Dies ist der Grund, weshalb sie auch nicht so ohne weiteres veränderbar und „wegtherapierbar" sind. Manche Psychotherapeuten, die darauf nicht gefasst sind, fühlen sich damit zunehmend überfordert. Sie stoßen mit ihren Therapiekonzepten an ihre Grenzen, erkennen die Gründe nicht oder finden keinen Umgang damit und sind zunehmend frustriert, wenn sich der Therapieerfolg nicht wie gewohnt einstellen will. In der Folge lehnen sie Patienten mit einer „Persönlichkeitsstörung" für eine Psychotherapie ab. „Leider kein Platz! Warteliste? Hoffnungslos überfüllt! Suchen Sie sich bitte jemand anderen und achten Sie auf die Sprechzeiten." Frust auf beiden Seiten stellt sich ein.

Bei Patienten mit einer Borderline-Persönlichkeit kommt es in Beziehungen meist immer wieder zu Impulsdurchbrüchen und Wutanfällen. Ein Wechsel zwischen extremer Idealisierung und extremer Abwertung scheint an der Tagesordnung zu sein. Ausgeprägte Aufs und Abs der Stimmung bilden ein weiteres zentrales Merkmal der Störung und nicht selten kommt es zu Suizidandrohungen, sollte der Partner oder die Partnerin eine Trennung ins Auge fassen. Dabei handelt es sich keineswegs um bewusste Manipulation. Sondern sie tun dies aus der Angst heraus, verlassen zu werden. Die Vorstellung, mit sich und dem Gefühl der als äußerst quälend empfundenen inneren Leere allein sein zu müssen, ist für sie nahezu unerträglich. Beziehungen, und nicht nur diejenigen zu den eigenen Partnerinnen und Partnern, sondern auch die zu den Kindern, Eltern oder Berufskollegen, können dadurch erheblich belastet sein.

Grundsätzlich ist es sicher sinnvoll, möglichst viel über das Störungsbild zu wissen, um die Ängste der Betroffenen besser zu verstehen. Es ist wichtig zu verstehen, dass hinter dem sog. „Problemverhalten" kein böser Wille steckt, sondern existenzielle Not. Die Betroffenen wissen sich nicht anders zu helfen. Sie haben es nicht anders gelernt, als genauso zu handeln. Wenn sie es könnten, würden es sicher tun. Denn sie schaden sich an erster Stelle selbst, wenn sie sich selbst verletzen und Beziehungen auseinanderbrechen. Diese Erkenntnis führt in der therapeutischen Beziehung zu einer veränderten Sichtweise: Die gleichzeitig annehmende wie auch die auf eine Veränderung des aktuell unerträglichen Zustandes hinzielende Grundhaltung gegenüber Borderline-Patienten ist Ausdruck des dialektischen Prinzips des „Sowohl-als-Auch". Sie stellt Betroffene wie Behandler im Therapieprozess immer wieder vor enorme Herausforderungen.

Von der Grundannahme ausgehend, dass sie in ihrer verfahrenen Situation bemüht sind, das Beste aus ihrem Leben zu machen, sie es gleichzeitig aber viel schwerer als andere haben, in diesem zu bestehen, ändert sich der Blick auf die Betroffenen. Dieses Verständnis ist wesentlich für den therapeutischen Prozess und gehört zu den acht Grundannahmen in der DBT-Therapie. In ihnen wird anerkannt, dass das Leben am Rande des Suizids für die Betroffenen unerträglich ist. Gleichzeitig wird zum Ausdruck gebracht, dass Borderline-Patienten gewillt sind, ihre Probleme zu lösen, diese im Allgemeinen nicht alle selbst verursacht haben und es einen hohen Grad an Motivation und Anstrengung bedarf, um die aktuelle Situation, in der sie sich befinden, zu verbessern.

Wie können Sie sich als Angehörige verhalten? Falls es Ihnen gelingt, nicht jedes Wort auf die Goldwaage zu legen, wäre hinsichtlich einer Deeskalation einer bereits angespannten Lage einiges gewonnen. Auf der anderen Seite sollten Sie sich immer auch die Frage stellen, wann für Sie die Belastungsgrenze erreicht ist. Vielleicht gelingt es Ihnen, in einer ruhigen Minute einen Handlungspfad miteinander zu besprechen, der aufzeigt, wie Sie in Krisensituationen verfahren wollen. Auch hier kann die gemeinsame Erstellung eines Notfallplans sinnvoll sein: In diesem sollten konkrete Hilfestellungen (z. B. bei der Anwendung von „Skills" = Fertigkeiten) aufgeführt sein und beschrieben werden, wie künftig mit akuten Selbst- oder Fremdgefährdungen umgegangen werden soll, wobei an erster Stelle deeskalierende Maßnahmen benannt werden sollten.

Fazit: Es ist wichtig, eine Art „**Notfallkoffer**" zu packen, der Materialien und Handlungspfade beinhaltet, wie Ihre Angehörigen konkret in Stresssituationen verfahren wollen und wie sie mit den darin enthaltenen „Stresstoleranzskills" genannten Fertigkeiten im Einzelfall umgehen wollen, welche Notfallmaßnahmen zu ergreifen sind und was passieren soll, wenn Gefahr im Verzug ist. Ich schlage vor, diese Vereinbarungen schriftlich zu hinterlegen. Sollten Ihre Angehörigen bereits an einer DBT-Verhaltenstherapie teilnehmen, sollten deren Inhalte und Vereinbarungen in Abstimmung mit den behandelnden Psychotherapeuten regelmäßig auf ihre Gültigkeit und Effektivität hin überprüft werden.

Von **Skills** profitieren heißt, Fertigkeiten zu nutzen, die helfen, mit hohen Anspannungs- und unberechenbaren Gefühlszuständen besser zurechtzukommen. In den mitunter recht dynamischen Beziehungen benötigen aber auch die Angehörigen von Partnerinnen und Partnern mit einer Borderline-Persönlichkeit Unterstützung. Die gibt es jedoch meist nicht. Erkundigen Sie sich in Ihrer Region nach Selbsthilfe- oder Gesprächsgruppen für Angehörige. Im Internet gibt es zudem Foren, in denen sich Betroffene und Angehörige zu Wort melden können. Vielleicht probieren Sie einfach einmal gemeinsam Skills aus. Ihrer Kreativität sind hierbei keine Grenzen gesetzt: Alles, was hilft und niemandem schadet, ist erlaubt. Auf diese Weise verbringen Sie nicht nur wertvolle Zeit miteinander, sondern es macht auch viel mehr Spaß zu zweit. Manchen Skills entbehrt es durchaus nicht an komischen Aspekten. Zumindest müssen wir als Therapeuten, die wir in Fortbildungen dazu angeleitet werden, Skills auszuprobieren, immer wieder über unsere eigene Ungeschicklichkeit lachen.

Ohne sich dessen bewusst zu sein, wenden wir übrigens Skills im Alltag bereits an, sei es, dass wir joggen, uns etwas Gutes tun, Musik machen oder tanzen. Der Unterschied besteht darin, dass diese – von uns meist gut verinnerlichten und häufig intuitiv eingesetzten – Fertigkeiten Menschen mit einer Borderline-Persönlichkeit nicht in gleicher Weise zur Verfügung stehen.

Die vielfach bewährte und auf ihre Effektivität hin gut untersuchte Verhaltenstherapie, die Dialektische Behaviorale Therapie nach Bohus und Linehan kommt ohne Medikamente aus. Sie bietet Frauen und Männern mit einer Borderline-Persönlichkeit die einmalige Chance, das dem ein oder anderen vielleicht selbstverständlich Erscheinende in einem geschützten wertschätzenden Rahmen nachzuholen.

Einige Hinweise zum Umgang mit Suizidalität

Zunächst möchte ich diesem Abschnitt „zwölf Statements" zum Thema Suizidalität voranstellen. Ohne, dass Sie diese Zeilen überspringen, bitte ich Sie, zu prüfen, wie Sie diese Aussagen bewerten. Wie stehen Sie persönlich dazu? Was stimmt? Was stimmt nicht?

1. Jemand, der über seinen Suizid nachdenkt, spricht im Allgemeinen nicht mit anderen darüber. Und falls doch, besteht keine ernsthafte Gefahr, denn es gilt: „Bellende Hunde beißen nicht."
2. Wenn der- oder diejenige bereits einen Suizidversuch überlebt hat, hatte dieser eher Appellcharakter und war nicht ernst gemeint.
3. Dann wird sie oder er wohl kaum ein zweites Mal einen Suizidversuch unternehmen.
4. Man sollte jedem seinen freien Willen lassen und einen Suizidwunsch respektieren.
5. Wenn man über einen Suizid nachdenkt, liegt dem immer eine Depression oder eine andere schwere psychische Erkrankung zu Grunde.
6. Jeder, der einen Suizidversuch gemacht hat, sollte eine Psychotherapie machen. Bis diese beginnt, ist er in der „Geschlossenen" am sichersten aufgehoben.
7. Als Angehöriger trägt man meistens eine Mitverantwortung/Mitschuld, wenn sich ein Familienmitglied das Leben nimmt.
8. Die größte Risikogruppe für vollendete Suizide sind alleinstehende Männer im Alter von über achtzig Jahren.
9. Menschen mit Suizidgedanken sollten unbedingt in einer psychiatrischen Klinik behandelt werden, bis diese Gedanken „wegtherapiert" sind.
10. Wenn jemand Andeutungen über seinen bevorstehenden Suizid macht, ist es besser, „schlafende Hunde nicht zu wecken" und lieber nicht weiter nachzubohren.

11. Wenn mir ein Angehöriger von einem kürzlich durchgeführten Suizidversuch berichtet, brauche ich nichts weiter zu unternehmen. Denn er lebt ja noch.
12. Vollendete Suizide Verwandter 1. Grades sind eher ein abschreckendes Beispiel als ein Risikofaktor für weitere Suizide in der Familie.

Wie denken Sie darüber? Lassen Sie sich Zeit! Machen Sie sich ggf. Notizen. Lediglich eine einzige dieser Aussagen trifft uneingeschränkt zu! Welche ist es? Haben Sie eine Idee?

Doch zunächst einige Fakten und Hintergrundinformationen: Rund 10000 Menschen nehmen sich jedes Jahr in Deutschland das Leben, mehr als durch Autounfälle, HIV und Drogen zusammen. Am häufigsten ist das Erhängen in der eigenen Wohnung, danach kommt der Sturz aus großer Höhe. Ca. 90 % aller vollendeten Suizide soll eine psychische Erkrankung zu Grunde liegen, allen voran die Depression. Hier sind es insbesondere die schweren Verlaufsformen sowie die unzureichend behandelten und wiederkehrenden Formen. Kommt ein Schuld-, Versündigungs- oder nihilistischer Wahn komplizierend hinzu – bei letzterem fühlen sich die Betroffenen als ein „Nichts", sie halten sich für absolut wertlos oder aber sie glauben, überhaupt nicht mehr zu existieren – ist die Gefährdung besonders hoch. Aber auch eine bipolare affektive Störung, eine Borderline-Persönlichkeit oder eine Schizophrenie sind Erkrankungen mit einem vergleichsweise hohen Risikopotenzial für Suizidversuche und Suizide (siehe unter „Nackte Fakten" am Ende der Kap. 2–5).

Dennoch: Suizidgedanken sind per se noch nicht krankhaft! Suizidalität ist eine dem Menschen seit jeher ureigene Denk- und Verhaltensoption. Voraussetzung ist ein Verständnis vom Tod als unumkehrbarer Endpunkt des Lebens, das sich erst im Laufe der Kindheit entwickelt. Problematisch und gefährlich werden Suizidgedanken, wenn es aufgrund von Risikokonstellationen zu einer zunehmenden Beschäftigung mit dem Thema Selbsttötung kommt, Recherchen über die Methoden angestellt oder besondere Vorkehrungen getroffen werden (z. B. letzte Dinge regeln, Schreiben eines Abschiedsbriefs). Liegen eine psychische Erkrankung oder eine Lebenskrise, akute oder chronisch belastende Lebensereignisse oder andere die Lebensqualität erheblich beeinträchtigende Umstände vor, müssen diese erkannt und nach Möglichkeit behandelt bzw. bearbeitet werden. Menschen Hoffnung zu machen, dass sich Probleme lösen lassen und sie dabei ggf. zu unterstützen, ihnen Mut zu machen, dass die Krise vorübergehen wird und Depressionen gut behandelbar sind, ist tätige Suizidprävention. Eine Auswahl weiterer Risikofaktoren für suizidale Handlungen sind männliches

Geschlecht, hohes Lebensalter, vorangegangene Depressionen, frühere Suizidversuche, soziale Isolation, Fehlen einer wirksamen antidepressiven Medikation bei schwergradigen Depressionen, Alkohol- und Drogenabhängigkeit, chronische unerträgliche Schmerzen, Live-Events, Gewalterfahrungen in Kindheit und Jugend u. v. m.

Doch zurück zu unseren Überlegungen: Elf der zwölf eingangs aufgeführten Statements über „Suizidalität" sind so nicht haltbar. Vielmehr ist fast immer das Gegenteil zutreffend. Richtig müsste es heißen:

Zu 1. Suizidandeutungen sind grundsätzlich ernst zu nehmen. Selbsttötungsabsichten werden von den Betroffenen fast immer in der ein oder anderen Form angekündigt. Es gilt: „Bellende Hunde können sehr wohl beißen!!!"

Zu 2. Ob Appellcharakter oder nicht: Geäußerte Suizidgedanken oder gar -pläne sind grundsätzlich immer Warnsignale, auf die reagiert werden sollte. Informieren Sie – je nach Erreichbarkeit und Brisanz – den Hausarzt, den kassenärztlichen Notdienst (bundesweite Rufnummer: 116117) oder den im Gesundheitsamt angesiedelten Sozialpsychiatrischen Dienst (SPDi). Bei Gefahr im Verzug rufen Sie die Polizei (112). Lassen Sie die Betroffenen nach Möglichkeit nicht allein.

Zu 3. Ein überlebter Suizid erhöht das Risiko für weitere Suizidversuche.

Zu 4. Ob dieser Ausdruck eines freien Willens sein kann, es überhaupt einen freien Willen gibt und ob möglicherweise sogar eine ärztliche Assistenz bei „Bilanzselbsttötungen", z. B. bei Vorliegen einer schweren unheilbaren Erkrankung, ethisch zu rechtfertigen ist, wird bis heute immer wieder kontrovers diskutiert. In Deutschland hat dies der Gesetzgeber ganz klar verboten. Liegt z. B. eine schwere psychische Erkrankung mit Wahnbildung vor, ist der freie Wille in jedem Fall nicht gegeben. 80 bis 90 % derjenigen, die einen Suizid überlebt haben, sind unmittelbar nach dem Versuch, froh darüber, noch am Leben zu sein und bereuen ihren Suizidversuch. Sie können es manchmal überhaupt nicht mehr nachvollziehen, wie und warum es zu dieser Handlung gekommen ist.

Zu 5. Eine schwere nicht oder nicht ausreichend behandelte psychische Erkrankung kann, muss aber keineswegs immer für einen Suizidversuch verantwortlich sein. Immer wieder erleben wir es, dass keine psychische Erkrankung diagnostiziert werden kann: Wenn ein Suizidversuch beispielsweise auf einer Feier unter Alkoholeinfluss nach einem Partnerschafts- oder Trennungskonflikt erfolgt, geschieht dieser meist aus einem spontanen Impuls heraus und ist ungeplant. Manchmal dann zum Entsetzen naher Angehöriger, die daher gut über das weitere

Prozedere, die getroffenen Absprachen sowie die erfolgte ärztliche Diagnostik informiert werden sollten (allerdings nur mit Einverständnis der Betroffenen) entlassen wir Patienten mitunter bereits wenige Tage nach einem Suizidversuch aus der Klinik. Wichtig sind neben gegebener Absprachefähigkeit ein absoluter Verzicht auf Alkohol, ein gutes soziales Netz, lösungsorientiertes, in die Zukunft gerichtetes Denken, das Aufstellen eines Notfallplans und vor allem die klare Distanzierung von Suizidalität.

Zu 6. Nicht jeder Patient benötigt nach einem Suizidversuch per se eine Psychotherapie. Gegen den erklärten Willen der Betroffenen wäre sie in jedem Fall sinnfrei. Eine zwangsweise Unterbringung in einer psychiatrischen Klinik ist bei fortbestehender akuter Suizidgefahr im Notfall sicher zu rechtfertigen. Bei chronischen Suizidgedanken, wie sie z. B. bei der Borderline-Persönlichkeit vorkommen, wäre sie jedoch eher kontraproduktiv als nutzbringend. Ansonsten müssten über eine Million Betroffene „weggesperrt" werden. Denn chronische Suizidgedanken gehören bei einer ausgeprägten emotionalen Instabilität und Defiziten in der Regulation impulsiven Verhaltens zu den Kernsymptomen der Borderline-Persönlichkeit. Lange Zwangsunterbringungen verschlechtern die Prognose.

Zu 7. Schuldgefühle Angehöriger nach dem Suizid eines Elternteils, des Partners oder eines Kindes sind eher die Regel als die Ausnahme. Nicht selten drängen sich zahlreiche, nicht mehr zu beantwortende Fragen auf. Mitverantwortlich sind Angehörige für einen Suizid meiner Ansicht nach nur dann, wenn diese die Betroffenen z. B. seelisch oder körperlich misshandelt haben, im Normalfall also nicht. Einen Suizid im Voraus zu erkennen, ist schwierig, oft unmöglich. Suizidprävention ist dennoch wichtig. Nützliche Informationen hierzu finden Sie unter: www.suizidprophylaxe.de. Im Durchschnitt wird die endgültige Entscheidung für die letztendliche Durchführung eines Suizids zehn Minuten vorher gefällt. Wir alle sind keine Hellseher. Ich selbst musste miterleben, wie eine Patientin mit einer wahnhaften Depression, die bereits viele Wochen in unserer Klinik behandelt wurde, nach einer scheinbar gleichermaßen abrupten wie unerwarteten Besserung ihrer Beschwerden sich im Ausgang von einer Brücke stürzte und verstarb. Es war furchtbar. Wir alle, das gesamte Team, die Oberärztin und ich gleichermaßen hatten die Gefährdung nicht erkannt. Wie sollte dies dann den Angehörigen oder Freunden Suizidgefährdeter gelingen, die in dieser Hinsicht Laien sind und über keinerlei Erfahrungen verfügen?

Zu 9. Siehe die Hinweise unter Punkt 6.

Zu 10. Betroffene begehen nicht eher einen Suizid, wenn sie auf ihre Gedanken und Pläne diesbezüglich angesprochen werden. Vielmehr reagieren viele erleichtert, darüber offen mit jemandem reden zu können. Allerdings sollte dann auch klar sein, wie weiter zu verfahren ist. (siehe Punkt 2)

Zu 11. Siehe unter Punkt 2.

Zu 12. Suizide von Verwandten 1. Grades gehören zu den Risikofaktoren für Suizidversuche/Suizide weiterer Familienmitglieder.

Die Lösung

Zum Schluss folgt nun noch die korrekte Antwort auf die eingangs gestellte Frage: Welches der zwölf Statements ist korrekt?

> 8. Die größte Risikogruppe für vollendete Suizide sind alleinstehende Männer im Alter von über achtzig Jahren – bezogen auf 100.000 Einwohner dieser Altersgruppe.

(Hier steht anscheinend wieder alles Kopf!)

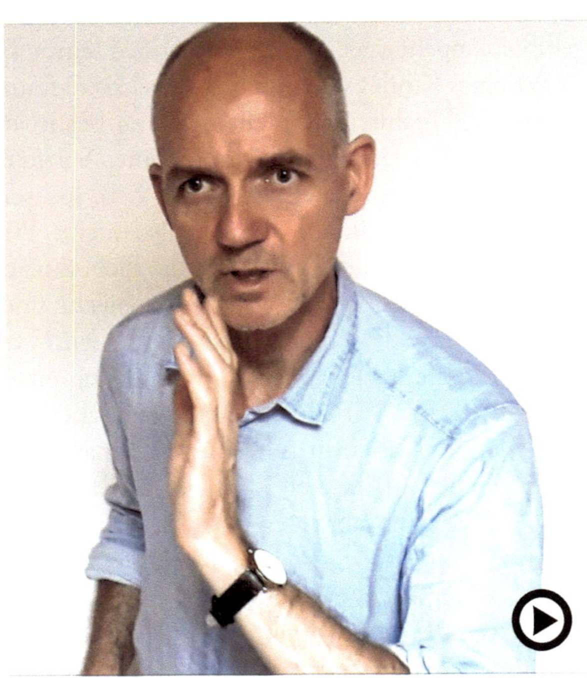

Zu guter Letzt

Weiterführende Literatur

„Psychiatrische Notfälle", herausgegeben von Walter – Lang im „ecomed Medizin Verlag" 1. Auflage von 2016

„Therapie psychischer Erkrankungen" 2017 in seiner 12. Auflage und 2018 in seiner 13. Auflage, herausgegeben von U. Voderholzer und F. Hohagen. Die genannten Fachbücher sind bei Urban & Fischer im ELSEVIER Verlag erschienen.

9

Zu guter Letzt oder Wie Sie schneller wieder gesund werden

Sieben Tipps und Tricks zum Umgang mit Ihrem Psychiater – Eine Humoreske

(Natürlich gelten die folgenden Grundsätze für beide: Für Ihren Psychiater ebenso wie für Ihren Psychotherapeuten.)

1. Führen Sie das Psychiater-Screening durch, wie im ersten Kapitel beschrieben. Sie erinnern sich. Die vier Fragen, die Sie sich stellen sollten: Schaut mein Psychiater mir in die Augen, wenn er mit mir redet, oder spricht er zu seiner Akte? Oder: Fällt ihm etwas zum Thema Nebenwirkungen der Medikamente ein, die Sie schlucken sollen, oder zuckt er auf Nachfrage nur ratlos mit den Achseln? Usw. Sollte bei einer der Fragen der zweite Teil zutreffen, verabschieden Sie sich, wie gesagt, freundlich und bestimmt und machen Ihrem Psychiater damit deutlich, dass Sie wissen, was Sie wollen oder eben gerade nicht gebrauchen können in einer Situation, in der es Ihnen ohnehin schon schlecht geht, nämlich sich nicht ernst genommen zu fühlen. Gelingt Ihnen dieser mutige Schritt, wird Ihr Selbstbewusstsein neu erstarken und Ihnen das Gefühl geben, dass Sie diejenige sind, die entscheidet, wer Sie behandeln soll und wer nicht. Und ein Psychotherapeut oder Psychiater, bei dem Sie sich nicht gut aufgehoben fühlen, wo „die Chemie" nicht stimmt, ist keine gute Voraussetzung, um gesund zu werden. Umgekehrt heißt das: Passt es zwischen Ihnen, dann ist die erste wichtige Bedingung, wieder gesund zu werden, erfüllt.

© Springer-Verlag GmbH Deutschland, ein Teil von Springer Nature 2020
C. Petermann, *Kann man einem Psychiater trauen?*,
https://doi.org/10.1007/978-3-662-59074-4_9

2. Zeigen Sie Ihrem Psychiater oder Psychotherapeuten Ihre aufrichtige Freude darüber, wenn er der Richtige ist und Sie sich verstanden und ernst genommen fühlen. Das braucht er hin und wieder, um an seinem Job nicht zu verzweifeln. Es stärkt auch Ihre Beziehung. Und wenn Sie beide das Gefühl haben: „Wow, mein Gegenüber mag mich, ich bin gar nicht so schlecht, wie ich immer dachte", dann werden Sie überrascht sein, wie schnell es Ihnen besser gehen wird.

3. Nehmen Sie Ihren Psychiater ernst, lassen Sie ihn auch hin und wieder ausreden und zeigen Sie Verständnis, wenn er einmal gestresst sein oder sich am Ende der Therapiesitzung herausstellen sollte, dass er Sie mit einem anderen Patienten verwechselt hat. Denn dann zeigen Sie sich nicht nur loyal ihm gegenüber, sondern können mit Genugtuung feststellen: „Mein Psychiater ist auch nur ein Mensch. Das wusste ich ja noch gar nicht. Er macht halt auch mal Bockmist". Und wenn Sie sich dann trauen, ihm mit großer gönnerhafter Geste zu sagen: „Aber, Herr Soundso, das ist doch gar nicht schlimm. Das verstehe ich doch. Sie haben einfach zu viel um die Ohren". Dann passiert folgendes: Ihr Psychiater wird Sie mit glasigen Augen ungläubig und dankbar anschauen, unfähig, auch nur ein einziges Wort an Sie zu richten. Denn so viel Verständnis hat in seinem ganzen Leben noch nie jemand für ihn gehabt. Und er wird in Zukunft alles, aber auch alles daransetzen, exzellent vorbereitet zu sein, wenn Sie wieder in seine Therapiesitzung kommen. Mit dieser kleinen Intervention erreichen Sie, dass Ihre Behandlung viel besser werden wird und Sie damit Ihrem Ziel, gesund zu werden, näherkommen.

4. Kritisieren Sie Ihren Psychiater niemals direkt. Denn Psychiater sind fast durch die Bank leicht kränkbare Persönlichkeiten. Und die müssen mit Samthandschuhen angefasst werden, sonst schlagen sie, wenn Sie Pech haben, zurück. Das könnte bedeuten, dass er denkt: „Herr XY ist heute wieder so aufmüpfig. Das ist nicht normal. Ich werde bei ihm – sicher ist sicher – die Medikation anpassen (Anm.: Das heißt: Die Dosis erhöhen). Dann wird er bestimmt ruhiger."

   Das müssen Sie unbedingt vermeiden. Und weil mit der Medikamentenerhöhung vermutlich auch weitere Nebenwirkungen einhergehen würden, die dann wiederum mit anderen Medikamenten in Schach gehalten werden müssten, erreichen Sie ein weiteres wichtiges Ziel, nämlich nicht noch kränker gemacht zu werden, als Sie ohnehin schon sind.

5. Nehmen Sie die verordneten Medikamente regelmäßig in der Dosis, Häufigkeit und Dauer ein, wie sie Ihnen Ihr Psychiater verschrieben hat: Viele psychische Erkrankungen kommen leider nicht ohne Medikamente aus. Aber Sie müssen die Medikamente nicht einnehmen. Natürlich dür-

fen Sie sich auch mit Ihrer Diagnose einrichten. Das bleibt letztlich Ihre Entscheidung, die Ihnen niemand abnehmen kann.

Stimmenhören kann ja manchmal vielleicht auch ganz charmant sein, zumindest, wenn diejenigen, die zu einem reden, nicht fortwährend beleidigen und man sonst niemanden hat, der mit einem spricht. Und auch eine Depression kann durchaus ihren Reiz haben. Sie brauchen sich um nichts zu kümmern. Ihnen wird alles abgenommen. Alles rennt, läuft und sorgt sich um Sie. Sie dürfen sich rundum verwöhnt fühlen. Was für ein Service: All-inclusive sozusagen.

Wenn Sie jedoch unter Ihrer Erkrankung leiden, Sie Medikamente einnehmen und diese helfen sollten, teilen Sie dies unbedingt Ihrem Psychiater mit. Der wird sich wie ein Schneekönig freuen. Denn er hat zufällig ins Schwarze getroffen und auf das richtige Medikament getippt, das Ihnen hilft. Und die Freude, die Sie miteinander teilen werden, ist ein wichtiger Baustein für eine funktionierende Arzt-Patienten-Beziehung. Und die ist nachgewiesenermaßen der bedeutendste Wirkfaktor überhaupt für einen Therapieerfolg.

6. Versäumen Sie nach Möglichkeit niemals einen Termin bei Ihrem Psychiater. Und falls es überhaupt nicht anders gehen sollte, melden Sie sich ab, machen Sie ihm deutlich, wie sehr Sie die Absage bedauern und wie wichtig es für Sie ist, so bald wie möglich einen Ersatztermin zu bekommen. Denn dann zeigen Sie Ihm: Ich finde dich und deine Therapie ganz toll – trotz der Nebenwirkungen durch die Medikamente. Und wenn Ihr Psychiater merkt, dass Sie ihn toll finden, wird er sich selbst auch toll finden und Sie ebenso. Vielleicht bestellt er Sie dann etwas früher wieder zu einem Termin ein. Es gibt ja leider so viele schwierige Patienten, da tut es doch gut, wenn einmal jemand dazwischen ist, mit dem es so richtig flutscht. Und häufigere Termine bedeuten eine intensivere Therapie sowie ein besseres Medikamenten- und Nebenwirkungsmanagement, was wiederum Ihre Heilungschancen beträchtlich erhöht.

7. Brechen Sie die Therapie niemals vorzeitig ab, und schon gar nicht unangekündigt. Denn dann verunsichern Sie Ihren Psychiater (er ist immer etwas unsicher, er zeigt es nur nicht), und er wird sich fragen: „Habe ich etwas falsch gemacht? Womöglich eine falsche Diagnose gestellt? Hat er Angst vor mir? Fühlt er sich möglicherweise bedroht oder gar verfolgt? Du meine Güte. Wahrscheinlich war ich wieder nicht gut genug vorbereitet und habe etwas Wichtiges übersehen." Dann haben Sie sehr schnell Leute am Hals, die zu Ihnen nach Hause kommen, um danach zu schauen, ob Sie noch zurechnungsfähig sind und mit Ihnen unter Umständen über eine stationäre Behandlung gegen Ihren Willen verhandeln werden. Das

kann zwar wichtig und richtig sein. Aber besser ist es, über die Gründe Ihres Wunsches, die Therapie zu beenden, offen mit Ihrem Arzt zu sprechen, damit keine Missverständnisse entstehen können. Und wie ich bereits am Anfang dieses beschaulichen Ratgebers betont habe: Es wird Ihr Selbstbewusstsein stärken, wenn Sie sich klarmachen, was Sie wollen oder eben nicht wollen, und es Ihnen gelingt, auch schwierige Anliegen mit Ihrem Arzt zu besprechen. Nur so nehmen Sie sich gegenseitig ernst und geben sich den nötigen Raum, Ihre Entscheidung nochmals zu überdenken.

Ich wünsche Ihnen gute Besserung!

Weiterführende Literatur

Musik auf der MoreMediaApp: Federico Moreno-Torroba (1891–1982): aus der Sonatine: Allegretto; Interpret: Carsten Petermann, klassische Gitarre, aufgenommen 1996; Foxxy Medien & Verlags-KG 20

Anhang

Ratgeber und andere nützliche Hinweise

Literatur

Arbeitsgemeinschaft für Methodik und Dokumentation in der Psychiatrie (AMDP), Verlag Hogrefe, in seiner 9. Auflage 2016, empfehlenswertes, gut lesbares Fachbuch mit Erklärungen und Beispielen zu **psychiatrischen Fachbegriffen** im Rahmen der psychischen Befunderhebung.

Patientenratgeber und Therapiematerialien

Depressionen überwinden: 2016 Stiftung Warentest. Niemals aufgeben siebte aktualisierte Auflage von Günter Niklewski du Rose Riecke-Niklewski

Ratgeber Depression: Informationen für Betroffene und Angehörige (Ratgeber zur Reihe Fortschritte der Psychotherapie) Verlag Hogrefe

RatgeberManisch-depressive Erkrankung: Informationen für Menschen mit einer bipolaren Störung und deren Angehörige (Ratgeber zur Reihe „Fortschritte der Psychotherapie") Verlag Hogrefe

Ratgeber Borderline-Störung: Informationen für Betroffene und Angehörige (Ratgeber zur Reihe „Fortschritte der Psychotherapie") Verlag Hogrefe

CD-ROM: Interaktives Skillstraining für Patienten mit Borderline-Patienten, Schattauer

© Springer-Verlag GmbH Deutschland, ein Teil von Springer Nature 2020
C. Petermann, *Kann man einem Psychiater trauen?*,
https://doi.org/10.1007/978-3-662-59074-4

„Ich hasse dich – verlass mich nicht: Die schwarzweiße Welt der Borderline-Persönlichkeit" – Kösel Verlag

Ratgeber Schizophrenie: Informationen für Betroffene und Angehörige (Ratgeber zur Reihe „Fortschritte der Psychotherapie") Verlag Hogrefe

Auf der Suche nach einem Facharzt für Psychiatrie und Psychotherapie

Bei hoher Dringlichkeit helfen telefonisch erreichbare Terminservicestellen der Kassenärztlichen Vereinigungen, einen Facharzttermin innerhalb von vier Wochen zu bekommen. Seit 1. April 2017 gilt das auch für Psychotherapeuten. Die TSS ist unter der Telefonnummer 0511 56999793 montags bis freitags von 8 bis 18 Uhr erreichbar.

Im Internet unter: www.arzt-auskunft.de

Psychotherapeuten-Listen

Eine Liste erhalten Sie über Ihre Krankenkasse oder im Internet unter: www.psych-info.de oder:

www.therapie.de oder: https://www.kvhb.de

Ein Angebot speziell für Patienten, die im öffentlichen Dienst im Land Niedersachsen beschäftigt sind, d. h. Lehrer, Polizisten oder Verwaltungsangestellte, bietet **CARE**. CARE ist die Abkürzung für „**C**hancen **a**uf **R**ückkehr **e**rmöglichen" und stellt in gesundheitsbelastenden Situationen kompetente psychologische Beratung und Unterstützung zur Verfügung. Ziele sind die Verhinderung der Chronifizierung psychischer Erkrankungen, die Wiederherstellung der Beschäftigungsfähigkeit sowie eine raschere Wiedereingliederung in den Beruf.

Weitere Informationen unter: www.landesschulbehoerde-niedersachsen. de/bu/lehrkraefte/AuG/care

Weitere Angebote hält das Niedersächsische **Institut für Verhaltenstherapie** in Bremen bereit:

www.nivt.de

Außervertragliche Psychotherapien

Ihnen steht – laut eines Urteils des Bundessozialgerichts – die Kostenerstattung einer sogenannten **außervertraglichen Psychotherapie** zu. Sie wird ebenfalls von approbierten ärztlichen und psychologischen Psychotherapeuten durchgeführt. Nur haben diese keinen Kassensitz. Hinsichtlich der Voraussetzungen für eine Kostenerstattung nehmen Sie Kontakt mit Ihrer Krankenkasse auf. In der Regel werden Sie dazu aufgefordert, zu dokumentieren, welche „regulären" Psychotherapeuten Sie bisher kontaktiert haben und für wann Ihnen ein Psychotherapieplatz in Aussicht gestellt wurde. Eine Wartezeit über drei Monate gilt als unzumutbar. Daher ist es wichtig, dass Sie das Ergebnis Ihrer Bemühungen dokumentieren. Dieser Anspruch ist in **§ 13 Absatz 3 SGB V** gesetzlich geregelt und gilt gegenüber allen gesetzlich Krankenversicherten. Auf der Homepage der Bundespsychotherapeutenkammer erhalten Sie über einen Download entsprechende Hinweise, wie Sie vorgehen sollten: www.bptk.de.

Informationen zu Psychotherapien für nicht deutschsprachige Patienten

www.refugio-bremen.de
   Netzwerk für traumatisierte Flüchtlinge in Niedersachen (NTFN) in Hannover:
   www.ntfn.de

Selbsthilfegruppen

www.nakos.de
   www.borderline-netzwerk.info
   www.borderlinetrialog.de
   Weitere Informationen über die Gesundheitsämter:
   Gesundheitsamt Bremen Kommunale Selbsthilfeförderung Horner Straße 60-70 28203 Bremen Telefon: 0421-361 15 829 oder 0421-361 15 163 E-Mail:
   selbsthilfefoerderung@gesundheitsamt.bremen.de
   Selbsthilfegruppen im Raum Bremen finden Sie unter:
   www.gesundheitsamt.bremen.de/info/selbsthilfe
   Öffnungszeiten: Mo – Do 9:00–15:00 Uhr, Freitag 9:00–14:00 Uhr.

Was tun, wenn Gefahr im Verzug ist?

Wenn Gefahr im Verzug ist, Sie z. B. jemand angreift oder droht anzugreifen oder aber Ihnen gegenüber konkrete Suizidabsichten äußert, rufen Sie die Polizei zu Hilfe unter der kostenfreien Notrufnummer 110. Benötigt jemand Hilfe, der weiter entfernt ist, haben Sie die Möglichkeit der Rufnummer 19222 die entsprechende Ortsvorwahl voranzustellen. Ansonsten wählen Sie 112. Bei gravierenden gesundheitlichen Störungen erreichen Sie ganz generell den **kassenärztlichen Notdienst** bundesweit unter der Rufnummer 116117.

Wie verhalte ich mich, wenn ich das Gefühl habe, jemand in meinem Umfeld ist psychisch erkrankt und benötigt fachärztliche Hilfe?

Wenn Sie der Auffassung sind, jemand in Ihrem Umfeld sei psychisch erkrankt und benötige dringend Hilfe, selber seinen Zustand jedoch nicht erkennt, können Sie sich an den **Sozialpsychiatrischen Dienst (SPDi)** des für Ihren Landkreis zuständigen Gesundheitsamts wenden und Ihre Beobachtungen schildern. In der Regel wird sich jemand der Sache annehmen und falls nötig, sich vor Ort persönlich ein Bild machen, um ggf. weitere Maßnahmen zu ergreifen.

Weitere Informationsquellen zu psychischen Störungen

Erkundigen Sie sich nach Informationsveranstaltungen in der für Sie zuständigen Klinik. Viele psychiatrische Fachkrankenhäuser bieten sogenannte **Psychoedukationsgruppen** zu verschiedenen psychischen Störungsbildern an, die auf den jeweils betroffenen Personenkreis und dessen Angehörige zugeschnitten sind. Dort erhalten Sie wertvolle Hinweise zum Umgang mit der Erkrankung und werden über deren Verlaufsformen, die Prognose, verschiedene Behandlungsansätze und Hilfen von kompetenter Seite informiert. Ärzte und Sozialarbeiter werden Ihre Sorgen aufgreifen und bislang unbeantwortet gebliebenen Fragen mit Ihnen erörtern. Seien Sie vorsichtig mit Informationen aus dem **Internet**. Nicht alles, was Sie dort über psychische Störungen lesen, ist seriös. Mitunter werden unberechtigte Ängste gegen dringend benötigte Medikamente geschürt und Patienten wie Angehörige verunsichert. Sie würden doch vermutlich als Diabetiker/in auch nicht ohne ärztliche Rücksprache Insulin absetzen? Auch Psychopharmaka eigeninitiativ abzusetzen kann gravierende gesundheitliche Folgen zeitigen.

Internetportale – Auswahl

Sowohl Angehörige wie auch Betroffene erhalten
Hilfestellung und Unterstützung rund um das Thema **Depression** über die bundesweit organisierten „Bündnisse gegen Depression" der Stiftung Deutsche Depressionshilfe www.deutsche-depressionshilfe.de
sowie über die Deutsche Depressionsliga mit weiteren nützlichen Links: www.depressionsliga.de.
Für die **bipolare affektive Störung** ist die Seite der Deutschen Gesellschaft für Bipolare Störungen e.V.: www.dgbs.de. zu empfehlen.
Für und von Menschen mit einer **Borderline-Persönlichkeit** konzipiert ist das Borderline-Netzwerk e.V.:
www.borderline-netzwerk.info
Eine **Gewaltberatung** für Täter und Opfer finden Sie unter: www.gewalt-beratung.org.
oder www.forum-intervention.de
Die erstgenannte Seite führt Sie auch zum überregional organisierten Netzwerk: „Männer gegen Männergewalt".
DBT-Therapeuten finden Sie über die Seite des Dachverbandes der DBT: u. a. werden auch Patientenratgeber empfohlen.: www.dachverband-dbt.de.
Sehr informativ erscheinen mir auch das Internetportal der österreichischen Schizophrenie-Gesellschaft für an **Schizophrenie** Erkrankte und deren Angehörige zu sein: http://www.schizophrenie.or.at sowie die als Video von Herrn Professor Lambert, Ordinarius am Universitätsklinikum Hamburg Eppendorf, konzipierte Seite www.psychose-wissen.de, die anhand von sieben Wissensmodulen über die Erkrankung aufklärt.
Informationen zum Thema **Suizidalität** stellt die „Deutsche Gesellschaft zur Suizidprävention" (DGS) zur Verfügung:
www.suizidprophylaxe.de oder auch das nationale
Suizid-Präventions-Programm:
www.suizidpraevention-deutschland.de

Welche Rechte habe ich als Patient?

Die Antwort hierauf gibt das Patientenrechtegesetz. Informationen erhalten Sie über das Bundesministerium für Justiz und Verbraucherschutz.
https://www.bmjv.de/SharedDocs/Publikationen/DE/Ratgeber_Patient enrechte.html.
Hier finden Sie auch den Ratgeber für Patientenrechte als Download.
Ein hervorragendes Informationsportal zu Medikamenten in **Schwangerschaft und Stillzeit** hat das Beratungszentrum für Embryonaltoxikologie der Charité-Universitätsmedizin Berlin veröffentlicht: www.embryotox.de
Eine Auflistung ungeeigneter **Medikamente im Alter**, herausgegeben vom Bundesministerium für Bildung und Forschung mit der PRISCUS-Liste ist zu finden unter:
https://www.bmbf.de/pub/Medikamente_im_Alter.pdf

Therapie mit Jatrosom (Tranylcypromin)

Für an einer Depression Erkrankte, die aufgrund Nichtansprechens auf alternative Antidepressiva mit dem irreversiblen MAO-Hemmer **Tranylcypromin (Jatrosom)** behandelt werden, stellt sich die Frage: Was darf ich essen und trinken, welche Nahrungsmittel sollte ich unbedingt meiden unter der Therapie mit Jatrosom.
Allgemeine Informationen zu Jatrosom sowie eine Liste mit erlaubten und zu meidenden Nahrungsmitteln finden Sie unter:
https://www.raus-aus-dem-stimmungstief.de

Stichwortverzeichnis